# Die Funktionsprüfung des Auges

## unter besonderer Berücksichtigung der
## Störungen des Farbensinnes

Ein Leitfaden

für Sanitätsoffiziere, Schiffs- und Bahnärzte, Amtsärzte,
Studierende und als Vorbereitung für die augenärztliche Ausbildung

Von

**Prof. Dr. Oloff**   und   **Dr. Podestà**

Marine-Generalarzt a. D. in Kiel    Marine-Generalarzt a. D. in Torgau

Zugleich zweite, stark erweiterte Auflage
von
Stargardt-Oloff: Diagnostik der Farbensinnstörungen

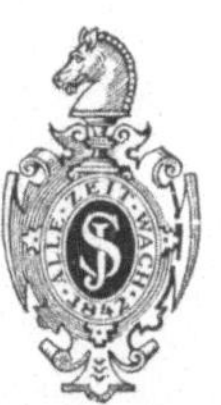

Springer-Verlag Berlin Heidelberg GmbH 1937

ISBN 978-3-662-24139-4     ISBN 978-3-662-26251-1 (eBook)
DOI 10.1007/978-3-662-26251-1

# Vorwort.

Der vorliegende Leitfaden stellt die zweite erweiterte und vervollständigte Auflage der im Jahre 1912 erschienenen, von den Professoren Dr. STARGARDT (†) und Dr. OLOFF herausgegebenen *„Diagnostik der Farbensinnstörungen"* dar. Die Veranlassung zu einer Neuausgabe ergab sich aus den vielseitigen, im Laufe des Krieges und in der Nachkriegszeit neu gewonnenen Kenntnissen und Erfahrungen, die ihrerseits wieder durch die inzwischen erfolgte gewaltige Zunahme des Verkehrswesens zu Lande, zu Wasser und in der Luft und durch die Notwendigkeit der Abwehr der hieraus der Allgemeinheit drohenden Gefahren bedingt wurden.

Wenn auch die Prüfung des Farbensinnes, d. h. die Erkennung, Feststellung und Abgrenzung seiner Störungen, nach wie vor den Hauptgegenstand des Leitfadens bildet, so hatte es sich doch als zweckmäßig herausgestellt, die damit im engen Zusammenhang stehende Methodik der Untersuchung und Beurteilung des Gesichtssinnes in seiner Gesamtfunktion mit zu berücksichtigen, um dem nichtfachärztlich vorgebildeten Allgemeinpraktiker ein gewisses Mindestmaß von grundlegenden Kenntnissen auch hinsichtlich der Prüfung des Sehvermögens, des Lichtsinnes und der Augenmuskelfunktion usw. zu vermitteln. Die Erfahrung lehrt, daß das Gebiet der Farbensinnuntersuchung vielen Augenärzten wenig geläufig ist. Von diesem Gesichtspunkte aus soll eine ausführliche Besprechung auch ihnen Gelegenheit und Anregung geben, sich damit eingehender zu beschäftigen.

So stellt der vorliegende Leitfaden es sich zur Hauptaufgabe, den untersuchenden Arzt mit denjenigen Methoden der Funktionsprüfung bekanntzumachen, die nach dem heutigen Stande der Wissenschaft sich als die geeignetsten erwiesen haben, um ihm auf Grund seines Untersuchungsergebnisses ein möglichst sicheres und zuverlässiges Urteil über die Leistungsfähigkeit des für die Verkehrssicherheit besonders wichtigen Sehorgans zu ermöglichen.

Dabei wurde ein Hauptaugenmerk darauf gelegt, nur die unentbehrlichen, allgemein als zuverlässig anerkannten und leicht zu handhabenden Untersuchungsmethoden zu berücksichtigen, ohne die Darstellung mehr als notwendig mit theoretischen Erörterungen zu belasten. Hierfür bleibt die Benutzung der einschlägigen größeren Lehr- und Handbücher nach wie vor ein selbstverständliches Erfordernis. Aus diesem Grunde ist auch von Abbildungen Abstand genommen worden, die den Herstellungspreis erheblich erhöhen würden und in jedem Lehrbuch nachgesehen werden können.

Wir glauben vielfach geäußerten Wünschen nach einer Neuauflage der alten „Diagnostik" zu entsprechen, wenn wir unsere auf Grund jahrzehntelang durchgeführter Untersuchungen gewonnenen Erfahrungen in der vorliegenden Form der Öffentlichkeit übergeben.

Kiel und Torgau, im Mai 1937.

OLOFF. PODESTÀ.

# Inhaltsverzeichnis.

# Allgemeines.

Wie auf allen anderen Gebieten der Medizin, so ist auch bei der Funktionsprüfung des Auges unerläßlich, eine bestimmte Reihenfolge der Untersuchung einzuhalten. Dazu empfiehlt sich folgender Gang der Untersuchung:

Zentrales Sehvermögen — Farbensinn — Gesichtsfeld — Lichtsinn — Augenmuskeln — Simulation.

Allen diesen Teiluntersuchungen haften vermeidbare Fehlerquellen an, die erfahrungsgemäß sehr leicht zu falschen Ergebnissen führen können. Es kommt infolgedessen gar nicht so selten vor, daß die optische Leistungsfähigkeit bei Nichtbeachtung dieser Fehlerquellen ungenau oder direkt falsch eingeschätzt wird und daß sich die zu verschiedenen Zeiten und von verschiedenen Untersuchern aufgenommenen Ergebnisse zum Teil erheblich widersprechen — eine Tatsache, die auch dem Laiengutachter oft genug Veranlassung geben kann, die Zuverlässigkeit der ärztlichen Untersuchung und das ärztliche Können überhaupt zu beanstanden. Und das gerade auf einem Gebiet, welches wie kaum ein anderes an der Hand unserer heutigen optisch-physikalischen Untersuchungsmethoden subjektiv und objektiv eine besonders exakte Funktionsprüfung ermöglicht! Der Prüfling muß von vornherein die Empfindung haben, daß er gründlich untersucht wird, um ihm spätere Enttäuschungen in seinem auf Grund der Augenuntersuchung gewählten Berufe zu ersparen.

## Das Auge als optisches System.

Das Auge ist bekanntlich mit einem photographischen Apparat, einer Camera obscura, zu vergleichen. Der starken Konvexlinse dieser entsprechen im Auge die brechenden Schichten (Medien) Hornhaut, Kammerwasser, Linse und Glaskörper, die in ihrer Gesamtheit ein umgekehrtes reelles Bild der Dinge der Außenwelt auf die photographische Schicht des Auges, die Netzhaut, entwerfen. Unter diesen Medien spielen die Hornhaut und die Linse die Hauptrolle. Am stärksten bricht die Hornhaut, während die optische Funktion der Linse darin besteht, die schon von der Hornhaut konvergent gemachten Lichtstrahlen je nach der Entfernung des Außenbildes so zu sammeln, daß sie sich nach weiterer Brechung durch den Glaskörper im normal gebauten (emmetropischen) Auge genau auf der Netzhaut schneiden. Eine solche Anordnung mehrerer hintereinander liegender Medien stellt ein „optisches System" dar, an dem man 2 Brenn-, 2 Haupt- und 2 Knotenpunkte unterscheidet. Am Auge sind die Verhältnisse sehr kompliziert. Man hält sich daher, wenn der Gang der Lichtstrahlen und die Bildgröße genauer berechnet werden sollen, an das von DONDERS angegebene „vereinfachte, reduzierte Auge". Für dieses wird eine Achsenlänge von 20 mm und nur eine einzige brechende Substanz angenommen, deren Gesamtbrechungsindex $4/3$ beträgt. Die Vorderfläche des reduzierten Auges — entsprechend der Hornhaut — hat einen Krümmungshalbmesser von 5 mm. Der Krümmungsmittelpunkt, 5 mm hinter der brechenden Oberfläche und 15 mm vor der Netzhaut gelegen, ist aber, da nur eine einzige brechende Oberfläche vorhanden ist, gleichzeitig der Knotenpunkt, d. h. derjenige Punkt des reduzierten Auges, durch welchen die Lichtstrahlen ungebrochen hindurchgehen. Vordere Brennweite des reduzierten Auges = 15 mm, hintere Brennweite = 20 mm. Die Netzhaut fällt hier also mit der hinteren Brennweite zusammen. In Wirklichkeit ist der Unterschied zwischen dem reduzierten und dem normal gebauten natürlichen Auge nicht unerheblich. So z. B. beträgt die Achsenlänge des normalen menschlichen Auges 4 mm mehr. Gesamtberechnungen für das reduzierte Auge haben trotzdem Werte ergeben, die mit denen des natürlichen Auges weitgehend übereinstimmen. Es ist daher vollkommen unbedenklich, der Berechnung der Lichtstrahlen und der Lage des Bildes das Schema des reduzierten Auges zugrunde zu legen. Man geht dazu von der Annahme aus, daß die in das Auge mehr oder weniger senkrecht einfallenden Lichtstrahlen *parallel* gerichtet sind. Die Art und Weise, wie der Vereinigungspunkt dieser Strahlen, d. h. das von den brechenden Medien entworfene Bild, sich zur Lage der Netzhaut verhält, bestimmt den *Brechzustand*, die *Refraktion* des Auges. Fällt das Bild mit der Netzhaut zusammen, so besteht *Normalsichtigkeit*,

*Emmetropie* (E); fällt es vor oder hinter die Netzhaut, wobei die letztere als Zerstreuungskreis getroffen wird, *Ametropie.* Bei Lage des Bildes vor der Netzhaut ist das Auge *kurzsichtig, myopisch* (M), hinter der Netzhaut *übersichtig, hyperopisch* (H). Voraussetzung für das Zustandekommen dieser 3 Brechzustände ist, daß die Brechung in allen Meridianen des optischen Systems gleich stark ist. Liegt ein Brechungsunterschied zwischen zwei senkrecht zueinander stehenden Meridianen, den sog. Hauptmeridianen, vor, so ist das Auge *stabsichtig, astigmatisch* gebaut, und zwar liegt dann ein *regelmäßiger,* auf angeborener Grundlage beruhender *Astigmatismus* vor. Der *unregelmäßige Astigmatismus* ist durch einen Unterschied der Brechung in mehreren oder vielfachen Meridianen verschiedenster Richtung gekennzeichnet und meistens durch abgelaufene krankhafte Veränderungen der Hornhaut oder Linse bedingt.

Als Einheitsmaß für die Brechkraft eines optischen Systems dient die *Meterlinse* oder *Dioptrie* (D), d. h. die Brechkraft einer Linse, die eine Brennweite von *einem* Meter hat. Werden parallel einfallende Strahlen durch eine solche Linse gebrochen, so vereinigen sie sich in einem Punkte, dem *Brennpunkte,* der bei einer Konvex- (Sammel-) Linse 1 m hinter (*reelles, umgekehrtes Bild*), bei einer Konkav- (Zerstreuungs-) Linse 1 m vor ihr (*virtuelles, aufrechtes Bild*) liegt. Eine Linse von 2 D, 3 D usw. bricht demnach doppelt, dreifach so stark als eine solche von 1 D und besitzt somit eine Brechkraft $= 2/1$ m, $3/1$ m usw. Hieraus ergibt sich die Berechnung der Brennweite einer Linse, die umgekehrt proportional der Brechkraft ist und daher bei parallel einfallenden Strahlen 1 m/2, 1 m/3 usw., d. h. 50 cm, 33,3 cm usw. beträgt.

## Die Prüfung des zentralen Sehvermögens für die Ferne.

Die Prüfung wird selbstverständlich an jedem Auge für sich vorgenommen. Dabei ist es zweckmäßig, wenn man sich von vornherein daran gewöhnt, zuerst das rechte und dann das linke Auge zu untersuchen und diese Reihenfolge auch in den schriftlichen Aufzeichnungen einzuhalten.

Erklärt jedoch der Prüfling auf die vorher stets an ihn zu richtende entsprechende Frage, daß das linke Auge schlechter sehe als das rechte, so ist mit der Prüfung des schwächeren linken zu beginnen (Vorschrift bei der Reichsbahn).

Das wichtigste Hilfsmittel jeder Sehprüfung ist der Brillenkasten, der zur Feststellung des Astigmatismus auch eine genügende Auswahl Zylindergläser enthalten muß.

Grundlage für die Prüfung des zentralen Sehvermögens (S) ist das heutzutage noch fast ausschließlich benutzte SNELLENsche Prinzip: jeder schwarze Strich und jeder weiße Zwischenraum des das Probezeichen (Ziffern oder Buchstaben) enthaltenden Quadrates erscheint in seiner Unterteilung dem Auge unter dem Winkel von 1 Minute, das ganze Quadrat also der Höhe und Breite nach unter einem Winkel von 5 Minuten. Im normalen Auge bildet sich dann ein schwarzer oder ein weißer Strich auf je einer Zapfenreihe der Sehgrube ab. Diese Zapfen, und zwar ihre Innenglieder, stellen die eigentliche Aufnahmeschicht für das Bild des Außengegenstandes dar, sind in der Gegend des gelben Fleckes besonders zahlreich vertreten und bilden hier im Querschnitt mikroskopisch feine sechseckige, regelmäßige Figuren. Ihre Breite schwankt individuell sehr. Je schmäler sie sind, um so größer soll, einen normalen Brech- und sonstigen Zustand des Auges vorausgesetzt, die zentrale Sehleistung für die Ferne sein. Denn der Begriff, volle Sehleistung $S = {}^6/_6, {}^5/_5$, stellt einen rein konventionell festgelegten Wert, keine absolute Grenze dar. Die Bestleistung eines normal gebauten Auges ist vielfach größer, als sie SNELLEN bei seinen heutzutage noch fast allgemein benutzten Sehproben angenommen hat. Daher ist zu berücksichtigen, daß der Befund „volle S" bereits da eine nicht unerhebliche Herabsetzung bedeuten kann, wo früher übernormale S bestanden hat, eine Tatsache, die besonders bei der Beurteilung der Geeignetheit für die militärischen Laufbahnen (Artillerie, Entfernungsmesser, Signalpersonal, Flieger) und bei der Eisenbahn berücksichtigt werden muß. Ein volles Sehvermögen stellt keineswegs die beste Leistung des Auges, sondern einen Durchschnittswert dar, der für die meisten Anforderungen des gewöhnlichen Lebens ausreicht. Unter *Sehleistung* (SL) versteht man das Sehvermögen *ohne* den Ausgleich etwa bestehender Brechungsfehler, während als *Sehschärfe* (SS) das Sehvermögen *mit* Gläsern bezeichnet wird. Der Wert des Sehvermögens wird durch einen Bruch d/D ausgedrückt, wobei d die Meterentfernung, in der geprüft wird, D die Nummer der eben noch vollständig gelesenen Zeile der Prüfungstafel (d. h. die Zahl von Metern, aus der die Buchstaben vom fehlerfreien Auge gelesen werden) bedeutet.

Die Entfernung, in der geprüft wird, beträgt je nach der Größe des zur Verfügung stehenden Raumes 6 oder 5 m. In weniger als 5 m zu untersuchen, empfiehlt sich nicht, weil hier die Akkommodation (s. S. 12) einsetzt, die aber bei der Sehprüfung in die Ferne so weit als möglich ausgeschaltet werden muß. Denn solange das Auge akkommodiert, ändert sich sein Brechzustand, und die Feststellung etwaiger Glasverbesserungen würde sehr ungenau werden.

Das bisher Besprochene gilt nur für das zentrale Sehvermögen. Je mehr versucht wird, außerhalb des gelben Fleckes zu fixieren, um so mehr sinkt das Sehvermögen. Am Rande des gelben Fleckes beträgt es noch etwa $^1/_{10}$ bis $^1/_7$, in den äußersten Grenzen des Gesichtsfeldes für Weiß beträgt es nur noch etwa $^1/_{100}$ des zentralen Sehvermögens.

Wird in einer Entfernung von $^1/_2$ m die oberste Prüfungsreihe (Nr. 60 oder 50 der nach SNELLEN-Prinzip konstruierten Tafel) nicht mehr erkannt[1], so lasse man den Prüfling Finger zählen, die in wechselnder Zahl vor einem dunklen Hintergrund (schwarzer Karton u. ä.) ausgespreizt und dabei langsam hin und her bewegt werden. Erkennen von Fingern in 1 m Entfernung entspricht einer Herabsetzung des Sehvermögens auf $^1/_{60}$ bzw. $^1/_{50}$. Werden Finger überhaupt nicht mehr erkannt, dann prüft man, ob und wie weit noch die vorgehaltene Hand und ihre Bewegungen gesehen werden. Ist auch dieses nicht möglich, so kommt als niedrigster Grad des Sehvermögens nur noch das Erkennen von Hell und Dunkel in Frage. Die Prüfung findet am besten im Dunkelraum mit dem Augenspiegel statt, wobei man zweckmäßig gleich feststellt, ob die Netzhautperipherie noch Licht erkennt und nach allen Richtungen hin richtig projiziert. Erst wenn jede Lichtempfindung fehlt, liegt *Blindheit* (*Amaurose*) vor[2].

---

[1] Auf vielen Sehtafeln ist neben jeder Reihe die Sehschärfe, bei welcher diese Reihe gelesen wird, als Dezimalbruch (z. B. = 0,5) angegeben, wie bei den sog. internationalen Sehproben. Außer den Buchstaben und Zahlen sind auch Eförmige Haken und LANDOLTsche Ringe, für Untersuchungen von Kindern deren Verständnis angepaßte einfache Bilderfiguren im Gebrauch.

[2] Nach den Ausführungsbestimmungen zum Reichsversorgungsgesetz gilt *als praktisch* blind derjenige, dessen Sehvermögen nicht mehr als $^1/_{30}$ bis $^1/_{25}$ des normalen beträgt, der also Finger nicht weiter als in 2—2$^1/_2$ m

Die Herabsetzung der Sehleistung kann bedingt sein: *durch Erkrankung des Augapfels oder der zentralen Sehbahn, durch das Vorhandensein eines Brechungsfehlers.*

Bei jeder Prüfung des zentralen Sehvermögens ist die strengste Beachtung folgender Grundregeln unerläßlich:

1. *Genaue Festlegung und Einteilung der Prüfungsstrecke.* Man soll sich niemals auf ungefähres Abschätzen der Entfernung einlassen, sondern teile die Prüfungsstrecke durch feste Zeichen auf dem Fußboden (blanke Nägel, Heftzwecken usw.) oder an der benachbarten Seitenwand (farbige Striche usw.) nach Metern so genau ab, daß in jedem Falle die tatsächliche Entfernung sofort festgestellt werden kann.

2. *Vorschriftsmäßige künstliche Beleuchtung der Sehprobentafel.* Die natürliche Tageslichtbeleuchtung genügt ihrer Unbeständigkeit wegen durchaus nicht, ebensowenig das vielfach übliche Verfahren, die zum Lesen bestimmte Zeile mit der Taschenlampe zu beleuchten, deren Lichtstärke ja auch von dem Alter der Taschenbatterie abhängt. Es muß eine fest eingebaute künstliche Lichtquelle mit konstanter Helligkeit, d. h. ein richtiger *Sehprobenbeleuchtungsapparat* vorhanden sein, wie er heutzutage für augenärztliche Zwecke überall käuflich ist. Ob diese Lichtquelle genügend ist, entscheidet am besten das Auge des untersuchenden Arztes. Eine solche Kontrolle der Lichtquelle von Zeit zu Zeit immer wieder auszuüben, ist unerläßlich. Denn sobald die Belichtung nachläßt, sinkt natürlich auch das Sehvermögen.

3. *Völlige Ausschaltung des einen Auges bei der Prüfung des anderen.* Die Nichtbeachtung gerade dieser Regel ist eine der häufigsten Fehlerquellen insbesondere bei Massenuntersuchungen, wo es dem untersuchenden Arzt im Drange der Arbeit meist an Zeit fehlt, genauer darauf zu achten. Die noch vielfach übliche Benutzung der Hohlhand oder der Finger zum Verdecken des Auges hat den Nachteil, daß zwischen den Fingern hindurch gesehen werden kann. Außerdem wird dabei der Augapfel unabsichtlich gedrückt und abgeflacht und erfährt hierdurch eine vorübergehende

---

Entfernung zählen kann. Andererseits müssen Personen mit einem noch besseren zentralen Sehvermögen dann als praktisch blind bezeichnet werden, wenn ihr Gesichtsfeld sehr stark eingeengt ist. Zu *den Sehschwachen* zählt man solche Personen, deren Sehvermögen etwa $^1/_{20}$ bis $^1/_5$ des Normalen beträgt.

Veränderung seines Brechzustandes, die meist erst nach Beendigung der Sehprüfung zur Norm zurückkehrt. Der Prüfling würde hier also für die Dauer der Einwirkung dieses Druckes künstlich schwachsichtiger erscheinen, als er in Wirklichkeit ist. Am zweckmäßigsten ist die Verwendung des jedem Brillenkasten beiliegenden Probierbrillengestells, in welchem das auszuschaltende Auge durch ein Mattglas oder eine Blechscheibe verdeckt wird. Trotzdem kann absichtlich oder unabsichtlich mittels des zwischen Mattglas bzw. Blechscheibe und Auge vorhandenen freien Zwischenraumes durch eine Seiten- oder Höhendrehung des Kopfes mitgesehen werden. Um das zu verhindern, empfiehlt es sich, bei jeder Sehprüfung diesen Zwischenraum durch einen Watte- oder Gazetupfer abzuschließen.

4. *Gefahr des Durchschlüpfens bei Reihen- oder Massenuntersuchungen.* Die im Untersuchungsraum gleichzeitig anwesenden Prüflinge können die Zeichen während der Untersuchung des Vordermannes auswendig lernen und hierdurch normales Sehvermögen vortäuschen. Daher Wechsel der Prüfungszeichen und, falls irgend möglich, nur jedesmal Aufenthalt des Prüflings allein im Untersuchungsraum. Die Zeichen und Reihen der Prüfungstafel müssen von oben nach unten ohne Auswahl bzw. Auslassung gelesen werden.

5. Das Ergebnis „normale oder übernormale" Sehleistung liefert keineswegs immer den Beweis dafür, daß das Auge auch wirklich gesund ist und normalen Brechzustand besitzt. Selbst bei schweren inneren Augenleiden wird nicht selten auf dem erkrankten Auge mit oder ohne Glasverbesserung volles Sehvermögen angegeben, solange die für das scharfe zentrale Sehen allein in Betracht kommende Netzhautstelle, der gelbe Fleck und die entsprechenden Teile der brechenden Schichten normal sind. Die ganze übrige Umgebung kann bereits schwer krankhaft verändert sein (Aderhautentzündung, Netzhautblutungen usw.). Greift dann der Erkrankungsprozeß auch nur um Millimeter weiter auf den gelben Fleck über, so ist das Sehvermögen auf das schwerste und meist dauernd geschädigt. Besonders bekannt ist in dieser Beziehung die Stauungspapille, das Begleitsymptom schwerer organischer Gehirnerkrankungen. Auch bei höchsten Graden von Stauungspapille findet man oft auffallend lange ein normales zentrales Sehvermögen.

Unter den Brechungsfehlern spielt in dieser Beziehung die Hauptrolle die *Übersichtigkeit* (s. S. 18). Die Lichtstrahlen nehmen hier bei ihrem Eintritt in das Auge eine Richtung an, als würden sie sich erst hinter der Netzhaut schneiden. Die Strahlen treffen die Netzhaut also vorher als Zerstreuungskreis und bewirken damit eine der Größe des Zerstreuungskreises und dem Grade der Übersichtigkeit entsprechende Unklarheit und Verschwommenheit des Netzhautbildes. Das übersichtige Auge müßte hiernach ohne Hilfsmittel weder ferne noch nahe Gegenstände deutlich erkennen können. In Wirklichkeit ist das aber nicht der Fall; es vermag vielmehr auch ohne korrigierendes Konvexglas dadurch scharf in die Ferne zu sehen, daß es seine Akkommodation unwillkürlich in Tätigkeit setzt. Der Übersichtige ersetzt sich also das seinen Brechungsfehler ausgleichende Glas durch eine unwillkürlich eintretende stärkere Krümmung seiner Linse. Ist die Akkommodation — wie gewöhnlich noch bis in das mittlere Alter hinein — kräftig genug entwickelt, so kann noch bei ziemlich hohen Graden von Übersichtigkeit volle Sehleistung auch ohne Brillenglas vorhanden sein. Der Prüfling würde also, wenn man sich lediglich an die Sehprüfung und den Begriff „volle Sehleistung" hält, überhaupt nicht auffallen. Und doch ist dieser durch natürliche Selbsthilfe geschaffene Ausgleich nur ein sehr unvollkommener und gewährleistet weder im gewöhnlichen Leben noch für andere, z. B. militärische Zwecke, eine irgendwie zuverlässige und ausreichende Verbesserung der Sehschärfe. Ein in größerer Entfernung befindlicher Gegenstand kann wohl vermöge der auf das äußerste angespannten Akkommodation kurze Zeit hindurch einigermaßen scharf gesehen werden. Ebenso schnell verschwimmt er jedoch wieder, und zwar um so schneller, je öfter der Versuch wiederholt wird, weil die Anstrengung für die Dauer zu groß wird. Das natürliche Bestreben der Augenlinse, beim Blick in die Ferne seine Ruhelage einzunehmen, gewinnt dabei immer wieder die Oberhand. Noch viel größer wird die Schwierigkeit, wenn zum Fixieren naher Gegenstände, genau so wie beim Normalsichtigen, das Akkommodationsvermögen einsetzen muß. Ein mehr oder weniger großer Teil desselben wird unwillkürlich dazu verwandt, die Übersichtigkeit auszugleichen. Der Übersichtige arbeitet also beim Nahesehen von vornherein mit einem bestimmten Defizit, das dem wahren, genauer nur durch objektive Refraktionsbestimmung nachweisbaren Grade seines Brechungsfehlers entspricht. Der übriggebliebene Rest an Akkommodationsvermögen würde auch für den Normalsichtigen zu klein sein, um ihm für die Dauer ein deutliches Nahbild auf der Netzhaut zu erzeugen.

Kurz, die Leistungsfähigkeit des übersichtigen Auges ist in Wirklichkeit ohne richtige Glasverbesserung eine außerordentlich mangelhafte, obgleich das Auge, wenn man sich lediglich an das Ergebnis der Sehprüfung hält, einen durchaus normalen Eindruck macht. Werden an ein solches nicht durch ein richtiges Glas korrigiertes Auge besondere Anforderungen gestellt (Zielen, Zeichnen, Nähen, Sticken, berufsmäßige Naharbeit der Schreiber usw.), so kann sich schließlich leicht eine dauernde, mit Kopfschmerzen, Augenflimmern und chronischen Bindehautbeschwerden einhergehende Ermüdung der Akkommodation, die sog. „*akkommodative Asthenopie*" entwickeln. Solche Leute werden oft lange Zeit nutzlos arzneilich behandelt, während eine richtige, auf Grund genauer Untersuchung (Näheres s. S. 3) angepaßte Brille die Beschwerden mit einem Schlage beseitigt!

Direkt katastrophal wirkt sich die Folge einer unerkannt gebliebenen Übersichtigkeit höheren Grades in denjenigen Berufen aus, die, wie z. B. die Marine, das Tragen von Brillengläsern nicht gestatten. Stärkere Sehbeschwerden pflegen sich meist erst dann bemerkbar zu machen, wenn ihr Träger älter geworden und eine feste Lebensstellung gefunden hat. Er läuft damit nicht nur Gefahr, vorzeitig aus dem Dienst ausscheiden zu müssen. Auch wenn er ausnahmsweise weiter belassen wird, verliert er jede Aussicht, befördert zu werden und für sich und seine Familie eine bessere wirtschaftliche Lage zu erreichen. Die weitere Folge ist ein unnötiger Schriftwechsel wegen nun erhobener Dienstbeschädigungsbzw. Invalidenansprüche, die damit begründet werden, daß das Sehvermögen doch bei der ersten Untersuchung gelegentlich des Eintrittes in den Beruf normal gewesen sei. Eine sorgfältige Funktionsprüfung bereits bei dieser ersten Gelegenheit hätte später genau so wie bei der nicht von vornherein erkannten Farbenuntüchtigkeit (s. S. 106) manche Enttäuschung und Schreibarbeit erspart.

Auch die *Kurzsichtigen* und *kurzsichtigen Astigmatiker* sind meistens imstande, vorübergehend ohne Zuhilfenahme von Gläsern besser zu sehen, als es dem Grade des Brechungsfehlers entspricht.

Sie erreichen es dadurch, daß sie durch Verkleinerung der Lidspalten, durch Blinzeln, was viele Kurzsichtige oft meisterhaft auszunutzen verstehen, kleinere Zerstreuungskreise des Außenbildes auf ihre Netzhaut gelangen lassen. Diese Verbesserungsmöglichkeit ist aber, weil das Blinzeln immer nur für kurze Zeit vertragen wird, noch sehr viel unvollkommener als bei der Übersichtigkeit, beschränkt sich außerdem lediglich auf niedere Grade. Immerhin erklärt sich hieraus eine Tatsache, der man oft begegnet, daß z. B. bei der Einstellung zum Militärdienst oder für andere Berufe Prüflinge normal sehen, die sich gelegentlich einer genaueren Nachuntersuchung mit Sicherheit als kurzsichtig erweisen. Die Dienstanweisung für die Wehrmacht schreibt daher ausdrücklich vor, daß bei der Sehprüfung jedes Blinzeln unterbleiben muß.

### Über Brillengläser.

Für jede Funktionsprüfung ist ein Brillenkasten notwendig. Er muß in seiner einfachsten Form enthalten: sphärische, d. h. Konvexgläser und Konkavgläser, Zylindergläser und Prismengläser zunehmender Stärke, stenopäische Spalte und Löcher, ein rotfarbiges Planglas, ein Brillengestell mit Mattglas oder Blechscheibe zum Verdecken des einen Auges.

Das *Konvexglas* (Sammelglas) macht parallel auffallende, d. h. aus unendlicher Entfernung kommende Strahlen so konvergent, daß sie sich in einem Punkte hinter der Konvexlinse, dem sog. positiven (+) Hauptbrennpunkte, schneiden. Durch ein Konkavglas (Hohlglas) werden parallel auffallende Strahlen so zerstreut, als ob sie von einem vor demselben gelegenen Punkte ausgegangen wären, dem sog. negativen (−) Hauptbrennpunkte. Die Entfernung dieser Hauptbrennpunkte von der Linse heißt die Hauptbrennweite. Wie von einem Punkte, so werden auch von unendlich weiten Objekten Bilder in der Ebene des Hauptbrennpunktes entworfen, und zwar bei Konkavgläsern aufrechte virtuelle verkleinerte, bei Konvexgläsern umgekehrte reelle verkleinerte.

Bei verschiedenen Entfernungen läßt sich ganz allgemein die Lage des Bildes nach der Formel berechnen $1/a + 1/\alpha = 1/f$, in der $a$ die Entfernung des Lichtpunktes von der Linse, $\alpha$ den Bildpunkt und $f$ die Brennweite des Glases bedeutet.

Entsprechend der Lage der Hauptbrennweite hinter oder vor der Linse gibt man den Konvexlinsen ein positives Vorzeichen

(+), den Konkavgläsern ein negatives (−). Alle Gläser sind um so stärker, je kleiner ihr Krümmungsradius ist.

Konvex- und Konkavgläser unterscheiden sich in ihrer Wirkung folgendermaßen: die Konvexlinse vor dem Auge bringt den Knotenpunkt des gemeinsamen optischen Systems (reduzierten Auges) nach vorne. Das Netzhautbild ist infolgedessen vergrößert, und zwar um so mehr, je weiter ab sich die Konvexlinse vom Auge befindet. Durch die Konkavlinse vor dem Auge wird der Knotenpunkt nach hinten verlegt; daher kleinere Netzhautbilder. Annäherung der Konkavlinse an das Auge verstärkt ihre Wirkung. Auf der prismatischen Wirkung der Peripherie beider Gläserarten beruht ferner die Erscheinung, daß Außengegenstände durch ein vor dem Auge hin und her bewegtes Konvexglas eine scheinbar gegensinnige, durch ein in gleicher Weise bewegtes Konkavglas eine scheinbar gleichsinnige Bewegung machen.

Die Brechkraft einer Linse ist umgekehrt proportional der Hauptbrennweite. Als Einheit dient die *Dioptrie* oder *Meterlinse*, d. h. ein Glas von einer Brennweite von 100 cm. Es hat die Brechkraft von 1 D. Ein Glas von 2 D ist demnach doppelt so stark, hat aber nur die halbe Brennweite (= 50 cm). Danach finden wir die Brennweite durch Division der Zahl der D in 100 (z. B. 4 D = 25 cm Brennweite) und umgekehrt die D aus der Brennweite durch Division der Brennweite in 100 (z. B. 25 cm Brennweite wieviel D? 100/25 = 4 D).

Die *Zylindergläser* sind Abschnitte eines Zylinders, der so geschnitten ist, daß nur die senkrecht zur Achse des Zylinders einfallenden Strahlen gebrochen werden. Alle parallel zur Achse einfallenden Strahlen gehen ungebrochen durch; die optische Wirkung ist hier also = 0. Zwischen den beiden Hauptrichtungen einfallende Strahlen erfahren eine zwischen Maximum und Minimum liegende Ablenkung. Von den beiden Flächen jedes Zylinderglases ist die eine plan geschliffen, die andere entweder konvex = Konvexzylinderglas, oder konkav geschliffen = Konkavzylinderglas. Die Lage der Achse des Zylinderglases ist durch einen eingravierten Strich kenntlich. Sphärische Gläser mit Zylindergläsern kombiniert bilden die sphärisch-zylindrischen Gläser zur Korrektion des zusammengesetzten Astigmatismus (s. S. 22).

*Prismengläser* dienen zur Feststellung der Augenmuskelfunktion und zum Ausgleich ihrer Störungen (s. S. 161). Die eingeritzte

Nummer gibt die Stärke des brechenden Winkels an. Die Lichtstrahlen werden zur Basis des Prismas abgelenkt. Die Ablenkung ist um so stärker, je größer der Winkel ist. Bei den schwächeren Prismen beträgt der Ablenkungswinkel nahezu die Hälfte des Prismawinkels. Die Stellung des Prismas vor dem Auge wird durch die Lage der Basis bezeichnet, z. B. „Basis nasenwärts", „schläfenwärts", „oben oder unten".

*Stenopäische Spalte* sind Blechscheiben, in welchen sich ein rundes kleines Loch oder ein schmaler Spalt befindet. Wir benutzen sie für die Untersuchung des Astigmatismus und bei Trübungen in den brechenden Medien. In beiden Fällen ist die hierdurch erzielte Verbesserung des Sehvermögens oft eine sehr erhebliche. Ihrer praktischen Verwendung stehen aber das Aussehen und die starke Beschränkung des Gesichtsfeldes entgegen.

Farbige Gläser, z. B. rote oder grüne, werden zur besseren Erkennung und Unterscheidung von Doppelbildern sowie zur Simulationsprüfung verwandt (s. S. 155 u. 180).

Die Bestimmung der Stärke der Brillengläser geschieht am einfachsten in der Weise, daß man an das betreffende Glas so lange Gläser entgegengesetzten Vorzeichens legt, bis die Zusammensetzung einem Planglas gleich wirkt. Bei Prismen wird die Prismenwirkung aufgehoben, wenn man zwei gleich starke Prismengläser in entgegengesetzter Richtung, d. h. Basis an Kante, zusammenlegt. Für genaue Untersuchungen und um ein schnelleres Ergebnis zu erhalten, dienen besondere Apparate (Sphärometer, Scheitelbrechwertmesser), die sich aber mehr für den Gebrauch des Facharztes eignen.

## Die Akkommodationsprüfung.

Im Zustande der Ruhe ist das normale Auge auf parallele oder, wie es im optisch-physikalischen Sprachgebrauch heißt, aus unendlicher Entfernung kommende Strahlen eingestellt. Sollen aus näherer Entfernung divergent einfallende Strahlen auf der Netzhaut vereinigt werden, so muß eine Erhöhung der Brechkraft des optischen Systems stattfinden. Diese Erhöhung kommt in der Weise zustande, daß sich auf einen entsprechenden Reiz vom Gehirn her der Ziliarmuskel und besonders seine Ringfaserschicht

(Müllersche Portion) kontrahiert. Dadurch erschlafft das mit den betreffenden Muskelfasern in unmittelbarem Zusammenhang stehende Aufhängeband der Linse, die Zonula Zinnii. Die im Ruhezustande abgeflachte Linse nähert sich dadurch ihrem Elastizitätskoeffizienten folgend der Kugelform. Sie wird konvexer hauptsächlich in der vorderen Fläche, weil die hintere dem nicht nachgiebigen Glaskörper anliegt und vermehrt infolgedessen ihre Brechkraft um eine bestimmte Anzahl von Dioptrien, die sich genau berechnen läßt. Sehr anschaulich vergleicht Adam die Fähigkeit der Linse, ihren Tiefendurchmesser zu vergrößern und dadurch ihre Brechkraft zu erhöhen, mit einem Gummiballon, an dem in seiner größten Peripherie ein Kranz von Fäden befestigt ist. Werden diese Fäden, die das Aufhängeband der Linse darstellen sollen, gleichmäßig nach allen Richtungen angezogen, so flachen sie den Ball senkrecht zur Zugrichtung ab und ändern die Kugelform in eine Linsenform. In diesem gespannten Zustande werden die Fäden an einem elastischen Ring befestigt. Dies ist der Zustand der Akkommodationsruhe. Der abgeflachte Ball ist die Linse und der Ring der Ziliarmuskel. Durch Zusammenziehung des Ziliarmuskelringes erschlaffen die Fäden, und der Gummiballon nimmt wieder eine mehr oder weniger angenäherte Kugelform an. Das Zustandekommen der Akkommodation, der Einstellungsfähigkeit des Auges auf nähere Entfernungen ist also von zwei Bedingungen abhängig: 1. von der Funktion des *Musculus ciliaris*, der durch bestimmte Ursachen gelähmt werden kann, 2. von der Krümmungsfähigkeit (Elastizität) der Linse, die mit zunehmendem Alter mehr und mehr verloren geht (Presbyopie). Beide, Akkommodationslähmung und Presbyopie, haben denselben Effekt der Schwierigkeit oder Unmöglichkeit, ohne Konvexglas in der Nähe deutlich zu sehen. Der Ausgleich erfolgt ebenso wie bei der Verkürzung des Auges, der Übersichtigkeit, durch ein Konvexglas, obgleich die Grundursache der Akkommodationsbeschränkung und der Übersichtigkeit eine durchaus verschiedene ist. Die geringste Entfernung vom Auge, in der bei stärkster Anspannung der Akkommodation noch eine deutliche Wahrnehmung erfolgt, wird als *Nahepunkt* (P = punctum proximum) und der Grad der dabei stattfindenden Erhöhung der Brechkraft des optischen Systems als *Akkommodationsbreite* (A) bezeichnet. *Fernpunkt* des Auges (R = punctum remotum) ist derjenige Punkt, auf welchen das

Auge bei der schwächsten Wölbung der Linse, also beim Blick in die Ferne, eingestellt ist. Um einen zahlenmäßigen Ausdruck für den Umfang der Akkommodationsbreite zu gewinnen, bestimmen wir, in Dioptrien ausgedrückt, die Arbeitsleistung des Auges bei Akkommodationsruhe (d. h. bei Einstellung auf den Fernpunkt [R]) einerseits und bei äußerster Einstellung auf den Nahepunkt [P] andrerseits). Die Differenz zwischen P und R, ebenfalls in Dioptrien ausgedrückt, ergibt dann nach der Formel $A = P - R$ die Akkommodationsbreite. Man stellt sich dabei den Grad der natürlichen Zunahme der Brechkraft während der Akkommodation so vor, daß dem optischen System des Auges die der Akkommodationsanspannung gleichwertige Nummer eines Konvexglases hinzugefügt wird. Sieht ein Auge deutlich auf 20 cm Entfernung, so entspricht die dazu erforderliche Erhöhung seiner Brechkraft einer Konvexlinse von $100/20 = 5$ D.

Die Lage des Fernpunktes R ist abhängig von der Refraktion des Auges. Die Lage des Nahepunktes P bestimmt man dadurch, daß man prüft, in welcher nächsten Entfernung (mit dem Zentimetermaß vom Hornhautrand gemessen) feinste Schriftproben der Nahetafel noch scharf erkannt werden. P ist nähergelegen beim Sehen mit *einem* Auge (monokular), weil hier jedes Auge einzeln sich stärker nach einwärts wenden kann, als beide zusammen (binokular).

Im emmetropen Auge liegt R in unendlicher Entfernung, daher $R = 0$ D. Der Linsenwert für P (bei 20 cm Entfernung $100/20 = 5$ D) ist hier also die Akkommodationsbreite.

Dagegen ist bei Myopie und Hypermetropie R nicht $= 0$, sondern stellt den Wert derjenigen Dioptrienzahl dar, die genau dem Grade des wirklichen Brechungsfehlers entspricht. Zur Bestimmung der Akkommodationsbreite muß hier also vorher die genaue Refraktion festgestellt werden. Bei Myopie wird von dem Linsenwert der Nahepunktsentfernung die Dioptrienzahl der Myopie abgezogen. Zum Beispiel P in 8 cm $= 12,5$ D; bei bestehender Myopie von 3 D; A ist dann $12,5$ D $- 3$ D $= 9,5$ D.

Bei Hypermetropie wird die Dioptrienzahl der totalen (s. S. 19) Hypermetropie zum Dioptrienwert von P hinzuaddiert. Ein Übersichtiger von 4 D, der den Nahepunkt in 10 cm ($= 10$ D) hat, besitzt demnach eine Akkommodationsbreite von 14 D. Oder noch

einfacher: sowohl den Myopen als auch den Hypermetropen durch
Vorsetzen des entsprechenden Konkavglases bzw. Konvexglases
emmetropisch machen und dann den Dioptrienwert des Nahepunktes bestimmen[1].

Um zu wissen, ob die Akkommodationsbreite des Prüflings
normal ist, ist es notwendig, sein Alter und die diesem zukommende
Akkommodationsbreite zu kennen. Denn die Akkommodationsfähigkeit nimmt mit dem Alter infolge Elastizitätsverminderung
der Linse (Linsensklerose) in regelmäßig fortschreitenden Graden ab.

Normalerweise beträgt die Akkommodationsbreite des Emmetropen im Alter von:

10 Jahren = 15 D, d. h. der Nahepunkt liegt in 7 cm Entfernung vom
Hornhautscheitel,

20 Jahren = 10 D, d. h. der Nahepunkt liegt in 10 cm Entfernung vom
Hornhautscheitel,

30 Jahren = 7 D, d. h. der Nahepunkt liegt in 15 cm Entfernung vom
Hornhautscheitel,

40 Jahren = 5 D, d. h. der Nahepunkt liegt in 20 cm Entfernung vom
Hornhautscheitel,

50 Jahren = 2,5 D, d. h. der Nahepunkt liegt in 40 cm Entfernung vom
Hornhautscheitel,

60 Jahren = 0 D.

Wenn die Akkommodationsbreite so weit sinkt, daß in der
üblichen Entfernung von $^1/_3$ m feinere Arbeit (Leseschrift usw.)
nicht mehr erkannt wird, so hat die Alterssichtigkeit (Presbyopie)
eingesetzt. Das ist beim Normalauge um das 45. Lebensjahr herum
der Fall und erfordert die Benutzung eines entsprechenden Konvexglases:

mit 45 Jahren von + 0,75 D,
„  50   „      „   + 1,5  D,
„  55   „      „   + 2,25 D,
„  60   „      „   + 3,0  D,
„  70   „      „   + 4,0  D,

da das Auge nach dem 60. Lebensjahre normalerweise etwas übersichtig wird.

---

[1] Neben der eigentlichen sog. *absoluten* Akkommodation unterscheidet
man noch eine *relative*. Sie beruht auf der Fähigkeit des Auges, die Akkommodation bei Festhaltung einer bestimmten Konvergenz noch innerhalb geringer Grenzen ändern zu können. Die zahlenmäßige Berechnung ihres
Wertes, die relative Akkommodationsbreite, erübrigt sich für rein praktische
Zwecke.

Die vorstehenden Zahlen stellen nur Durchschnittswerte dar. Bei gesunden, kräftigen Menschen geht die physiologische Abnahme der Akkommodation nicht selten etwas langsamer vor sich. Alterssichtigkeit wird oft mit der Übersichtigkeit („Weitsichtigkeit") verwechselt, die aber auf ganz anderer Ursache (s. S. 18) beruht und mit der Alterssichtigkeit nur das gemeinsam hat, daß beide durch Konvexgläser ausgeglichen werden können.

Zur Prüfung des Grades der Presbyopie werden in einer festen Entfernung von 30 cm Konvexgläser in zunehmender Stärke vorgehalten. Dasjenige Glas, mit dem die Schriftprobe deutlich und fließend gelesen wird, bestimmt den Grad der Presbyopie und die richtige optische Verbesserung. Bei Übersichtigkeit ist deren Dioptrienwert hinzuzurechnen, bei Myopie abzuziehen. Beim Astigmatismus liegen die Verhältnisse komplizierter. Eine exakte Feststellung der Akkommodationsbreite und des zum Ausgleich der Presbyopie erforderlichen Zylinderglases bleibt hier daher dem Facharzt überlassen.

Findet man bei einem nicht alterssichtigen Auge eine Herabsetzung der Akkommodation, die nicht durch einen Brechungsfehler zu erklären ist, so muß eine pathologische Störung der Akkommodation (Schwäche oder Lähmung) angenommen werden. Der Verlust an Akkommodation wird hier in der Weise berechnet, daß man die noch vorhandene Akkommodation mit der dem Alter entsprechenden vergleicht. Ist bei stärkerer Schwäche oder Lähmung der Akkommodation der Nahepunkt sehr weit vom Auge abgerückt, so liest der Prüfling keinen feineren Druck mehr. Wir helfen uns hier bei der Untersuchung damit, daß wir den Nahepunkt künstlich mittels eines vor das Auge gesetzten Konvexglases hereinrücken. Beispiel: 10jähriger Emmetrop liest ohne Glas gar nicht, mit Hilfsglas $+ 6$ D noch feinste Druckschriftprobe bis in 10 cm Nähe. $A = 10$ D abzüglich Hilfsglas $+ 6$ D, also $A = 4$ D. Normalerweise müßte seine Akkommodationsbreite im Alter von 10 Jahren 15 D betragen. Ist der Prüfling Ametrop, so muß er zur Untersuchung durch das seinem Brechungsfehler entsprechende Glas vorher „emmetropisiert" worden sein. Jede krankhafte Herabsetzung der Akkommodation ist, abgesehen von der postdiphtherischen Lähmung, ein ernstes, meist zerebral bedingtes Symptom, das eingehender Klärung bedarf.

# Die Anomalien des Brechzustandes.
## Kurzsichtigkeit, Myopie.

*Häufigste Ursache.* Das Auge ist im Verhältnis zu seiner Brechkraft zu lang gebaut. Dabei besteht Neigung des hinteren Augenpols, sich weiter nach hinten auszudehnen. Alle parallel einfallenden Strahlen vereinigen sich je nach dem Grade der Kurzsichtigkeit vor der Netzhaut und treffen sie als Zerstreuungskreis. Der Fernpunkt liegt in endlicher Entfernung; nur von ihm ausgehende, divergent gerichtete Strahlen gelangen auf der Netzhaut zur Vereinigung.. Der Kurzsichtige sieht infolgedessen nur in der Nähe gut; die Brechkraft seines optischen Systems ist zu stark. Der Grad der Kurzsichtigkeit wird ausgedrückt durch die Brechkraft desjenigen Konkavglases, das parallele, aus unendlicher Entfernung einfallende Strahlen so divergent macht („zerstreut"), als kämen sie vom Fernpunkt. Je näher der Fernpunkt, um so stärker die Kurzsichtigkeit. Das *schwächste* Konkavglas, mit dem eben noch die bestmöglichste Sehschärfe ohne Blinzeln erreicht wird, gibt den Grad der Kurzsichtigkeit an. Setzen wir stärkere Konkavgläser vor, so würde der Vereinigungspunkt der durch sie zerstreuten Lichtstrahlen über die Netzhaut hinausrücken. Das Auge wäre dann in demselben Zustande wie ein übersichtiges (s. S. 18), bei dem sich die Lichtstrahlen ohne Glasverbesserung und ohne Anspannung der Akkommodation erst hinter der Netzhaut vereinigen. Durch unnötiges Anspannen der Akkommodation kann in solchem Falle das Bild auch auf die Netzhaut gebracht werden, d. h. das, was wir durch ein zu starkes Konkavglas überkorrigieren, wird dadurch ausgeglichen, daß das Auge auch für die Ferne akkommodiert (wozu es von Natur aus nicht eingerichtet ist) und dadurch seine Brechkraft um den Wert eines entsprechenden Konvexglases erhöht. Wir müssen daher bei der Myopie von vornherein darauf bedacht sein, kein zu starkes Konkavglas zu verordnen. Von zwei Konkavgläsern, die hier die gleiche Sehschärfe ergeben, bezeichnet immer das schwächste den tatsächlichen Grad der Myopie.

Ohne Benutzung von Brillengläsern die ungefähre Stärke der Kurzsichtigkeit bei der subjektiven Prüfung zu bestimmen, stehen uns zwei weitere Hilfsmittel zur Verfügung, immer vorausgesetzt, daß der Prüfling nicht blinzelt.

1. *Die angegebene Sehleistung.* Die Myopie beträgt
bei S 6/12 = 1,0 D etwa,
bei S 6/36 = 2,0 D etwa,
bei S 6/30 = 3,0 D etwa.

Jede weitere Dioptrie verringert die Sehleistung um 1/60; z. B. bei S 3/60 pflegt eine Myopie von etwa 6,0 D vorzuliegen.

2. *Die Feststellung des Fernpunktabstandes.* Sie geschieht in der Weise, daß dem Prüfling Leseproben für die Nähe mit möglichst kleinem Druck vorgehalten werden. Der Fernpunkt als Brennweite des optischen Systems gibt dann den Grad der Myopie an, indem man seine Entfernung durch 100 dividiert. Z. B. Fernpunktabstand 20 cm vom Auge: Myopie = 100/20 = 5 D. Das Verfahren eignet sich besonders für höhere Grade von Kurzsichtigkeit, weil hier der Fernpunkt dem Auge sehr nahe liegt und daher ziemlich genau gemessen werden kann.

Im Gegensatz zu der durch Verlängerung der Augenachse bedingten typischen Kurzsichtigkeit, der „Achsenmyopie", spielen andere Ursachen eine sehr viel geringere Rolle und seien hier nur kurz erwähnt: 1. vermehrte Wölbung der Hornhaut durch Hornhautnarben oder Hornhautektasien (Keratokonus); 2. vermehrte Brechkraft der Linse durch Luxation, beginnende Starbildung, Akkommodationskrampf. Letzterer entsteht meist auf nervöser Grundlage besonders bei Hysterie, andauernder beruflicher, schlecht beleuchteter Nahearbeit, kann aber auch künstlich durch Einträufeln von Eserin oder Pilokarpin hervorgerufen werden. Solche Fälle aufzuklären ist Sache des Facharztes, der sich durch Übung die Fähigkeit erworben hat, den Brechzustand objektiv und unabhängig von den Angaben des Prüflings zu kontrollieren.

## Übersichtigkeit, Hypermetropie (auch Weitsichtigkeit genannt).

Es handelt sich hier in der Regel um eine angeborene Anomalie. Sie liegt vor, wenn parallel auffallende Strahlen hinter der Netzhaut zur Vereinigung kommen. Das Auge hat im Gegensatz zur Kurzsichtigkeit für gewöhnlich eine zu kurze Augenachse. Die Netzhaut liegt im Verhältnis zur Hornhaut weiter vorn als im normal gebauten Auge. Die von der Netzhaut ausgehenden Strahlen verlassen das Auge so divergent, als wenn sie von einem hinter dem Auge liegenden Punkte, dem negativen Fernpunkte ausgegangen wären. Die Entfernung des Fernpunktes von der Netzhaut, in Dioptrien umgesetzt, ergibt den Grad der Übersichtigkeit. Liegt der Fernpunkt z. B. in 100 cm, so besteht 1 D, in 10 cm 10 D Übersichtigkeit. Das übersichtige Auge ist also, wenn die Lichtstrahlen sich auf der Netzhaut vereinigen sollen, auf konvergente Strahlen eingestellt, die wir aber in der Natur nicht haben. Im Verhältnis zur Kürze des übersichtig gebauten Augapfels ist seine Brechkraft zu schwach; sie kann erhöht werden durch Vorsetzen von Konvexgläsern oder durch Anspannen der Akkommodation, die ja in ihrer Wirkung (s. S. 17) gleichzusetzen ist dem Werte einer bestimmten Stärke von Konvexgläsern. Und doch ist dieser durch unwillkürliches Anspannen der Akkommodation mögliche Ausgleich nur ein sehr unvollkommener, da das Auge seiner ganzen Bauart nach eingerichtet ist, beim Blick in die Ferne die Akkommodation auszuschalten. Das natürliche Bestreben der Linse, dabei eine Ruhelage einzunehmen, gewinnt immer wieder die Oberhand. Ebenso arbeitet der Übersichtige ohne Glasverbesserung beim Nahesehen mit einem Defizit, das genau dem Grade seines Brechungsfehlers entspricht. Kurz, die Leistungsfähigkeit des nicht durch ein Konvexglas korrigierten übersichtigen Auges ist, obgleich in jüngeren Jahren, solange die Akkommodation ausreicht, auch ohne Glas volle Sehleistung angegeben wird, in Wirklichkeit recht mangelhaft. Der jüngere Hypermetrop akkommodiert unwillkürlich und gewohnheitsmäßig schon für die Ferne. Setzt man ihm Konvexgläser vor, um sein Akkommodationsbestreben auszuschalten, so entspannt er sie nur teilweise. Derjenige Teil, der hierdurch zutage tritt, ist die „manifeste Hypermetropie“, der noch durch Akkommodieren verdeckte Teil = „latente Hypermetropie“. Beides, manifeste + latente Hypermetropie = totale Hypermetropie. Die manifeste Hypermetropie vergrößert sich infolge physiologischer Abnahme der Akkommodation mit den Jahren und kommt in den fünfziger Jahren der totalen gleich. Je jünger der Hypermetrop, um so größer der latente Teil seines Brechungsfehlers.

Für die Zeit bis zum 20. Lebensjahr gilt das Verhältnis: bis etwa zum 10. Lebensjahr latente H = manifeste H, bis etwa zum 20. Lebensjahr latente H = $^1/_2$ der manifesten H. Darüber hinaus beginnt langsam $^2/_3$ und mehr der totalen H manifest zu werden.

Die auf Verkürzung der Achse des sonst normalen Auges beruhende Übersichtigkeit ist stets angeboren. Während des Lebens kann sie durch Verlagerung der Netzhaut nach vorn infolge von Geschwülsten (Tumoren) oder Flüssigkeitserguß (Netzhautablösung) entstehen. In selteneren Fällen ist die Übersichtigkeit nicht durch eine angeborene Verkürzung der Augenachse, sondern erworben durch Abflachung der Hornhaut (Hornhautnarben), Abnahme der Brechkraft der Linse (physiologischerweise um das 70. Lebensjahr herum), durch Entfernung oder Luxation der Linse bedingt.

Die Diagnose des wirklichen Grades der Übersichtigkeit kann durch subjektive Prüfung allein sehr viel weniger zuverlässig gestellt werden als bei der Kurzsichtigkeit, weil sich die latente H in jüngeren Jahren immer nur annähernd bestimmen läßt. Wo es auf eine genaue zahlenmäßige Feststellung ankommt, muß objektiv mit dem Augenspiegel (Schattenprobe) oder besonderen Refraktionsapparaten (s. S. 29) nachkontrolliert oder die Akkommodation künstlich durch Atropin ausgeschaltet werden. Das Atropin hat aber den großen Nachteil, daß eine einmalige Einträufelung die Akkommodation für etwa 8 Tage lähmt und die Pupille für fast ebenso lange Zeit erweitert. Wegen der hierdurch verursachten Blendung läßt sich die Sehprüfung für die Ferne nur durch Vorhalten einer Lochscheibe (stenopäischer Spalt) bewerkstelligen.

Im übrigen ist bei jeder subjektiven Prüfung auf Übersichtigkeit folgendes zu beachten: dem Prüfling werden in 5 oder 6 m Entfernung von der vorschriftsmäßig künstlich beleuchteten Sehprobentafel so lange Konvexgläser zunehmender Stärke vorgesetzt, bis die bestmögliche Sehschärfe erreicht ist. In jüngeren Jahren pflegt auch noch der stärkergradig Übersichtige ohne Glasverbesserung durch unwillkürliches Akkommodieren volle oder fast volle Sehleistung anzugeben. Daher muß jede Sehprüfung sowohl des Normalauges als auch da, wo Verdacht auf andere Brechungsfehler oder durch Erkrankung bedingte Schwachsichtigkeit vorliegt, grundsätzlich mit dem Vorsetzen eines schwachen Konvexglases beginnen. Wer mit + 0,5 D oder + 1 D ebenso gut wie ohne Glas sieht, ist übersichtig. Das stärkste Konvexglas, mit dem das beste Sehvermögen angegeben wird, entspricht der Stärke der manifesten Hypermetropie. Um ohne objektive Kontrolle die totale H zu ermitteln, schließt man nun die Akkommodationsprüfung, d. h. die Feststellung des Nahepunktes unter Berücksichtigung des Alters des Prüflings an. Wir halten uns auch hier

an die bereits für die Messung der Akkommodation besprochenen
Regeln (s. S. 15). Die Entfernung des Nahepunktes vom Auge,
sei es normal oder übersichtig, entspricht dem Werte einer Konvexlinse, die sich durch den Bruch $\dfrac{100}{\text{Nahepunktentfernung}}$ ausdrücken
läßt. Nehmen wir an, der Prüfling sei 20 Jahre alt und Emmetrop.
Normalerweise müßte er feine Naheschrift in 10 cm Entfernung
lesen, d. h. P = 100/10 cm Brennweite = 10 D. Da R bei ihm in
unendlicher Entfernung liegt, beträgt seine Akkommodationsbreite
10 D. Ein gleichaltriger Übersichtiger von 4 D braucht bei der
Akkommodation allein 4 D zum Ausgleich seines Brechungsfehlers.
Seine Akkommodationsbreite verringert sich hiernach um
10 D — 4 D, beträgt also nur 6 D, was einem Nahepunktabstand
von 16,6 cm entsprechen würde. Mit anderen Worten: dasjenige
Konvexglas, das den Nahepunkt in die gleiche Entfernung wie
diejenige des Emmetropen hineinrückt, entspricht dem ungefähren
Grade der totalen Übersichtigkeit; „ungefähr" nur deshalb, weil
hier noch andere Faktoren, deren Erörterung lediglich fachärzt-
liches Interesse hat, von Einfluß sind. Für eine ganz genaue Feststellung der totalen Übersichtigkeit ist eine sachgemäße objektive
Kontrolle nicht zu entbehren.

Bei jeder Prüfung auf Übersichtigkeit muß schließlich noch
berücksichtigt werden, daß höhere Grade dieses Brechungsfehlers
nicht selten mit einseitiger Schwachsichtigkeit vergesellschaftet
sind, besonders wenn das Auge schielt oder früher geschielt hat
(Schielamblyopie). Höchste Grade von Übersichtigkeit (10 D und
mehr) finden sich da, wo die Linse infolge von Staroperation oder
Verletzung nicht mehr im Sehlochgebiet vorhanden ist.

Die alltägliche Erfahrung lehrt, daß eine totale Übersichtigkeit
von 1 D bei jüngeren Menschen bis etwa zum 35. Lebensjahr hin
auch bei amtlichen Untersuchungen als bedeutungslos (physiologisch) zu bewerten ist.

### Stabsichtigkeit, Astigmatismus.

Es handelt sich hier um einen fast stets angeborenen Zustand
des Auges, der dadurch bedingt ist, daß die in das Auge einfallenden Strahlen nach ihrer Brechung durch das optische System in
ihrer Gesamtheit niemals die Vereinigung in *einem* Punkte und
in der gleichen Ebene finden. Dieses völlige Fehlen eines gemein-

schaftlichen Brennpunktes tritt dann ein, wenn die Wölbung der Hornhaut, in selteneren Fällen auch der Linse, unregelmäßig („verkrümmt") ist. In solchen Fällen, die sich natürlich auch noch mit Kurzsichtigkeit oder Übersichtigkeit kombinieren können, kommt es je nach der Art und dem Grade der Hornhaut- oder Linsenkrümmungsanomalie zu einer regelmäßigen oder unregelmäßigen Verzerrung des Bildpunktes auf der Netzhaut, die zu einer sehr charakteristischen Form von undeutlichem Sehen führt. Bei der Sehprüfung ohne Gläser fällt der Astigmatiker von vornherein dadurch auf, daß er an der Sehprobentafel nicht, wie der Kurzsichtige oder Übersichtige, nur bis zu einer bestimmten Reihe herunterliest und dann erklärt, nicht weiterlesen zu können. Der Astigmatiker erkennt oder rät vielmehr auch stets noch einige Probezeichen der folgenden Reihen, aber meistenteils falsch oder unsicher.

Der regelmäßige Astigmatismus besteht darin, daß der Brechzustand zwischen dem vertikalen und horizontalen Meridian oder bei schräger Achsenstellung zweier aufeinander senkrecht stehender Meridiane ein verschiedener ist. Zur Korrektion des regelmäßigen Astigmatismus sind besondere zylindrisch geschliffene Brillengläser erforderlich. Besteht daneben gleichzeitig Kurzsichtigkeit oder Übersichtigkeit, so sind die Zylindergläser mit den entsprechenden sphärischen, die Kurzsichtigkeit oder Übersichtigkeit ausgleichenden Gläsern zu kombinieren.

Die Formen des regelmäßigen Astigmatismus sind folgende:

1. In einem Hauptmeridian E, im anderen H oder M = einfacher hypermetropischer oder myopischer Astigmatismus.

2. In einem Hauptmeridian eine geringere, im anderen eine stärkere H oder M = zusammengesetzter hypermetropischer oder zusammengesetzter kurzsichtiger Astigmatismus.

3. In einem Hauptmeridian H, im anderen M = gemischter Astigmatismus.

Der Unterschied des Grades der Refraktion in beiden Meridianen gibt den Grad des Astigmatismus in Dioptrien an.

Der Gang der Untersuchung auf Astigmatismus geschieht in folgender Weise: jede Prüfung beginnt grundsätzlich damit, daß man auch da, wo mit unbewaffnetem Auge volle Sehleistung angegeben wird, zuerst schwache Konvexgläser (+ 0,5 D bis + 1 D) vorsetzt. Wer mit einem solchen Glas ebenso gut wie ohne Glas sieht, ist übersichtig, doch gibt das stärkste Konvexglas in jüngeren Jahren (s. S. 18) niemals den vollen Grad der totalen H an.

Erst wenn ein Konvexglas als verschlechternd abgelehnt wird, darf zu Konkavgläsern gegriffen werden. Das schwächste Konkavglas, das ein herabgesetztes Sehvermögen auf volles Sehvermögen verbessert, ergibt das tatsächliche Maß der Kurzsichtigkeit. Wird mit einfachen sphärischen Gläsern eine Vollkorrektion auf 5/5 oder 6/6 nicht erreicht, so muß zu Zylindergläsern gegriffen werden. Bei Anwendung von Zylindergläsern gilt als Regel, die aber auch ihre Ausnahmen hat (s. unten, Astigmatismus inversus), daß die durch einen Strich gekennzeichnete Achse beim + Zylinderglas mehr senkrecht, beim — Zylinderglas mehr horizontal gerichtet zu sein pflegt (Astigmatismus „nach der Regel"). Mnemotechnisch leicht zu merken: — Zylinderglas mehr horizontale Achse. Bei jeder Prüfung muß das Zylinderglas so lange gedreht werden, bis mit ihm die bestmögliche Sehschärfe erreicht ist. Das ist oft genug auch bei schräger Achsenstellung der Fall. Liegt die Achse gerade entgegengesetzt, also bei einem + -Zylinderglas mehr horizontal und bei einem — -Zylinderglas mehr vertikal, so spricht man von einem Astigmatismus „gegen die Regel" (Astigmatismus inversus).

Was die Stärke des vorzusetzenden Zylinderglases anbetrifft, so muß hier nach denselben Grundsätzen wie bei den sphärischen Gläsern verfahren werden: entscheidend ist also beim übersichtigen Astigmatismus das stärkste, beim kurzsichtigen das schwächste Zylinderglas. Wird mit einem einfachen Zylinderglas die Sehschärfe zwar besser, aber noch nicht vollkommen normal, so müssen sphärische Gläser zugesetzt werden. Es kann dann ein „zusammengesetzter Astigmatismus" vorliegen. Der Astigmatismus ist schließlich „gemischt", wenn in dem einen Meridian ein + -Zylinderglas, in dem senkrecht dazu stehenden anderen Meridian ein — -Zylinderglas angenommen wird. Eine Differenz von 0,5 bis 1 D zwischen vertikalem und horizontalem Meridian ist beim Astigmatismus mit regulärer Achsenstellung meist noch physiologisch, während der Astigmatismus inversus in dieser Stärke bereits eine merkliche Herabsetzung des Sehvermögens bewirken kann und dementsprechend auch amtlich bei der Frage der Eignung für die verschidenen Sonderberufe bewertet werden muß. Im übrigen ist die richtige Beurteilung und Einschätzung des Astigmatikers oft so schwierig, daß sie besser der Erfahrung des Facharztes überlassen bleibt.

## Die objektive Kontrolle des Brechzustandes.

Bei jeder objektiven Beurteilung der optischen Leistungsfähigkeit des Auges muß stets daran gedacht werden, daß eine noch so geringe Herabsetzung des Sehvermögens auch durch Erkrankung der brechenden Schichten, des Augenhintergrundes bzw. des Sehnerven und der optischen Leitungsbahn bis zur Hirnrinde bedingt sein kann. Das Ergebnis „normales Sehvermögen" bietet durchaus nicht immer eine sichere Gewähr dafür, daß das Auge auch wirklich normal gebaut und gesund ist. Ebenso wie man sich bei der Herz- oder Lungenuntersuchung nicht nur auf die Kontrolle des Pulses und der Atemzüge beschränkt, sondern die betreffenden Organe selbst eingehend untersucht, so ist auch für die Funktionsprüfung des Auges eine genaue Untersuchung des Augapfels selbst unerläßlich. Man untersuche zunächst die brechenden Schichten. Trübungen derselben können, besonders wenn sie zentral gelegen sind, das Sehvermögen, auch ohne daß ein Langbau oder Kurzbau des Augapfels vorzuliegen braucht, recht erheblich stören und das Bild der Kurzsichtigkeit, Übersichtigkeit oder Stabsichtigkeit hervorrufen; doch pflegt eine Verbesserung mit entsprechenden Gläsern meist überhaupt nicht oder nur sehr beschränkt möglich zu sein. Das einfachste Mittel zum Nachweis von Hornhauttrübungen und Trübungen in den vorderen Schichten der Linse ist die seitliche Beleuchtung, die auch der Nichtaugenarzt leicht erlernen kann. Dazu genügen für einfache Untersuchungszwecke eine oder besser zwei Lupen von 12 und 20 D. Die Untersuchung geschieht am besten in einem verdunkelten Raum. Die gleichzeitig zur Augenspiegeluntersuchung dienende Lampe wird *vor* den Prüfling und etwas seitwärts gestellt und nun der Brennpunkt der Lupe auf die Hornhaut, in die vordere Augenkammer und auf die Linse gebracht. Zur Not genügt auch eine Taschenlampe, doch läßt sich ihr Licht nicht so isoliert auf eine Stelle konzentrieren wie mit dem Brennpunkt der Lupe. Sehr viel besser können wir die seitliche Beleuchtung ausnützen, wenn wir die zu untersuchende Stelle gleichzeitig unter stärkerer Vergrößerung betrachten und hierzu die zweite Lupe mit der anderen Hand vor unser Auge halten.

Für die Erkennung von größeren Trübungen in der Linse und im Glaskörper dient die Durchleuchtung mit dem Augenspiegel. Auch hierbei erscheint die Trübung größer und deutlicher, wenn man zur Besichtigung ein stärkeres Konvexglas zwischen Auge des Untersuchers und Augenspiegel schiebt (= Lupenspiegel). Bei enger Pupille halte man sich nicht lange mit Spiegelungsversuchen auf, sondern träufele einige Tropfen einer 3—4proz. Kokainlösung ein. Sie genügt meistens in dieser Stärke schon, um die Pupille schnell und vorübergehend für einige Stunden ad maximum zu erweitern, und erleichtert damit die Augenspiegeluntersuchung ganz erheblich. Zu vermeiden ist für diese Zwecke, wie bereits erwähnt, Atropin. Die Atropinerweiterung dauert auch nach einmaliger Einträufelung gut 8 Tage an und stört den Prüfling infolge der gleichzeitig bestehenden Blendung und Akkommodationslähmung ganz außerordentlich. Die pupillenerweiternde und akkommodationsbeschränkende Wirkung des Homatropins ist zwar erheblich milder, dauert aber immerhin auch noch 1—2 Tage an. Allen 3 Mitteln ist gemeinsam, daß sie, insbesondere das Atropin, den Augendruck steigern und bei dazu disponierten Personen einen Glaukomanfall auslösen können. Unbedenklich sind in dieser Hinsicht als Ersatzpräparate des Kokains, das Tutokain und das Novokain; ihre pupillenerweiternde Wirkung hält wie diejenige des Kokains nur ganz kurze Zeit an, ist aber unsicherer.

Um bei der Durchleuchtung nichts zu übersehen, muß der Prüfling aufgefordert werden, seine Augen so ausgiebig wie möglich nach allen Richtungen hin zu drehen. Erst dann ist man imstande, ein Urteil abzugeben, ob auch die Peripherie der Linse und des Glaskörpers normal ist. Das gleiche gilt für die Besichtigung des Augenhintergrundes im umgekehrten Bilde. Die Untersuchung im aufrechten Bilde mit dem Refraktionsaugenspiegel setzt längere Vorübung voraus, eignet sich daher mehr für den Gebrauch des Augenarztes.

Bei der Untersuchung im umgekehrten Bild liegt dasselbe bekanntlich zwischen Lupe und Auge des Untersuchers; die aus dem Auge zurückgeworfenen Strahlen vereinigen sich hier zu einem umgekehrten Luftbilde. Die Schwierigkeit für den Untersucher besteht nun darin, seine eigene Akkommodation auf diese Stelle richtig einzustellen. Meistens akkommodiert er zu wenig oder zu viel; er sieht z. B. die Lupe und den Pupillenrand scharf, aber das Luftbild des Augenhintergrundes erscheint ihm mehr oder weniger verschwommen. Diesem Übelstand kann man durch eine kleine Hilfsvorrichtung abhelfen. Sie besteht darin, daß hinter die Öffnung des Augenspiegels in die daran befestigte Gabel eine Konvexlinse von 4 D gesteckt wird. Mit einer solchen Hilfslinse kann man näher an das Luftbild herangehen, ohne seine eigene Akkommodation stärker anzustrengen. Das Luftbild erscheint außerdem infolge der Lupenwirkung des Hilfsglases etwas größer. Nur Kurzsichtige mittlerer Grade haben keinen Vorteil von diesem Hilfsglas, weil sie innerhalb ihres Fernpunktes ja gar nicht oder überhaupt kaum zu akkommodieren pflegen.

Eine sehr bequeme Besichtigung des Augenhintergrundes im umgekehrten Bilde ermöglicht der elektrische Handaugenspiegel von THORNER. Alle größeren Apparate (Ophthalmoskop von THORNER, GULLSTRAND) sind ganz erheblich teurer und eignen sich nur für fachärztliche Zwecke.

Bei jeder Besichtigung des Augenhintergrundes ist zu berücksichtigen, daß die richtige Deutung der von der Norm abweichenden Befunde eine besonders große Übung und Erfahrung voraussetzt, die nur der Facharzt an der Hand längerer Ausbildung erwerben kann. Dafür einige Beispiele: Der normale Sehnervenkopf hat im Augenspiegelbilde eine gelblichrote Farbe, ist scharf begrenzt. Nur an der Austrittsstelle der Gefäße innerhalb der Papille findet sich eine auffallend weiße Partie von verschieden großer Ausdehnung, die „physiologische Exkavation". Farbe und Begrenzung der Papille geben besonders leicht Anlaß zu diagnostischen Irrtümern. Die Färbung kann innerhalb normaler Grenzen sehr verschieden sein. Auch ohne physiologische Exkavation sieht im ophthalmoskopischen Bilde die temporale Hälfte oft normalerweise heller aus als die nasale. Anfänger neigen leicht dazu, einen etwas stärker geröteten Sehnervenkopf als pathologisch anzusprechen und verraten dadurch sofort dem erfahrenen Untersucher, daß er es wirklich mit einem „Anfänger" zu tun hat. Schwieriger wird die Deutung, wenn die Grenzen des Sehnervenkopfes, die nasenwärts physiologisch oft eine leichte Verschleierung zeigen, im ganzen unscharf („verwaschen") erscheinen. Es kann sich in solchen Fällen um eine beginnende Neuritis optica oder Stauungspapille handeln. Viel zu wenig bekannt ist aber, daß dieses Bild gar nicht so selten auch angeboren und nicht pathologisch als sog. *„Pseudoneuritis optica"* angetroffen wird, und zwar besonders bei hoher Übersichtigkeit und bei übersichtigem Astigmatismus, aber auch ohne diese Brechungsfehler als familiäre Anomalie. Finden sich daneben stärkere Füllung und Schlängelung der Gefäße des Sehnervenkopfes und eine leichte Prominenz desselben, so liegt für den Ungeübten naturgemäß die Versuchung sehr nahe, eine beginnende Stauungspapille anzunehmen und daraus schwerwiegende Folgerungen in bezug auf die Beurteilung des Allgemeinzustandes und der Therapie zu ziehen. Aus der Literatur sind mehrfach Fälle bekannt, wo auf Grund solcher fälschlich als pathologisch angesehener Papillenbefunde eine Schädeltrepanation vorgeschlagen oder gar gemacht wurde. Vor solchen verhängnisvollen Verwechslungen schützt zunächst eine genaue Berücksichtigung des Allgemeinzustandes und die Prüfung der Sehfunktion auf Übersichtigkeit bzw. übersichtigen Astigmatismus. Gegen Pseudoneuritis und für beginnende Neuritis optica oder Stauungspapille sprechen ferner mit Sicherheit anderweitige pathologische Zeichen von Augenhintergrundserkrankung wie Blutungen auf oder in der Nachbarschaft der Papille und das Vorhandensein eines peripapillären Ödems. Charakteristisch für beginnende Sehnervenentzündung sind schließlich neben Herabsetzung des zentralen Sehvermögens und Gesichtsfeldausfällen erworbene Störungen der Rotgrün-Empfindung (s. S. 99).

Abgesehen von der Pseudoneuritis optica können auch andere angeborene Anomalien des Augenhintergrundes zur Verwechslung mit pathologischen Veränderungen verleiten. Erinnert sei hier in erster Linie an das Bild der *markhaltigen Nervenfasern*. Bekanntlich verlieren die Sehnervenfasern bei ihrem Durchtritt durch die Lamina cribrosa ihre Markscheiden und werden infolgedessen durchsichtig. Ausnahmsweise bleiben die letzteren noch in ihrem Ausbreitungsgebiet in der Netzhaut eine Strecke weit erhalten. Man sieht dann im Augenspiegelbild am Rande der Papille einen glänzenden, unmittelbar von der Papille ausgehenden weißen Fleck, der sich mit flammen- oder garbenartigen Fortsätzen ohne scharfe Grenze in der normalen Netzhaut ausbreitet. Der freibleibende Teil des Sehnervenkopfes erscheint durch Kontrastwirkung oft geradezu dunkelrot gefärbt. Der Mangel an Blutungen und Ödemen sowie der unmittelbare Zusammenhang mit dem Sehnerven sind auch hier wieder ein wichtiges Unterscheidungsmerkmal gegenüber entzündlichen oder degenerativen Herden..

Ebenfalls angeboren und bedeutungslos, aber auch oft für pathologisch gehalten ist das *Aderhautkolobom.* Man sieht mit dem Augenspiegel eine weißglänzende ovale oder rundliche, scharf umgrenzte Fläche. Sie wird von mehr oder weniger zahlreichen Gefäßen durchzogen und übertrifft den Sehnervenkopf, von dem sie meist durch eine breite Zone normalen Augenhintergrundes getrennt ist, in der Regel sehr erheblich an Größe. Der Rand des Koloboms ist vielfach, aber dann nur unregelmäßig mit Pigment umsäumt. Im weißen Grunde finden sich keine Pigmentierungen, wohl aber stellenweise Abtönungen ins Graue oder Bläuliche, die durch leistenartige Erhebungen und Ausbuchtungen der Lederhaut bedingt sind. Große Kolobome schließen den Sehnervenkopf mit ein, der dann auch mißbildet ist. Netzhaut und Aderhaut fehlen im Bereiche des Koloboms entweder vollständig, oder die Netzhaut ist nur rudimentär vorhanden.

Wichtige Anhaltspunkte für die Diagnose der Achsenmyopie oder des Astigmatismus ergibt nicht selten das Augenspiegelbild des Sehnervenkopfes in Form des sog. *Konus* (Sichel). Seine Ursache bilden Dehnungsprozesse in der Gegend des hinteren Augenpoles, die durch den der Myopie zugrunde liegenden Langbau des Auges bedingt sind und zu einer mehr oder weniger ausgesprochenen Atrophie des Pigmentepithels der Netzhaut und der Aderhaut führen. Daher die weiße Verfärbung als Ausdruck dafür, daß infolge dieser umschriebenen Atrophie die Innenfläche der Lederhaut sichtbar wird. Die Erfahrung lehrt, daß ein Konus entweder nur schläfenwärts in Sichelform oder ringförmig um die ganze Papille herum charakteristisch für Myopie ist. Je stärker die Myopie, um so größer und ausgedehnter, besonders nach der Schläfenseite hin, pflegt der Konus zu sein. Findet sich ein Konus unterhalb der Papille, so kann mit großer Wahrscheinlichkeit auf das Vorhandensein von Astigmatismus geschlossen sein.

Wie überall in der Medizin, so gibt es auch hier nicht selten Ausnahmen von der Regel. Eine nicht unbeträchtliche Zahl mittlerer bis höherer Myopien verläuft ohne jede Konusbildung. Andererseits findet man manchmal einen wenn auch nicht sehr ausgesprochenen Konus bei normalem oder sogar hypermetropischem Brechzustande. Der Augenspiegelbefund eines Konus deutet nur ganz allgemein auf die Möglichkeit hin, daß das Auge kurzsichtig oder astigmatisch gebaut ist. Zur objektiven Feststellung des Grades sind ebenso wie für die Übersichtigkeit andere Untersuchungsmethoden notwendig. Sehen wir von den zur Zeit gebräuchlichen großen Refraktionsapparaten (Zeiss, Thorner, Rodenstock) ab, die sich der Allgemeinpraktiker schon ihres hohen Preises wegen wohl nur ganz ausnahmsweise anschaffen wird, so kommt, da der sehr viel billigere Refraktionsaugenspiegel längere fachärztliche Ausbildung erfordert, hierfür nur die *Schattenprobe* (Skiaskopie) in Frage. Sie ist die einfachste und am leichtesten zu erlernende Methode der objektiven Refraktionsbestimmung, mit der sich auch der Nichtfacharzt durch einige Übung genauer vertraut machen kann. Am geeignetsten dazu ist der Plan-(Augen-)Spiegel, und es wird deshalb die Anwendung dieses Spiegels den folgenden Ausführungen zugrunde gelegt. Für das Verständnis der objektiven Refraktionsbestimmung hier nur folgende kurze Erinnerungen: die Brechkraft des Auges läßt sich schematisch dem Werte einer Sammellinse gleichstellen. Bei der Emmetropie liegt die Netzhaut in der Hauptbrennweite des Wertes dieser Sammellinse. Parallel einfallende, d. h. aus Unendlich kommende Strahlen schneiden sich also auf der Netzhaut, und umgekehrt, von der Netzhaut ausgehende Strahlen verlassen das Auge in paralleler Richtung. Bei der Myopie ist das Auge im Verhältnis zu seiner Brechkraft zu lang, die Netzhaut liegt weiter ab, als die Brennweite für parallel einfallende Strahlen beträgt. Parallel einfallende Strahlen schneiden sich daher im kurzsichtigen Auge vor der Netzhaut. Umgekehrt Strahlen, die hier von der Netzhaut ausgehen, verlassen das Auge konvergent und vereinigen sich in einer dem Langbau des Auges entsprechenden Entfernung zu einem umgekehrten Bild. Auf diesen Vereinigungspunkt ist das Auge bei Myopie eingestellt. Die Lage dieses Punktes, d. h. seine Entfernung vom Auge, bezeichnet den Grad der Myopie. Das kurzsichtige Auge ist also nicht für parallele (aus unendlicher Entfernung kommende) Strahlen eingestellt. Es erhält ein deutliches Netzhautbild nur von solchen Strahlen, welche von seinem Fernpunkt kommen. Parallele Strahlen werden nur dann deutlich gesehen, wenn sie vor ihrem Eintritt in das Auge durch ein Konkavglas so zerstreut werden, als kämen sie aus dem Fernpunkt des

Auges. Bei der Übersichtigkeit ist das Auge im Verhältnis zu seiner Brechkraft zu kurz. Es vereinigen sich parallel eintretende Strahlen nur dann auf der relativ zu nahe gelegenen Netzhaut zu einem scharfen Bilde, wenn sie schon vor ihrem Eintritt in das Auge durch ein Konvexglas entsprechend konvergent gemacht werden oder wenn dies die eigene Akkommodation bewirkt. Denken wir uns im ruhenden, nicht akkommodierenden übersichtigen Auge Strahlen von der Netzhaut ausgehend, so werden dieselben das Auge noch divergent verlassen. Sie scheinen für den untersuchenden Arzt von einem virtuellen, weiter zurückliegenden Brennpunkt zu kommen. Daher die Erscheinung, daß man bei stärkergradig Übersichtigen schon aus einiger Entfernung Einzelheiten des Augenhintergrundes beim Hineinleuchten mit dem Augenspiegel wahrnimmt. Die Netzhaut liegt hier eben zu nahe und erscheint deshalb im Lupenbilde.

Zur Vornahme der *Schattenprobe* setzen wir uns im Dunkelraum vor den Prüfling hin, leuchten mit dem Planspiegel aus einer Entfernung von etwas über 1 m in das Auge hinein und drehen dann den Spiegel mit kurzen Bewegungen um seine vertikale Achse hin und her. Dann schaukelt anscheinend das beleuchtete Bild in der Pupille hin und her. Bei genauerem Zusehen erkennt man, daß sich das rote Licht in der Pupille verschiebt. Es tritt am Rande der Pupille ein schwarzer Schatten auf, welcher bei stärkerer Drehung des Spiegels über die ganze Pupille wandert, bis sie zuletzt völlig dunkel geworden ist. Aus der Richtung, in welcher sich gegenüber der Spiegelbewegung das beleuchtete Feld verschiebt, in welcher also der Schatten wandert, können wir die wirkliche Refraktion des Auges bestimmen. Dazu teilt man zweckmäßig die gesamten Refraktionszustände in zwei große Gruppen ein: auf der einen Seite stehen die Myopiegrade von 1 D aufwärts, auf der anderen Seite steht die Myopie kleiner als 1 D, ferner die Emmetropie und Hypermetropie. Diese Einteilung ergibt sich aus folgender Erwägung: Untersuchen wir zunächst ein nicht kurzsichtiges Auge in der dargestellten Weise mit dem Planspiegel. Vorbedingung ist dabei natürlich, wie bei jeder objektiven Refraktionsbestimmung, daß der Prüfling seine Akkommodation ausschaltet. Er muß also aufgefordert werden, möglichst weit in die Ferne zu sehen. Wie soeben besprochen, treten die Strahlen am nichtkurzsichtigen Auge parallel aus, wenn es emmetropisch ist, oder divergent, wenn es hypermetropisch ist. Jedenfalls konvergieren sie nicht, um sich nachher zu einem umgekehrten Luftbilde zu vereinigen. Der erleuchtete Bezirk in der Pupille, der ja nichts anderes darstellt als die Gesamtheit der aus dem Auge austretenden Lichtstrahlen, muß sich also genau ebenso drehen wie unser Planspiegel. Ebenso ist natürlich auch die Richtung des Schattens, d. h. bei Emmetropie und Hypermetropie ist der Schatten mitläufig oder, wie der technische Ausdruck heißt, „gleichnamig".

Wenn uns dagegen ein Kurzsichtiger gegenübersitzt, bei dem die aus seinem Auge zu uns zurückkehrenden Strahlen, wie oben besprochen, konvergent austreten und sich zu einem umgekehrten Bilde in der Luft vereinigen, so erscheint die Bewegung des Pupillenlichtes und des Schattens entgegengesetzt zur Drehung unseres Spiegels, vorausgesetzt, daß wir uns weiter entfernt vom Untersuchten befinden als der Vereinigungsabstand der konvergent austretenden Strahlen von seinem Auge, d. h. der Fernpunktsabstand, beträgt. Der Fernpunktsabstand des kurzsichtigen Auges beträgt bekanntlich 1 m bei 1 D, $^{1}/_{2}$ m bei 2 D, $^{1}/_{3}$ m bei 3 D usw.; d. h. er liegt dem Auge um so näher, je stärker die Kurzsichtigkeit ist. Finden wir also, wenn in etwas mehr als 1 m Entfernung untersucht wird, gegenläufigen Schatten, so sind wir ohne weiteres zu der Annahme berechtigt, daß eine Kurzsichtigkeit von mindestens 1 D vorliegt.

Umgekehrt liegen die Verhältnisse, wenn bei geringeren Graden von Myopie des untersuchten Auges (also unter 1 D) oder bei Emmetropie der Fernpunkt hinter dem Auge des Beobachters oder bei Hypermetropie hinter dem untersuchten Auge gelegen ist. In allen diesen Fällen (Myopie unter 1 D, Emmetropie und Hypermetropie) bewegt sich bei Anwendung des Planspiegels der Schatten in gleicher Richtung wie unser Spiegel. Eine einzige Drehung des Spiegels aus 1,20 m Entfernung sagt uns also bereits, ob Myopie höher oder geringer als 1 D, Emmetropie oder Hypermetropie vorhanden ist. Sehen wir auf weitere Entfernung, ohne daß wir unsere Hilfslupe für das umgekehrte Bild vorhalten, bereits Einzelheiten des Augenhintergrundes (Gefäße, Sehnervenkopf), so können wir sofort weiterschließen, daß ein stärkerer Brechungsfehler vorliegt. Verschieben wir dabei unser mit dem Spiegel bewaffnetes Auge ganz leicht hin und her, so liegt stärkere Übersichtigkeit vor, wenn die ophthalmoskopischen Einzelheiten sich im gleichen Sinne bewegen, stärkere Myopie, wenn die Bewegung in entgegengesetztem Sinne erfolgt. Leicht zu merken: gleichnamige Bewegung (in dem einen Falle ophthalmoskopischer Einzelheiten beim Durchleuchten, in dem anderen Falle des Schattens bei der Schattenprobe) = Hypermetropie; entgegengesetzte Bewegung = Myopie.

Vorbedingung für die Vornahme der Schattenprobe ist, daß wir eine Stelle des Augenhintergrundes zwischen Sehnervenkopf und gelbem Fleck einstellen lassen. Dazu muß der Prüfling aufgefordert werden, etwas schräg nach einwärts an dem Ohr des Arztes vorbei möglichst weit in die Ferne zu sehen. Die Aufforderung, möglichst weit in die Ferne zu sehen, ist deshalb notwendig, weil die Akkommodation des Prüflings nach Möglichkeit ausgeschaltet werden muß. Dieses Akkommodationslosmachen des Untersuchten ist durchaus nicht immer leicht, da die Hantierungen des Arztes unwillkürlich seine Aufmerksamkeit erregen und ihn veranlassen, ein Objekt in der Nähe zu fixieren. Durch das Akkommodieren verändert sich aber naturgemäß der Brechungszustand. Der Emmetrop erscheint dadurch kurzsichtig, der Kurzsichtige noch stärker kurzsichtig und der Übersichtige vermindert bzw. verdeckt durch Akkommodieren den Grad seiner Übersichtigkeit. Dem Akkommodieren läßt sich dadurch begegnen, 1) daß man den Prüfling auffordert, weit in die Ferne zu sehen (Aufforderung „an nichts denken" oder mehr dem Verständnis des einfachen Mannes angepaßt: „Tun Sie, als ob Sie photographiert werden sollen", „Als ob Sie mit offenen Augen vor sich hindösen" usw.), 2) durch möglichste Verdunkelung des Untersuchungsraumes (dunkle Wände und Vorhänge oder eine Schirmwand), 3) durch möglichste Verminderung der Helligkeit der Flamme (Abdunkelung vermittels eines Papp-, Ton- oder Blechzylinders, wobei zweckmäßig noch ein Schirm zwischen Flamme und Kopf des Untersuchers gestellt wird), 4) durch Einträufelung von einigen Tropfen einer 3—4 proz. Kokainlösung in das Auge; nur bei sehr starkem Akkommodieren kommt die stärker wirkende 1 proz. Homatropinlösung oder als letztes Mittel das Atropin in Frage. Bei Anwendung der Kokainlösung muß stets mit der Möglichkeit von Intoxikationserscheinungen (Eindringen durch den Tränennasengang in den Hals und Verschlucken) gerechnet werden; also jeden Prüfling auffordern,

die in den Hals eingedrungene Flüssigkeit auszuspucken und
nicht herunterzuschlucken. Wird trotz Kokain weiter akkommodiert, so empfiehlt es sich, den Prüfling dem Facharzt zu
überweisen. Bezüglich der Homatropin- und Atropinwirkung sei,
wie oben bereits hervorgehoben, nur noch daran erinnert, daß
die erstere etwa 1 Tag, die letztere bis zu 8 Tagen anhält. Also
schon wegen der großen dienstlichen Behinderung des Prüflings
ist es geboten, im allgemeinen von der Anwendung der letztgenannten beiden Mittel abzusehen. Eine künstliche, mit Pupillenerweiterung einhergehende Schwächung der Akkommodation
ist natürlich nur im jugendlichen Alter, wo wirklich noch ein kräf-
tiges Akkommodationsvermögen vorhanden ist, notwendig, und
das pflegt nur bis zum 30. Lebensjahr sich ausgesprochen bemerkbar zu machen. Im übrigen ist eine erweiterte Pupille des-
wegen angenehmer für die Schattenprobe, weil bei zu enger Pupille
der Schattenwechsel überhaupt nicht richtig erkannt werden kann.
Auch aus diesem Grunde empfiehlt sich eine möglichste Abdunkelung des Untersuchungsraumes und des Gesichtes des Untersuchers,
weil ja dann die Pupille physiologischerweise weiter wird. Aus dem
gleichen Grunde ist der lichtschwache Planspiegel dem lichtstärke-
ren und daher stärker pupillenverengernd wirkenden Konkav-
spiegel vorzuziehen. Im Gegensatz zu der objektiven Brechzu-
standsbestimmung mit dem Refraktionsaugenspiegel, die längere
fachärztliche Ausbildung erfordert, wird die Schattenprobe durch
die Refraktion des untersuchenden Arztes überhaupt nicht beeinflußt, ist also schon aus diesem Grunde sehr viel leichter er-
lernbar.

Bisher haben wir nur besprochen, wie wir beim Hineinleuchten
aus 1,20 m Entfernung imstande sind, ganz allgemein zu bestimmen, ob Myopie über 1 D, stärkere Myopie oder stärkere
Hypermetropie vorliegt. Die Schattenprobe bietet aber zugleich
den weiteren Vorteil, daß wir diese Bestimmung erheblich genauer
bis auf $^1/_2$ D der tatsächlich vorhandenen Ametropie vornehmen
können. Wir brauchen dazu nur durch Vorhalten der geeigneten
Brillengläser die jeweilige Refraktionsanomalie so weit auszugleichen, bis der Schattenwechsel in die entgegengesetzte Richtung
umschlägt. Geht der Schatten in gleicher Richtung wie die Spiegeldrehung, so setzen wir Konvexgläser mit zunehmender Stärke vor
das zu untersuchende Auge, läuft der Schatten in entgegengesetzter

Richtung, so setzen wir Konkavgläser vor. Alle sog. *Skiaskope*
beruhen genau auf demselben Prinzip. Ihre Einrichtung ermöglicht nur einen leichteren Wechsel der Gläser, z. B. Brillenleitern
oder das Skiaskop von v. HESS. Es genügt aber vollkommen ein
Brillenkasten oder eine kleine Auswahl von Gläsern in Form einer
sog. Brillenleiter. Das Glas, bei dem der Schattenwechsel stattfindet, gibt nun nicht unmittelbar den Grad des Brechungsfehlers
an. Man muß vielmehr berücksichtigen: Tritt Schattenwechsel bei
einem Konkav(—)Glase ein, so muß man sich das unmittelbar
vorhergehende Glas merken, bei dem der Schatten noch nicht ge-
wechselt hat. Zu diesem letzteren Glase addiert man jedesmal
noch 1 D hinzu und erhält damit den Grad der tatsächlich vorhandenen Kurzsichtigkeit. Z. B. Schattenwechsel, d. h. gleich-
namiger Schatten bei —6 D. Bei —5,5 D war der Schattenwechsel
noch nicht eingetreten, der Schatten war hier noch gegenläufig.
Zu diesem Werte von 5,5 D ist 1 D hinzuzuzählen. Grad der tatsächlich vorhandenen Myopie also 6,5 D.

Bei Konvex(+)Gläsern liegen die Verhältnisse umgekehrt.
Nehmen wir z. B. folgenden Fall an: Bei einem Prüfling geht der
Schatten auch ohne Glas von vornherein mitläufig. Danach liegt
also Myopie kleiner als 1 D, Emmetropie oder Hypermetropie vor.
Zur Entscheidung setzen wir so lange Konvexgläser vor, bis der
Schatten gegenläufig wird. Das erste Glas, das diesen Schatten-
wechsel bedingt, gibt den Ausschlag. Von diesem Glase 1 D ab-
gezogen, ergibt den wahren Grad des Brechungsfehlers.

Also ganz allgemein und leicht zu merken: bei — Gläsern unmittelbar *vor* dem Schattenwechsel 1 D hinzuzählen, bei + Gläsern von dem Glase, das den Schattenwechsel hervorgerufen hat,
1 D abziehen, ergibt auf 1,20 m Entfernung den wahren Grad des
Brechungsfehlers.

Statt auf 1,20 m Entfernung kann man die Schattenprobe auch
in der halben Entfernung, also auf etwa 60 cm, vornehmen, d. h.
in einer Entfernung, in der man gewöhnt ist, die Durchleuchtung
oder die Spiegelung im umgekehrten Bilde vorzunehmen. Diese
Entfernung hat den Vorteil, daß man den Wechsel der Gläser des
Brillenkastens oder der Brillenleiter selbst besorgen kann. Man
braucht dann keine Hilfskraft. Selbstverständlich muß zur Feststellung des tatsächlichen Grades des Brechungsfehlers statt 1 D
jetzt jedesmal 2 D hinzugezählt oder abgezogen werden, weil

ja die Entfernung sich um die Hälfte verringert hat. Ein Übelstand haftet der Untersuchung auf 60 cm Entfernung an. Er besteht darin, daß diese Methode sehr unzuverlässig ist, wenn Myopiegrade, die geringer als 2 D sind, festgestellt werden sollen. In diesen letzteren Fällen muß man stets auf 1,20 m Entfernung abrücken und in der besprochenen Weise verfahren. Ist dagegen auf 60 cm Entfernung der Schatten gegenläufig, so liegt eine Myopie von mindestens 2 D vor, und man kann in dieser Entfernung weiter untersuchen. Ebenso genügt die verkürzte Entfernung zur Feststellung der Emmetropie- und Hypermetropiegrade bis zu 1 D abwärts. Ist nämlich der Schatten beim Hineinleuchten mitläufig und wird erst beim Vorhalten von + 3 D gegenläufig, so hat man hiervon 2 D in Abzug zu bringen, erhält dann also eine Hypermetropie von 1 D als Ergebnis.

Ein weiterer Vorteil der Schattenprobe besteht darin, daß wir mit ihr auch den regelmäßigen Astigmatismus genau bestimmen können. Man skiaskopiert, wie gewöhnlich, zunächst in der Weise, daß man den Spiegel um die vertikale Achse dreht und die Refraktion bestimmt. Ergibt die daran anschließende Drehung um die horizontale Achse einen Refraktionsunterschied, so entspricht dieser genau dem Grade des Astigmatismus. Wie bereits früher bei der Dioptrik des Auges besprochen, bestimmen wir durch die Spiegeldrehung um die vertikale Achse die Refraktion des horizontalen Meridians, während die Refraktion des vertikalen Meridians durch horizontale Drehung des Spiegels bestimmt wird.

Das vorstehend geschilderte Verfahren der objektiven Feststellung des Astigmatismus mit Hilfe der Schattenprobe eignet sich nur für die einfachsten Formen dieses Brechungsfehlers. Bei schräger Achsenstellung, bei Verdacht auf zusammengesetzten oder gemischten oder Astigmatismus „gegen die Regel" muß der Javal-Schiötzsche oder das neuerdings von der Firma Carl Zeiss konstruierte Hornhautophthalmometer mit herangezogen werden. Die Bedienung eines solchen Ophthalmometers (Preis 500—600 RM) erfordert ebenso wie die daneben noch notwendige objektive Kontrolle mit Hilfe der Schattenprobe, des Refraktionsaugenspiegels oder besonderer Refraktionsapparate längere Vorübung und Erfahrung, ist daher Sache des Facharztes.

3*

# Der Farbensinn.

## A. Allgemeines. Zweck und Bedeutung der Farbensinnuntersuchung.

Neben der Untersuchung des Sehvermögens und ihr an Wichtigkeit und Bedeutung gleichkommend, steht die Prüfung des *Farbensinnes*. Genau genommen ist eine Sehprüfung ohne gleichzeitige Mitberücksichtigung des Farbensinnes unvollständig. Zwar ist allgemein bekannt, daß ein ungeschmälertes Farbenerkennungs- und -unterscheidungsvermögen die bedingungslose Voraussetzung für die Erfüllung einer Reihe wichtiger Berufe ist und daß es eine ganze Anzahl sonst augengesunder und sehtüchtiger Menschen gibt, deren Farbenempfindungsweise von der bei der Mehrheit beobachteten abweicht. Trotzdem wird auch heute noch selbst in ärztlichen Kreisen die Bedeutung zumal der leichteren Störungen des Farbensinnes und die Notwendigkeit ihrer Feststellung und gutachtlichen Bewertung vielfach unterschätzt und verkannt. Insbesondere ist es die Frage der Abgrenzung des normalen Farbensinnes von anscheinend geringfügigen und daher für bedeutungslos gehaltenen Abweichungen, welche oft genug noch die ihr zukommende Berücksichtigung und das entsprechende Verständnis vermissen läßt. Immer wieder finden sich nicht selten selbst von maßgeblichen Stellen ausgesprochene Urteile, wie: „Leicht farbenschwach, aber praktisch voll tauglich“, Urteile, die in dieser und ähnlicher Form als irreführend und sich widersprechend zurückgewiesen werden müssen. Vom praktischen Standpunkt aus muß als oberster Leitsatz aufgestellt und festgehalten werden, daß jede mit den gebräuchlichen und als zuverlässig erprobten Prüfungsmethoden von sachverständiger Seite einwandfrei festgestellte Abweichung vom regelrechten Farbenempfinden ungeeignet zu solchen Berufen macht, die, wie z. B. bei einem Teile der Wehrmacht, den Verkehrsunternehmungen zu Lande, zu Wasser und in der Luft, erfahrungsgemäß einen uneingeschränkten und vollwertigen Farbensinn erfordern. Der verantwortliche Untersucher muß sich stets vor Augen halten, daß jede an sich noch so geringfügig und unbedeutend erscheinende Farbensinnstörung die Möglichkeit eines Versagens im richtigen Erkennen und Wiedergeben farbiger Signallichter, Signalflaggen, Scheiben usw. in sich birgt. Gaben doch gerade im Eisenbahn- und Schiffsverkehr entstandene Unglücksfälle, die erwiesenermaßen durch falsch erkannte Signale farbenuntüchtiger Personen herbeigeführt waren, überhaupt den ersten Anstoß, dem Farbensinn der Beteiligten eine nähere Aufmerksamkeit zuzuwenden, nachdem alle möglichen anderen viel näher liegenden Ursachen auszuschließen waren. Dabei stellte sich immer häufiger die auch heute noch viel zu wenig gewürdigte Tatsache heraus, daß solche Katastrophen durchaus nicht immer von Angestellten verschuldet waren, die eine voll ausgebildete Störung etwa im Sinne der sog. Rotgrünblindheit aufwiesen. Vielmehr sind es gerade Personen mit nur verhältnismäßig geringgradigen Abweichungen, welche das heutige Verkehrswesen mit seinem gewaltig gesteigerten Umfang und den immer höher entwickelten Geschwindigkeiten zu gefährden vermögen. Solche Personen sind sich selbst oft genug ihrer Unvollkommenheit gar nicht oder kaum recht bewußt, da sie genügend gesättigten Farben gegenüber, zumal in naher Entfernung und bei sonst guten Sichtverhältnissen, durchaus nicht zu versagen brauchen und die Farben auch richtig zu benennen imstande sind. Ist aber die Sichtigkeit z. B. bei nebeligem, diesigem Wetter schlecht, die Geschwindigkeit der Fahrzeuge hoch, blitzen die Signallichter usw. nur vorübergehend, zumal in größerer Entfernung, auf und erscheinen sie gleichzeitig in verschiedenen Farben, so daß sie zu Kontrastwirkungen Anlaß geben, so kann es gerade bei den Farbenschwachen infolge falschen Erkennens und Beurteilens der Farben zu folgenschweren Irrtümern und Verwechslungen kommen, denen der Farbentüchtige auch unter noch so ungünstigen Verhältnissen nie unterliegen würde. Oft genug hat sich in solchen Fällen herausgestellt, daß, wenn überhaupt eine Farbensinnuntersuchung vorhergegangen war, sie unsachlich, oberflächlich oder mit untauglichen Prüfungsmitteln durchgeführt war und den Prüfling durchschlüpfen ließ, so daß er hierdurch in seinem Glauben, hinreichend farbentüchtig zu sein, nur bestärkt wurde. Bestenfalls findet sich in den Akten zwar eine gewisse Minderwertigkeit des Farbensinnes erwähnt, die aber als praktisch bedeutungslos begutachtet und als sog. „Grenzfall“ gedeutet wurde. Wenn auch das Vorkommen solcher Grenzfälle nicht bestritten werden kann, so steht doch ihre außerordentliche Seltenheit für den gewissenhaften Sachkenner fest. Fast stets entpuppen sie sich bei eingehender Untersuchung als wirkliche Farbensinnstörungen und nicht einmal immer nur leichterer Art.

Es würde zu weit führen, im beschränkten Rahmen dieser Darstellung auch nur die bedeutendsten und folgenschwersten Schiffs-,

Eisenbahn- und sonstigen Verkehrsunglücksfälle aufzuzählen, die nachgewiesenermaßen durch die Farbenuntüchtigkeit der verantwortlichen Angestellten verschuldet waren. Ihre Zahl wäre sicher noch viel größer, wenn diejenigen Fälle mit berücksichtigt werden könnten, bei denen ein entsprechender Nachweis durch den Tod des mitverunglückten Schiffs- usw. Führers vereitelt wurde oder wo im letzten Augenblick farbentüchtige Personen aus der Umgebung des Farbenuntüchtigen eingegriffen und das drohende Unglück verhindert haben. Jedenfalls liegt es durchaus im Bereich der Möglichkeit, daß bei einer Reihe derartiger Katastrophen, die amtlich keine andere Aufklärung finden konnten, Farbensinnstörungen eine entscheidende Rolle gespielt haben.

Besonders weitgehende Anforderungen an den Farbensinn stellt die in den letzten Jahrzehnten zu internationaler Bedeutung gediehene *Luftfahrt* mit ihren phantastischen, sich immer noch steigernden Geschwindigkeiten. Auch hier sind es, ähnlich wie bei der Seefahrt, farbige Lichter, die als Leuchtzeichen, Positionslichter, Landemarken usw. dem Luftfahrer die Orientierung ermöglichen sollen, und zwar oft genug unter so ungünstigen und schnell wechselnden Verhältnissen, wie sie bei den anderen Verkehrsberufen kaum anzutreffen sind. Muß er doch die verschiedenfarbigen Signallichter nicht nur richtig voneinander, sondern auch, z. B. bei Notlandungen, von anderen, zufällig im Gesichtsfeld auftauchenden festen oder beweglichen farbigen Lichtern und Objekten unterscheiden. Nur ein unbedingt vollwertiger Farbensinn ist imstande, die schnellwechselnden, kurz, einmalig, einzeln oder in Mehrzahl aufblitzenden Lichter auch bei schlechten Sicht- und Wetterverhältnissen aus weiten Entfernungen und Höhen sofort zweifelsfrei zu erkennen und richtig zu beurteilen. Auch sind die hier zur Orientierung dienenden roten, grünen, gelben und weißen Lichter wieder gerade diejenigen, denen gegenüber als seinen Hauptverwechslungsfarben der Farbenuntüchtige am leichtesten versagt.

Abgesehen von der Notwendigkeit der Rücksichtnahme auf die durch Farbenuntüchtigkeit gefährdete Allgemeinheit gebieten aber auch die persönlichen Verhältnisse des Untersuchten selbst in jedem Einzelfalle eine einwandfreie Feststellung seines Farbensinnes. Kommt es bei einem überhaupt nicht oder nur unzulänglich Untersuchten erst nach beendeter Berufsausbildung und nach mehr oder weniger langer Dienstzeit oder nach einem Unglück auf

Grund einer stichhaltigen Prüfung zur Feststellung einer früher übersehenen Farbensinnstörung, und ist dadurch der weitere Verbleib in der bisherigen Stellung unmöglich geworden, so sieht sich der Betroffene unter Umständen in allen seinen Lebenshoffnungen und Aussichten getäuscht und in seinem weiteren Fortkommen aufs empfindlichste geschädigt. Kein Wunder, wenn es dann zu Einsprüchen, Anklagen gegen die Behörden, zu Ersatz- und Regreßansprüchen, zu Mißtrauen gegen die angewandten, einmal so und das andere Mal anders entscheidenden Prüfungsmethoden, vor allem aber gegen die Untersucher selbst kommt. Es leuchtet ein, daß alle diese Übelstände nur dann zu vermeiden sind, wenn auf Grund frühzeitig und genau durchgeführter sachgemäßer Untersuchungen ein unanfechtbares Urteil über den Zustand des Farbensinnes herbeigeführt wird, welches den Untersuchten bei Nichtbestehen der Prüfung vom Eintritt in einen Lebensberuf fernhält, der einen vollwertigen Farbensinn voraussetzt. Die große praktische Bedeutung der Farbensinnstörungen erschöpft sich indes keineswegs mit diesen wichtigen Beziehungen zur Sicherheit des öffentlichen Verkehrswesens. Vielmehr ist ein ungeschmälerter Farbensinn die unerläßliche Vorbedingung für eine ganze Reihe anderer wichtiger Berufe. Hierher gehören die verschiedenen Gewerbe der Bekleidung, des Schmuckes, des Kunst-, Buch- und Reklamedruckes, die vielfachen Industriezweige der Farbenfabrikation und der (Stoff-, Papier-, Holz- Leder- usw.) Färbereien; ferner die künstlerischen und kunstgewerblichen Betätigungen aller Art, insbesondere die Malkunst. Auch ein großer Teil der wissenschaftlichen Berufe beansprucht einen normalen Farbensinn, z. B. die Botanik, Zoologie, Geologie, Physik, vor allem aber die Chemie mit ihren vielfachen und feinen Farbenreaktionen. Für den ärztlichen Beruf ist ein vollwertiger Farbensinn da erforderlich, wo es auf die Erkennung und Unterscheidung von Verfärbungen der Haut und Schleimhäute ankommt, ferner bei Anwendung der vielfachen bakteriologischen und chemischen Färbemethoden, im Apothekerberuf bei der Arzneimittel- und Drogenkunde, bei den Nahrungs- und Genußmitteluntersuchungen und Analysen. Auch für den Forst- und Gärtnereibetrieb ist ungeschmälerter Farbensinn unerläßlich. Bei der Wehrmacht hat die Farbentüchtigkeit insofern eine große Bedeutung, als hier ähnlich wie bei Eisenbahn, Luft- und Schiffahrt eine Anzahl bunter Signale (Flaggen, Scheiben, Lichter usw.) dienstliche Verwendung findet, deren richtiges

Erkennen und Wiedergeben ebenso notwendig ist wie die Unterscheidung jeglicher bunter Merkmale im Felde, z. B. für das Erkennen des Feindes, der Schußziele und für die Vermeidung von Verwechslungen mit eigenen Truppen. Vor allem muß der Truppenführer, dessen Urteil maßgebend ist, über einen normalen Farbensinn verfügen, mindestens aber über seine etwaige Farbensinnstörung und ihre Auswirkungen unterrichtet sein. Auch die häufige Verwendung bunter Wegezeichen und Karten ist hier zu berücksichtigen. Selbstverständlich ist wie für die im öffentlichen Verkehrswesen Angestellten auch für Kraftwagen- und Straßenbahnführer ungeschmälerter Farbensinn erforderlich.

Man sieht aus diesen Aufzählungen zur Genüge, wie vielseitig und ausschlaggebend die Anforderungen an den Farbensinn im praktischen Leben sind und welche außerordentliche Bedeutung seinen Störungen zukommt. Es ist selbstverständlich, daß man in den erwähnten Fällen nicht stets, wie bei den Verkehrsberufen mit ihren die Allgemeinheit bedrohenden Gefahren, das strikte Verbot auszusprechen braucht, den jeweiligen aus Neigung oder Begabung erwählten Beruf zu ergreifen. Hier genügt es meist, den Anwärter auf die Schwierigkeiten und Nachteile aufmerksam zu machen, die ihm aus seiner Berufswahl erwachsen können und ihn über den Zustand seines Farbensinnes und die Auswirkungen nach allen Seiten hin aufzuklären.

Von viel untergeordneter Bedeutung ist demgegenüber die Frage der praktischen Beurteilung der einzelnen *Formen* der Farbensinnstörungen nach ihrer Art und Schwere. So wichtig vom wissenschaftlichen Standpunkte aus betrachtet im Einzelfall die Feststellung und Zuordnung der jeweils vorliegenden Art und Form der Farbensinnstörung sein mag, so wenig bedeutet sie für die im praktischen Sinne allein maßgebliche Entscheidung: farbentüchtig oder -untüchtig. Etwas anders liegen die Dinge bei den freien Berufen in Kunst, Gewerbe und Wissenschaft. Hier steht die Frage der Ratserteilung im Sinne der Berufsberatung und Berufseignung ja meist an erster Stelle. Es wird daher hier vielfach notwendig sein, ein genaueres Urteil über die Art und Schwere der Farbensinnstörung abzugeben, weil von ihr oft genug die Aussichten auf Vorwärtskommen in dem zu wählenden Berufe abhängig sind.

Nach diesen Klarstellungen über die Notwendigkeit, schon vor der Berufswahl eine Feststellung über den Farbensinn getroffen zu haben, erscheint die Forderung nur berechtigt, die erste Untersuchung unter allen Umständen bereits während oder am Abschluß der Schulzeit vollziehen zu lassen. Wenn irgendwo, so hat gerade hier die heute so viel erörterte Frage der Berufsberatung ihre besondere Berechtigung, um frühzeitig genug aufklärend zu wirken und im gegebenen Falle Fehlleitungen in der Berufswahl nach Möglichkeit zu verhindern.

Die zweite, nach dem Gesagten ebenfalls selbstverständliche Forderung geht dahin, mit diesen Untersuchungen nur Ärzte zu betrauen, die über eine ausreichende Kenntnis vom Wesen und der Bedeutung der Farbensinnstörungen verfügen und vor allem die einschlägigen Untersuchungsmethoden so beherrschen, daß sie imstande sind, aus den Prüfungsergebnissen die richtigen Schlüsse hinsichtlich der praktischen Beurteilung zu ziehen. Dazu gehört allerdings mehr als das heute auf der Hochschule und Klinik meist nur vorübergehend Gelernte und mangels Übung und Erfahrung nur allzu schnell wieder Vergessene. Nur sachverständige und geübte, mit den physikalischen, physiologischen und psychologischen Grundtatsachen vertraute, *selbst farbentüchtige Untersucher* dürfen auf diesem so schwierigen Gebiete Entscheidungen treffen, die von weittragender Bedeutung sowohl für die Allgemeinheit, als auch für den Untersuchten selbst sein können. Je frühzeitiger eine einwandfreie Feststellung über den Farbensinn zur Vermeidung von Fehlleitungen in der Berufswahl getroffen wird, um so seltener werden auch die heute noch so häufig die Behörden beschäftigenden Fälle von *Vortäuschung* eines normalen bzw. gestörten Farbensinnes vorkommen. Daß bei der Vortäuschung (Simulation) einer tatsächlich nicht vorhandenen Farbensinnstörung sowie bei Verheimlichung (Dissimulation) einer bestehenden Farbensinnstörung die Untersuchungsschwierigkeiten sich ins Ungemessene steigern können und daher zu ihrer Entlarvung eine ganz besondere Vorsicht und ein großes Maß von Vorkenntnissen und Erfahrungen erfordern, bedarf keiner besonderen Begründung.

Nicht selten stellt sich die Frage zur Erörterung, ob nicht durch künstliche Mittel eine Wiederherstellung oder wenigstens Besserung des gestörten Farbenempfindens zu erreichen sei. So sehr ein physiologisch vollwertiger Farbensinn einer höheren und verfeinerten Ausbildung im ästhetischen Sinne zugänglich ist, so wenig kann von der Umwandlung einer noch so leichten Farbensinnstörung in den Normalzustand die Rede sein. Sie bleibt als angeborener und vererbbarer Zustand das ganze Leben hindurch unveränderlich bestehen.

Daher sind auch alle Versuche, durch Brillenkonstruktionen mittels Lichtfiltern den Farbenblinden und Farbenschwachen Unterscheidungsmöglichkeiten für das Erkennen der ihnen sonst gleichartig erscheinenden Farben zu verschaffen, praktisch gescheitert. Das gilt, mit der nachfolgenden Einschränkung, auch für das neuerdings hierfür mehrfach empfohlene „*Neophanglas*"[1], dem eine gewisse Steigerung der Farbenunterscheidungsfähigkeit, z. B. bei Nebel, Rauch, Blendung, in der Dämmerung, auf See und im winterlichen Gebirge usw. beim *Normalen* nicht abgesprochen werden kann. Selbstverständlich kommen diese an sich wertvollen Verbesserungen auch dem Farbenuntüchtigen, zumal dem Farbenschwachen, je nachdem mit oder ohne gleichzeitige Korrektion der Sehschärfe, zugute, so daß ihm das Tragen der Neophangläser durchaus empfohlen werden kann. Trotzdem ist mit allem Nachdruck davor zu warnen, diese bessernde, auch die Farbenunterscheidung erleichternde Wirkung einer Aufhebung und Beseitigung der Farbensinnstörung im Sinne eines wirklich normalen Farbenerkennens und -unterscheidens gleich zu setzen.

## Geschichtliches.

Wenn wir die Annahme für berechtigt halten, daß der Mensch von jeher über einen dem heutigen entsprechenden Farbensinn verfügt hat, so können wir überzeugt sein, daß auch Farbensinnstörungen zu allen Zeiten in ganz ähnlicher Weise wie heutzutage vorgekommen sind. Trotzdem sind sie auffallend lange der allgemeinen Aufmerksamkeit entgangen, so daß unsere Kenntnisse von ihnen noch recht jung sind. Sie lassen sich nach den bisherigen Ermittlungen bis auf einen von WILSON kurz erwähnten Fall von totaler Farbenblindheit aus dem Jahre 1684 bei einer jungen Frau mit vollem und sogar in der Dunkelheit auffallend gut leistungsfähigen Sehvermögen nicht über das Jahr 1777 zurückverfolgen. Die damals zuerst bekanntgewordenen Fälle betrafen mehrere Brüder einer Familie in England, deren einer Schuhmacher, ein anderer aber bezeichnenderweise Kapitän eines Handelsschiffes war. Von ersterem wird in einer brieflichen Mitteilung berichtet, es sei ihm von Jugend an als merkwürdig aufgefallen, daß er nicht imstande sei, zumal in einer gewissen Entfernung, reife Kirschen an ihrer Farbe, sondern nur an ihrer Form und an ihrem Sitz vom Grün der Blätter zu unterscheiden, trotzdem in jeder anderen Hinsicht sein Sehvermögen nicht schlechter als das seiner Spielgenossen sei. Eine zweite ähnliche Beobachtung stammt — nur wenige Jahre später — ebenfalls von einem Engländer, der nach seiner Angabe gesättigtes Rot nicht von einem ebensolchen Grün unterscheiden konnte und Rosa mit Hellblau verwechselte.

[1] Degea A.-G. Berlin.

Einige Zeit später erst, im Jahre 1794, erschien, wiederum in England, die erste wissenschaftlich genaue Beschreibung einer Farbensinnstörung, die um so größere Aufmerksamkeit erregte, als es sich um Beobachtungen des Arztes DALTON über seinen eigenen, von dem seiner Mitmenschen stark abweichenden Farbensinn handelte, die er gelegentlich seiner botanischen Studien an Blütenfarben erstmals gemacht hatte. Er beschreibt genau die merkwürdigen, ihm hierbei unterlaufenen Farbenverwechslungen und erwähnt auch, daß er am Sonnenspektrum anstatt der sieben nur drei oder eigentlich gar nur zwei verschiedene Farben, nämlich Gelb und Blau, zu unterscheiden vermochte. „Mein Gelb", so sagt er, „umfaßt das Rot, Orangegelb und Grün der anderen und unterscheidet sich nur in verschiedenen Abstufungen der Helligkeit und Sättigung". Im Gegensatz zu dem bei ihm auffallend starken Kontrast zwischen Gelb und Blau sei der Unterschied zwischen Blau und Purpur sehr gering und nur durch Helligkeits- und Sättigungsverschiedenheiten bedingt. DALTON hielt seinen Defekt für die Folge einer farbigen Veränderung des Glaskörpers und gebot zur genauen Feststellung der Ursache die Untersuchung seiner Augen nach seinem Tode, die auch ausgeführt wurde, aber natürlich ergebnislos blieb. Jedenfalls hat er mit der genauen Beschreibung seines von der Regel abweichenden Farbenempfindens (wahrscheinlich Rotblindheit) und der Feststellung der seine Farbensinnstörung charakterisierenden Verwechslungsfarben als erster den Grund zu einer wissenschaftlichen Erforschung dieser merkwürdigen Abweichung gelegt, die ihm in ähnlicher Weise noch bei einer Anzahl anderer Personen nachzuweisen gelang. Nach ihm wurde daher die Störung kurzerhand *Daltonismus* genannt, eine Bezeichnung, die heute noch in Frankreich gebräuchlich ist, während sie in England selbst, auch in Deutschland alsbald durch den Begriff der *Farbenblindheit* ersetzt wurde.

Die nächsten Veröffentlichungen über Farbenblindheit stammen von keinem Geringeren als GOETHE. Den von ihm als „pathologische Farben" bezeichneten Farbensinnstörungen widmet er in einem „Anhang" seiner physiologischen Farbenlehre ein besonderes Kapitel und führt sie auf Grund seiner an zwei Jenenser Studenten durchgeführten Untersuchungen auf einen Mangel der Blauempfindung zurück, für den er daher den Namen *Akyanoblepsie* (Blaublindheit) vorschlug. Er bemüht sich um die Aufdeckung der dieser „Gesetzwidrigkeit" zugrunde liegenden „Gesetze" und gibt sogar schon eine Untersuchungsmethodik an, die er auf dem heute hierfür noch gültigen Prinzip der Verwechslungsfarben aufbaut. Auch hatte er schon richtig erkannt, „daß sich die Farben für sie (die Farbenblinden) durch kleinere Schattierungen des Helleren, Dunkleren, Schwächeren voneinander abzusondern scheinen", daß die Farbenblinden die Abstufungen von Hell und Dunkel sehr zart empfinden und daß bei ihnen die eine Farbe gleichsam über der anderen zu schweben scheine. Eine Bestätigung seiner Beobachtungen erhielt GOETHE im Jahre 1811 von dem kgl. dänischen Leibarzt Dr. BRANDIS, der in einem Brief an ihn sowohl sich selbst wie auch mehrere andere Mitglieder seiner Familie als mit Akyanoblepsie behaftet bekennt.

GOETHES in erster Linie an die Augenärzte gerichtete Forderung nach Anstellung systematischer Untersuchungen in größerem Maßstabe kommt der mit ihm befreundete Arzt Dr. SEEBECK nach. Er untersuchte im Jahre 1837 eine größere Anzahl Zöglinge einer Berliner Schule, indem er sie aus farbigen Papiermustern, Wollbündeln, Gläsern usw. diejenigen heraussuchen ließ, die ihnen gleichfarbig erschienen. Diese Untersuchungen führten ihn zu der Annahme, zwei verschiedene Gruppen von Farbenblindheit unterscheiden zu müssen, eine vollständige und eine unvollkommene. Er begründet diesen Unterschied mit der von ihnen verschieden angegebenen Länge des sichtbaren Sonnenspektrums. Unter den Rotgrünblinden unterscheidet er bereits solche, welche ein bestimmtes Rot mit einem dunklen Grün verwechseln, wie im Falle DALTONS, von denen, die dasselbe Rot mit einem viel helleren Grün verwechseln. Der ersteren Gruppe schreibt er Blindheit, d. h. Unempfindlichkeit für Rot, der zweiten für Grün zu.

In Übereinstimmung mit DALTON berichtet im Jahre 1816 auch der Engländer Dr. NICKOLS über zwei von ihm untersuchte Rot-Grün-Verwechsler, daß sie im Regenbogen nur die Mischungen gelber und blauer Farben erkannten, doch war JOHN HERSCHEL der erste, der im Jahre 1845 einwandfrei den Zweifarbencharakter der Farbenblinden feststellte, die nur gelbe und blaue Farbtöne in gleicher Weise wie die Farbentüchtigen erkennen und voneinander unterscheiden können. Prof. WILSON bestätigt in seinen „Untersuchungen über Farbenblindheit" (1855) diese Auffassung, gibt als erster eine Statistik der Farbenblinden, deren Häufigkeit beim männlichen Geschlecht er mit 5,6% einschätzt, und erörtert auf Grund umfassender Beobachtungen bereits die Frage, auf welchen Umwegen eine Anzahl Farbenblinder es ermögliche, trotz ihrer Störung oft zu einem relativ richtigen Urteil über die Farbenqualität zu gelangen. Während er noch, im Anschluß an GOETHE und SEEBECK, mit gefärbten Wollbündeln, Papieren, Gläsern usw. arbeitete, schritt zu gleicher Zeit MAXWELL bereits zur Anwendung von *Farbengleichungen*. Er benutzte dazu Scheiben, die verschiedenfarbige Sektoren enthielten und um eine gemeinsame Achse gedreht wurden. Die daraus gesammelten Ergebnisse ermöglichten es ihm, das Gebiet der Farbensinnstörungen weiter auszubauen.

Den bedeutsamsten Antrieb zu weiteren Forschungen gab in der Folge die internationale Einführung farbiger Signale im Eisenbahn- und Schiffsverkehr, nachdem WILSON im Jahre 1885 auf die folgenschweren Irrtümer hingewiesen hatte, zu denen die Verwechslung farbiger Signale seitens farbenblinder Beamter Anlaß geben könnte. Kurz vorher aber hatte schon der schwedische Physiologe HOLMGREN weiteste Kreise der Öffentlichkeit für derartige, die Betriebssicherheit zu Lande und zu Wasser gefährdende Folgen der Farbenblindheit interessiert, veranlaßt durch das folgenschwere Eisenbahnunglück bei *Lagerlunda* im Jahre 1875, für dessen Zustandekommen er falsches Erkennen der Signale durch den farbenblinden Lokomotivführer verantwortlich machen zu können glaubte. Die bisher gebräuchlichen Untersuchungsmethoden baute er wissenschaftlich aus, vervollkommnete sie für praktische Zwecke und setzte die von ihm erfundene Methode der Farbensinnprüfung mit besonders ausgewählten und zusammengestellten farbigen *Wollbündeln* für die Zulassung zum Eisenbahn- und Marinedienst in Schweden durch. Eine Reihe sich häufender Berichte über ähnliche, durch Verwechslung der roten und grünen Schiffssignallichter herbeigeführte Unfälle veranlaßte alsbald die meisten Staaten zur obligatorischen Einführung der HOLMGRENschen Wollprobe, nachdem um die Jahrhundertwende BICKERTON aus Liverpool eine alarmierende Statistik über eine Reihe derartiger Schiffsunfälle veröffentlicht hatte. Aus der neueren Zeit müssen auch in Deutschland eine Anzahl von Eisenbahn- und Schiffskatastrophen auf die Farbenuntüchtigkeit des verantwortlichen Führers zurückgeführt werden. Eine der folgenschwersten ist der Anfang 1900 auf der Unterelbe bei Nienstedten stattgefundene Zusammenstoß zwischen den Personendampfern „*Hansa*" und „*Primus*", wobei 107 Personen ertranken. Nach NAGEL war einer der Schiffsführer anomaler Trichromat.

Neben Holmgren und dem holländischen Physiologen Donders machte sich besonders der englische Lord Rayleigh um die
wissenschaftliche Aufklärung des Wesens der angeborenen Farbensinnstörungen verdient und leitete mit seinen grundlegenden Arbeiten das in der Folgezeit fast unübersehbar gewordene Schrifttum
ein, an dem besonders deutsche Forscher einen hervorragenden
Anteil genommen haben. All diesen Bemühungen ist es zu danken,
daß die Lehre von den Farbensinnstörungen und ihre Beziehungen
zum normalen Farbensinn in den wichtigsten Punkten zu einer
gewissen Übereinstimmung gebracht wurden, und daß wir zur Zeit
über eine Reihe genügend sicherer Methoden zur Prüfung des
Farbensinnes und zum Nachweis seiner Störungen verfügen.

## Die Entwicklung des Farbensinnes.

Die Anschauung, daß die Empfindlichkeit des Auges für buntfarbige Reize, der Farbensinn, ein dem ganzen Menschengeschlecht
angeborenes, ohne Unterschied der Rassen und ihres kulturellen
Standes in gleicher Weise entwickeltes Eigentum ist, wird heute
allgemein anerkannt. Die vor längeren Jahrzehnten mehrfach vertretene Ansicht, der Farbensinn sei eine verhältnismäßig späte,
erst im Laufe der frühgeschichtlichen Zeiten in stufenweiser Entwicklung erworbene Fähigkeit des Menschen, wird angesichts der
sich ständig mehrenden Funde an buntgefärbten Überresten von
Gebrauchs- und Schmuckgegenständen, Steinzeichnungen usw. aus
den allerfrühesten Zeiten mit Recht abgelehnt. Ebensowenig ist
es angängig, aus sprachlichen Unvollkommenheiten und Mängeln
in der Farbenbenennung bei den Kulturvölkern der Antike und
der Jetztzeit sowie bei den primitiven Naturvölkern auf einen
mangelhaft entwickelten Farbensinn in der physiologischen Bedeutung des Wortes schließen zu wollen. Richtig ist nur, daß die
unterschiedlichen Bezeichnungen für die immer schon vorhandenen
buntfarbigen Empfindungen sich erst allmählich entwickelt und
vervollkommnet haben, nachdem im Zuge der kulturellen und
technischen Fortschritte sich die Notwendigkeit einer erschöpfen-
den Kennzeichnung ergeben hatte. Auch das unentwickelte Kind
bringt die physiologischen Grundlagen des Farbensinnes in ab-
geschlossener Entwicklung mit auf die Welt, obschon die Vollkommenheit der Farbenempfindung erst erreicht wird, wenn zu
der optischen Wahrnehmung die sprachliche Unterscheidungs-
möglichkeit unter Mitwirkung des Gedächtnisses hinzugetreten ist.

Dieser schon im frühen Kindesalter erreichte Zustand bleibt das ganze Leben hindurch unverändert bestehen, soweit nicht das Auftreten gewisser krankhafter Zustände im Nervenapparat bzw. im optischen System oder physiologischer Alterserscheinungen (z. B. Gelbfärbung der Linse) vorübergehende oder dauernde Änderungen hervorrufen. Auch das Geschlecht bedingt keinen Unterschied, wennschon der Farbensinn in der psychologischen Bedeutung des Wortes beim Mädchen infolge der frühzeitig beginnenden Beschäftigung mit bunten Gegenständen der Kleidung, des Putzes, beim Spiel usw. zu einer schnelleren Entwicklung und feineren Ausbildung, auch in sprachlicher Hinsicht, gelangt. Demgegenüber gedeiht bei einer großen Anzahl von Menschen, zumal männlichen Geschlechts, der so verstandene Farbensinn mangels Übung, Gewohnheit und Erziehung zu keiner weiteren Ausbildung und Verfeinerung. Bekanntlich kommt ein überaus großer Teil der männlichen Bevölkerung mit einem auffallend geringen Sprachschatz für Farbenbezeichnungen aus und wendet diese noch obendrein ungenau, ja direkt falsch und irreführend an. Doch läßt sich bei solchen als „farbendumm“ zu bezeichnenden Individuen mit geeigneten Prüfungsmitteln ebenso sicher wie bei Farbengeübten nachweisen, daß sie die feinsten Farbenunterschiede richtig erkennen und keinen Farbenverwechslungen unterliegen trotz noch so ungeschickten Verhaltens in sprachlicher Hinsicht.

Wenn auch die Annahme einer Entwicklung des Farbensinns erst innerhalb der geschichtlichen Zeiten abzulehnen ist, so kann doch kaum bezweifelt werden, daß entwicklungsgeschichtlich dem gegenwärtigen Farbensehen ein Zustand vorangegangen ist, in welchem zunächst nur Intensitätsunterschiede der einheitlich empfundenen Lichtenergie wahrgenommen wurden, etwa derart, wie es heutzutage noch bei den total farbenblinden Menschen der Fall ist. Besitzt doch die Netzhaut noch gegenwärtig in ihrem nach außen von der zentralen Sehgrube gelegenen sog. „Stäbchenapparat“ ein Organ, dessen Betätigung jener primitiven Sehweise entspricht, wie sie bei den meisten einfachen Lebewesen fast ausschließlich vorhanden ist. Diesem Zustand einer gänzlich unbunten Empfindungsweise mag sich beim Vormenschen in fortschreitender biologischer Entwicklung ein solcher zweifarbiger Natur angeschlossen haben, bei dem zunächst nur die Gelb- und die Blauqualität mit ihren Übergängen zur unbunten Qualität wahrgenommen wurde, wie es jetzt noch beim Rotgrünblinden der

Fall ist und wie es der Sehweise im mittleren Netzhautgebiet des
Normalen entspricht. Durch den noch später erfolgenden Zutritt
der Rotgrünempfindungen erst wurde die Erweiterung zum vollkommenen Farbensehen erreicht. Verstehen wir aber den Farbensinn in der psychologisch-ästhetischen Bedeutung dieses Begriffes,
der auf die Beurteilung von Farbenwirkungen und Farbenzusammenstellungen in Natur, Kunst und Technik und auf die Wertung
der durch sie hervorgerufenen Gefühle der Lust und Unlust, der
Gemütsstimmung, der Harmonie usw. abzielt, so bestehen für ihn
bekanntermaßen die weitgehendsten Möglichkeiten zu technischer
und künstlerischer Ausbildung und Verfeinerung beim Einzelindi-
viduum. Einer solchen erziehbaren Vervollkommnung können
aber auch Personen teilhaftig werden, die einen physiologisch min-
derwertigen Farbensinn im Sinne einer angeborenen Farbensinnstörung besitzen. Merkwürdig genug drängen sich solche Farbenuntüchtige in gutem Glauben, durch Fleiß, Übung und gesteigerte
Aufmerksamkeit sich eine ebenso gute Kenntnis der Farben an-
eignen zu können wie ihre farbentüchtige Umgebung, vielfach mit
Absicht zu Berufen, die eine besonders häufige, ja verantwortliche
Beschäftigung mit Farben mit sich bringen. Einerlei, ob sie sich
ihres von der Norm abweichenden Farbenempfindens bewußt sind
oder nicht, verstehen sie es, vermöge ihres Fleißes und ihrer Intelligenz, eine ganze Reihe anderweitiger Unterscheidungsmerkmale
und Kennzeichen zum Ersatz ihrer unzulänglichen oder anders-
gearteten Farbenempfindungsweise auszunutzen. Solche Hilfsmittel finden sie vornehmlich in einer besonders verstärkten Beachtung feiner und feinster Helligkeitsunterschiede, für die ihr
Sehorgan ohnehin sehr empfindlich ist; ferner der Sättigungsgrade,
der stofflichen Struktur des Farbträgers, des Glanzes, der Stumpf-
heit usw., alles Dinge, die der Normale angesichts des bei ihm stets
vorherrschenden Eindrucks der Farbtonqualität als nebensächlich
oder unwesentlich mehr oder weniger unbeachtet zu lassen pflegt.
Wenn die Untüchtigen so mit der Zeit tatsächlich lernen, sich mit
Farben immer besser zurechtzufinden und auch in deren Benennung
keine ihrer Umgebung besonders auffallenden Fehler mehr zu
machen, so gelangen sie vielfach selbst zu der Überzeugung, ihr
ursprünglich minderwertiger Farbensinn habe sich infolge ihrer
anhaltenden Beschäftigung und Übung mit Farben wirklich vervollkommnet. Aber dieses auf Umwegen erreichte Unterscheidungs-

vermögen findet im gegebenen Falle, z. B. bei unbekannten Gegenständen, bei geringer Sättigung zumal gleich heller Farbenqualitäten, deren Spektralbereiche eng benachbart sind, seine Grenzen, wo diese Umwege versagen und es zu Fehlurteilen kommen muß. Sind solche Gegenstände obendrein noch in größerer Entfernung und daher unter kleinem Gesichtswinkel bei mangelhafter, wechselnder Beleuchtung und kurzer Beobachtungszeit zu beurteilen, dann beginnen die Schwierigkeiten in Gestalt der Farbenverwechslungen mit ihren unter Umständen verhängnisvollen Folgen, die trotz aller Anstrengung nicht zu überwinden sind und den Untüchtigen in einen geradezu hilflosen Zustand versetzen können. Davon kann man sich nirgends besser überzeugen, als an den mit Farbenmischungen arbeitenden Apparaten (Spektralapparaten, Farbenkreisel, Farbengleichungsapparat, Farblaternen), wo man sieht, wie hier auch der gewandteste Farbenuntüchtige den vom Normalen spielend leicht hergestellten Mischungsgleichungen gegenüber völlig versagt. Er versagt dabei unter Umständen sogar in doppeltem Sinne, indem er einerseits zwei nebeneinander dargebotene, für den Normalen verschiedenfarbige Felder für gleichfarbig erklärt, andererseits zwei dem Farbentüchtigen gleichfarbig erscheinende Lichter für verschiedenfarbig hält. Außerdem können sich zu dieser irrtümlichen Beurteilung der Farbtonqualität noch Abweichungen in der Bewertung der Helligkeitsverhältnisse erschwerend hinzugesellen.

Aus diesem Verhalten erklären sich aber auch die Schwierigkeiten für unsere Beurteilung der wirklichen Art des Farbensehens beim Untüchtigen, da wir Normalen uns in seine Farbenempfindungsweise gar nicht ohne weiteres hineinzuversetzen und sie mit der unsrigen zu vergleichen vermögen. Keinesfalls kann aber die objektiv richtige Anwendung der Farbenbezeichnungen seitens des Untüchtigen beweisend für eine mit dem Normalen übereinstimmende Empfindungsweise sein, da er ja unter dem Zwang des steten Umganges mit Farbentüchtigen die geläufigen Farbenbezeichnungen von Jugend an gedächtnis- und gewohnheitsmäßig in gleicher Weise zu verstehen und zu verwenden gelernt hat wie der Normale.

In diesem Zusammenhange sei noch kurz der zunächst bizarr erscheinenden Tatsache gedacht, daß eine ganze Reihe künstlerisch hochstehender und geschätzter Erzeugnisse der Malkunst von

notorisch farbenuntüchtigen Malern herrührt. Keineswegs braucht
sich an ihren frei geschaffenen Werken ihr andersgeartetes Farbenempfinden ohne weiteres zu offenbaren, eher noch bei nach Vor-
lagen gemalten Kopien, deren Vergleichung dem Sachkenner eine
einigermaßen zutreffende Vorstellung von der Anschauung des
Weltbildes der Farbensinngestörten ermöglicht. Wenn auch der
Künstler sich seines Mangels bewußt ist und ihn, wie z. B. der aus
den „Jugenderinnerungen eines alten Mannes" bekannte Maler
WILHELM VON KÜGELGEN aufs bitterste beklagt, so wäre es doch
verfehlt, derartige Klagen als für die Mehrzahl aller Farbenuntüchtigen gültig vorauszusetzen. Selbst der Rotgrünblinde hat — von
den leichteren Störungen der Anomalen gar nicht zu reden —
mit seinen ihm allein verbliebenen Empfindungen für Gelb und
Blau und ihren vielfältigen Übergängen zu Weiß, Grau und Schwarz
ein genügend reichhaltiges, sein ästhetisches Gefühl vollauf be-
friedigendes, durch disharmonische Mißklänge keineswegs ge-
störtes Weltbild.

### Vorkommen und Häufigkeit der Farbenuntüchtigkeit.

Die angeborenen Störungen des Farbensinnes stellen in ihren
verschiedenen Typen und Abarten jeweils einen Zustand dar, der
als ererbte Eigenschaft das ganze Leben hindurch unveränderlich
bleibt und daher auch nicht durch Übung, Fleiß, Intelligenz im
Sinne einer Besserung zu beeinflussen ist. Bis auf vereinzelte,
praktisch nicht ins Gewicht fallende Ausnahmen betrifft die im
Einzelfalle vorliegende Form der Störung beide Augen gleichmäßig. Ganz besonders charakteristisch ist die unterschiedliche
Verteilung der Häufigkeit auf die beiden Geschlechter. Beim
weiblichen Geschlecht werden Farbensinnstörungen nämlich ganz
außerordentlich viel seltener angetroffen als beim männlichen,
ohne daß für diese Überlegenheit die hier meist sehr frühzeitig beginnende und vielseitige Beschäftigung mit Farben (Kleidung,
Schmuck, Spiel) verantwortlich zu machen wäre. Unter Berücksichtigung der bisher noch recht unvollkommen und lückenhaft
durchgeführten Statistiken scheint nur $^1/_2$ bis allerhöchstens 1%
des weiblichen Bevölkerungsanteils eine angeborene Farbensinnstörung aufzuweisen. Demgegenüber haben die beim männlichen
Geschlecht aus naheliegenden Gründen (Berufseignung) in viel
umfassenderem Maße angestellten Untersuchungen ergeben, daß

durchschnittlich mindestens 10% aller Männer von einer mehr oder
weniger deutlichen Farbensinnstörung betroffen sind. Demnach
kämen auf etwa 10 männliche Individuen bereits ein Farbenuntüchtiger, und das Verhältnis zwischen den beiden Geschlechtern
wäre etwa auf 1 : 15 zu veranschlagen. An diesen Gesamtzahlen
beteiligen sich, wie wir noch sehen werden, die einzelnen Typen
und Formen der Störungen in ganz verschiedenem Ausmaß.

Unterschiede in der Verteilung der Farbensinnstörungen auf
die verschiedenen Bevölkerungsschichten und Beschäftigungsarten
bestehen nicht, soweit nicht bei letzteren bereits eine mehr oder
weniger gründliche Auslese stattgefunden hat. Auch durch Rassen-
zugehörigkeit bedingte Unterschiedlichkeiten haben sich bisher
nicht sicher nachweisen lassen trotz früher behaupteter, statistisch
aber nicht erwiesener stärkerer Beteiligung der jüdischen Rasse.
Ebensowenig dürfte die Annahme eines selteneren Vorkommens
bei den Naturvölkern zutreffen. Doch fehlt es hier noch an genügend umfangreichen und verläßlichen Statistiken.

### Erblichkeit der angeborenen Farbensinnstörungen.

Die Kenntnis von der Erblichkeit der Farbensinnstörungen ist
so alt wie die Kenntnis von ihrem Vorkommen überhaupt. Gleich
die ersten in England im Jahre 1777 bekanntgewordenen Fälle
betrafen drei Brüder. Auch GOETHE spricht in seiner Farbenlehre
von einer „Abweichung, die sich auf mehrere Familienmitglieder
erstreckt". In der Folgezeit häuften sich die Beobachtungen über
ihre erbliche Übertragung derart, daß man auch die besondere
Gesetzmäßigkeit der Vererbung festzustellen vermochte. Die erste
genauere Beschreibung des Vererbungstypus auf Grund eingehender Stammbaumforschungen rührt von dem schweizerischen Oph-
thalmologen HORNER (1876) her. Die nach ihm benannte HORNER-
sche *Regel* stellte fest, daß die Söhne von Töchtern, deren Väter
farbenblind waren, ebenfalls, wenn auch nicht ausnahmslos,
farbenblind seien. Es vererbe sich demnach die Farbenblindheit
nach dem geschlechtsgebundenen Rückfalltypus vom Großvater
auf den Enkel mütterlicherseits. Die spätere Anerkennung der
damals noch nicht allgemein bekanntgewordenen MENDELschen
Vererbungsgesetze führte zu einer weitgehenden Klärung des Erb-
ganges der Farbensinnstörungen und bestätigte die Annahme des
rezessiv-geschlechtsgebundenen Vererbungstypus ähnlich wie bei

der Übertragung der Bluterkrankheit (Hämophilie), die ebenfalls stets von den selbst nicht manifest erkrankenden Frauen als *Konduktorinnen*, d. h. Träger verborgener Erbanlagen, übertragen wird. Dieser an das sog. X-Chromosom gebundene Vererbungstypus gilt grundsätzlich — trotz gewisser, noch nicht ganz aufgeklärter Ausnahmen — für jede der verschiedenen Typen der Farbensinnstörungen mit alleiniger Ausnahme der sog. totalen Farbenblindheit (s. S. 97), so daß wahrscheinlich jeder dieser Formen ein besonderer Erblichkeitsfaktor zukommt, wobei die leichteren Formen über die schwereren dominant bleiben. Immerhin kann eine Durchbrechung des Gesetzes der getrennten Vererbung der jeweils vorliegenden Form in solchen Fällen erfolgen, wo die phänotypisch farbentüchtige Mutter zufällig Erbträgerin von Genen *verschiedener* Farbenblindheitsformen ist.

Erwähnt sei noch, daß bei Konduktorinnen gelegentlich ein nicht ganz normaler Farbensinn festzustellen war. Daß dem hohen Prozentsatz der männlichen Farbenuntüchtigen auch eine viel größere, bisher zweifellos unterschätzte Häufigkeit der äußerlich normal erscheinenden Konduktorinnen entsprechen muß, liegt auf der Hand. Unter Berücksichtigung dieses Umstandes wird man mit der Möglichkeit rechnen dürfen, daß in regionalen Bezirken, wo Verwandtenehen besonders häufig sind, mit der Zeit auch eine statistisch erfaßbare Zunahme der manifesten Farbensinnstörungen, nicht nur beim männlichen Geschlecht sich ergeben kann.

### Der normale Farbensinn.

Das Verständnis für die Erkennung und Beurteilung des normalen Farbensinnes und seiner Störungen wird wesentlich erleichtert, wenn man ihn nicht nur, wie das früher der Fall war, vom physikalischen und physiologischen Standpunkte aus betrachtet, sondern als weitere Grundlage auch die einschlägigen Tatbestände und Gesetzmäßigkeiten der Psychologie mit heranzieht. Infolge der Subjektivität aller Sinnesqualitäten können wir vom psychologischen Standpunkte aus als einen Menschen mit regelrechtem Farbenempfinden nur einen solchen bezeichnen, bei dem die Verhältnisse und Beziehungen zwischen den von ihm empfundenen Licht- und Farbenqualitäten im wesentlichen mit den von der Mehrzahl aller Individuen wahrgenommenen übereinstimmen. Lassen aber Handlungen, Äußerungen oder Feststellungen experimenteller Art auf Grund entsprechender Untersuchungen darauf schließen, daß mehr oder weniger deutliche Abweichungen vom normalen Farbenempfinden bestehen, dann sprechen wir von einer *Störung*, einer *Anomalie* des Farbensinnes, einerlei, ob es sich hierbei, wie zu allermeist, um einen auf angeborener, vererbter Grundlage beruhenden, zeitlebens unverändert bleibenden Zustand physiologischer oder um einen krankhaften Zustand pathologischer Natur handelt. Immer aber und überall beherrschen dieselben Gesetzmäßigkeiten psychologischer Natur, die dem regelmäßigen Farbenempfinden zugrunde liegen, auch das regelwidrige Farbensehen der Untüchtigen, so verschiedenartige Abweichungen von der Norm sich im jeweiligen Einzelfall geltend machen mögen.

Die vom Auge wahrgenommenen Dinge der Außenwelt, die „*Sehdinge*", empfinden wir als eine Mannigfaltigkeit räumlich ausgedehnter Gebilde, die ein flächenhaftes Gebiet von bestimmter Begrenzung völlig ausfüllen. Dieses „*Gesichtsfeld*" erscheint uns, wenn wir uns bemühen, die Körperlichkeit der Sehdinge außer acht zu lassen, als eine ungeordnete Mannigfaltigkeit verschiedenartigster Farbenflecke, welche nebeneinander das Gesichtsfeld erfüllen, und deren Begrenzung wir als „*Form*" bezeichnen. Bei solch unbefangener, von allem „*Wissen um die Dinge*" losgelöster Betrachtung sind demnach die *Farben* das erste und unmittelbarste Ergebnis des Vorganges, den wir „*Sehen*" nennen. Die *Farben* sind daher mit vollem Rechte als die Urelemente unserer gesamten visuellen Erfahrungen anzusprechen.

Vermittelt wird uns der Inhalt der äußeren Erscheinungswelt durch den dioptrischen Apparat des Auges als erstes Organ der Sehsinnesempfindung. Maßgebend beteiligt sind aber an dem Vorgang des Sehens weiterhin die nach Umwandlung der Lichtenergie — innerhalb der sensorischen Endigungen des ersten Neurons, der Sehzellen der Netzhaut — ausgelösten spezifischen Erregungen der zur Gehirnrinde ausstrahlenden Nervenelemente der Sehbahn, während die letzte Umwandlung der weitergeleiteten Energie im Zentralorgan der Großhirnrinde, im *Sehzentrum* erfolgt. Hier, wo die differenzierten Gesichtsempfindungen unter Verknüpfung mit den hier bereits angesammelten Erfahrungs- und Erinnerungsspuren zum Bewußtsein kommen, werden die bisherigen Vorgänge physiologischer Art durch solche psychischer Natur abgelöst. Dadurch kommt erst das bewußte Sehen und

Erkennen der Dinge der Außenwelt in ihrem farbigen Gewande zustande.

Die Farbe ist demnach nicht eine Eigenschaft der Gegenstände usw., der „Sehdinge" selbst, auch nicht der von ihnen ausgehenden Strahlungen noch der von ihnen hervorgerufenen Erregungen im Innern des Auges und der zentralwärts sich anschließenden Sehbahnen, sondern der Bewußtseinsinhalt einer bestimmten Qualität, also ein *seelisches Erlebnis.* Und als solches ist es nicht, wie die physikalische Lichtenergie, der Messung, sondern nur der Beobachtung und vergleichenden Beschreibung und Zuordnung zugänglich. Daher ist auch die gesamte Farbenlehre als Lehre von den Farbenempfindungen eine *psychologische* Wissenschaft. Ihr untergeordnet sind als Hilfswissenschaften:

1. die *physikalische Farbenlehre* zur Bestimmung der lichtenergetischen Bedingungen und Vorgänge, durch deren Betätigung am Sehorgan erst die Empfindung der Farbe hervorgerufen wird.

2. die *chemische Farbenlehre* zur Bestimmung der chemischen Natur derjenigen Stoffe, welche infolge des Durchlassens bzw. Verschluckens bestimmter Schwingungsgebiete besondere Farbwirkungen hervorrufen und im Sinne solcher Wirkungen als *Farbstoffe* (Pigmente) Verwendung finden.

3. die *physiologische Farbenlehre* zur Kennzeichnung und Erklärung der Vorgänge im Sinnesapparat und in den zum Zentralorgan hinleitenden Nervenelementen, die stattfinden müssen, damit das seelische Erlebnis: „*Farbe*" = *Farbenempfindung* entstehen kann.

Daraus, daß das Wort „Farbe" für jedes dieser drei Teilgebiete einen grundverschiedenen Begriff darstellt, erklärt sich der ungenaue, oft genug mißverständliche, ja widerspruchsvolle Gebrauch dieses Wortes, mit welchem in dem einen Fall ein Farbstoff, im anderen die strahlende Energie des Lichtes, im dritten Fall seine Wellenlängen verstanden werden, während es doch eigentlich nur der bewußten Sinnesempfindung, eben der Farbenwahrnehmung vorbehalten bleiben sollte.

Bekanntlich lassen sich an den Farben des gewöhnlichen Lebens, den Körper-, Gegenstands-, Flächenfarben außer deren drei stets und überall wiederkehrenden Unterscheidungsmerkmalen, den sog. Hauptattributen: *Farbton, Helligkeit* und *Sättigung* bzw.

*Reinheit*, noch eine Reihe anderer sog. *Erscheinungsweisen* feststellen. Die Farbe kann als Flächenfarbe, als Oberflächenfarbe an den körperlichen Gegenständen, als mehr oder weniger durchsichtige Raumfarbe erscheinen; sie kann glänzen, schillern, leuchten, glühen usw. Trotzdem läßt sich aber jede solcher Farbenerscheinungen unter geeigneten Versuchsanordnungen so darbieten, daß sie in ihrer Wirkung auf die Empfindung einer der gewohnten Oberflächen -oder Körperfarben zugeordnet werden kann.

Jede farbige Erscheinung beziehen wir unbewußt auf die äußere *Beleuchtung*, unter der sie zustande kommt, und in bezug auf diese Beleuchtung beurteilen und benennen wir sie. Trotz stetig wechselnder Stärke dieser Beleuchtung, deren letzte Quelle das Sonnenlicht ist, hat die „Lichtstärke" dennoch innerhalb weiter Grenzen keinen wesentlichen Einfluß auf die Beschaffenheit der Gesichtsempfindungen. Es ist dies eine Folge von gewissen physiologischen Einrichtungen unseres Sehorganes, die auf der biologischen Notwendigkeit beruhen, nicht die *Farben*, sondern die *Dinge* der Außenwelt zu erkennen und zu unterscheiden, auch wenn die bestehenden Beleuchtungsverhältnisse innerhalb weiter Grenzen sich ändern (HERINGS „angenäherte Konstanz der Sehdinge"). Andrerseits läßt sich durch eine Reihe psychophysischer Beobachtungen und Versuche nachweisen, daß z. B. ein und dasselbe farblose, unbunte Licht von unveränderter Stärke je nach den Verhältnissen, unter denen es erscheint, als Weiß, Schwarz oder als ein verschieden helles Grau empfunden wird. Hierfür verantwortlich ist der Umstand, daß wir das ins Auge dringende Licht niemals unmittelbar, sondern stets im Verhältnis zu anderen, gleichzeitig in demselben Gesichtsfeld auftretenden Lichtern, also auf anderes Licht bezogen, beurteilen. Führt das unter solcher Bezugnahme zustande gekommene Urteil zu der Annahme, daß von dem auffallenden Lichte nur ein kleiner Teil zurückgeworfen wird, so empfinden wir die betreffende Stelle als schwarz; führt es zur entgegengesetzten Annahme, so erscheint sie uns als weiß, und bei Annahme eines mittleren Bruchteils als grau in seinen verschiedenen Helligkeiten. Das Zustandekommen einer derartigen, gar nicht selten zu Täuschungen Anlaß gebenden Beurteilung beruht auf der inneren (psychologischen) Zuordnung, durch welche wir statt der absoluten Lichtstärke und ihrer Zusammensetzung aus Strahlen bestimmter Wellenlänge die Veränderungen empfinden, die das auffallende weiße Licht vermöge der optischen Beeinflussung durch die Oberfläche der gesehenen Körper erfährt.

Im Sinne solcher Zuordnungen sind wir gewohnt, die Farbe
vieler Außendinge so zu beurteilen, wie wir sie erinnerungsmäßig
als häufigstes Erlebnis empfunden haben, so daß sie, z. B. diejenige
des weißen Schnees, zu einer festen Eigenschaft des jeweiligen Erinnerungsbildes geworden ist.  Es geht uns ja beim Sehakt viel
weniger um die Beurteilung der *Farbe*, sondern wir verwerten sie
nur als Zeichen, an denen wir die *Dinge* wiedererkennen.  Deshalb
schreiben wir diesen von HERING als „*Gedächtnisfarben*" bezeichneten Erscheinungen eine von unserem Auge unabhängige und
unveränderliche Wirklichkeit zu und unterscheiden sie, natürlich
zu Unrecht, von den *zufälligen* Farben, in denen dieselben Dinge
z. B. unter anderen Umständen, vor allem bei andersartiger Beleuchtung erscheinen.  Schalten wir aber, unter Benutzung passender Versuchsanordnungen, dieses unser „Wissen um die Dinge"
aus, so können wir sie, losgelöst von der Gedächtnisfarbe, in ihrer
durch die jeweilige Beleuchtung hervorgerufenen Farbe erscheinen
lassen; z. B. den vom roten Licht beleuchteten Schnee als rot.

Wenn wir so sehen, daß unsere Farbenempfindungen nicht einfach vom äußeren Reiz aus bestimmbar sind, so ergibt sich daraus
die Notwendigkeit, die Qualitäten der Empfindung in möglichst
eindeutiger, von Nebenbedingungen unbeeinflußter Weise den
Reizen zuzuordnen.

Der Vollständigkeit halber sei noch erwähnt, daß Farbenerscheinungen außer durch den Reiz der strahlenden Lichtenergie
auch gelegentlich noch durch eine Reihe andersartiger äußerer oder
innerer Reize physikalischer, chemisch-physiologischer Natur vorübergehend hervorgerufen werden können.  Hierher gehören z. B.
die durch Druck, Stoß oder Schlag gegen das Auge, durch den elektrischen Strom, durch chemische, in der Blutbahn kreisende Stoffe,
wie das Gelbsehen bei der Santoninvergiftung hervorgerufenen, die
halluzinatorisch auftretenden Farbenerscheinungen, die Traumfarben, das „Farbenhören" (audition colorée), wenn neben einer
Gehörsempfindung zwangsläufig die Vorstellung einer Farbe auftritt.

In diesem Zusammenhang sind noch einige Einflüsse physikalischer Natur zu erwähnen, welche ein bestimmtes, von ihnen abhängiges psychophysisches Verhalten des Sehorgans den Farben

gegenüber zur Folge haben. Das Auge hat die Fähigkeit, sich der
innerhalb weitester Grenzen wechselnden Stärke der äußeren Beleuchtung ebenso weitgehend anzupassen, um nicht nur bei mittlerer Lichtstärke, sondern auch trotz herabgesetzter oder erhöhter
Beleuchtung die Dinge der Außenwelt in möglichst gleichbleibender
Schärfe zu erkennen. Bei zunehmender Beleuchtung findet nach
verhältnismäßig kurzer Zeit die sog. *Helladaptation*, bei abnehmender die *Dunkeladaptation* statt. Daher findet das gewöhnliche
Tagessehen im Zustande der Hellanpassung statt, die Dunkelanpassung bei den Übergängen vom Tageslicht über das Dämme-
rungslicht bis zur völligen Finsternis. Bei plötzlich stärker werden-
der Helligkeit tritt die Hellanpassung erst nach Überwindung eines
anfänglichen Gefühls der Blendung ein. Die Lichtempfindlichkeit
des dunkeladaptierten Auges übertrifft diejenige des helladaptier-
ten um ein Vielfaches, büßt aber dagegen die Farbenempfindlichkeit ein. Bereits im Zustand des Dämmerungssehens ist das Vermögen der Farbenunterscheidung erloschen und die Gegenstände
der Außenwelt erscheinen uns nur in einem helleren oder dunkleren
Grau, ebenso wie auch das farbige Spektrum bei herabgesetzter
Lichtstärke als ein grauweißgraues Band mit gleichmäßig abgestufter Helligkeitsverteilung gesehen wird. Hierbei findet nicht
nur eine Verschiebung der hellsten Spektralstelle im Gelb von
589 m$\mu$ zum Grün hin bei Wellenlänge 529 m$\mu$ statt, sondern es
erfährt das ganze Spektralband eine nicht unerhebliche Verkürzung
seines roten Endes bei 670 m$\mu$, während das violette Ende unverändert bleibt. Ein ähnliches Verhalten macht sich beim Übergang vom Tages- zum Dämmerungssehen beim Betrachten der
farbigen Gegenstände der Außenwelt geltend. Auch hier tritt eine
Helligkeitsänderung ein derart, daß die roten Farbtöne dem jetzt
dunkeladaptierten Auge zunehmend dunker erscheinen, während
die blauen an Helligkeit etwas zunehmen (PURKINJEsches *Phänomen*).

Beim Tagessehen erleiden die bunten wie die unbunten Farbenerscheinungen gewisse Änderungen gesetzmäßiger Art, die sich
unter dem Einfluß der sog. *Kontrastwirkungen* geltend machen.
Sie sind abhängig von dem örtlichen Nebeneinander- und dem
zeitlichen Hintereinanderauftreten der Farben. Die kontrastive
Beeinflussung äußert sich als *Simultankontrast*, wenn die sich
gegenseitig beeinflussenden Farbenflächen im Gesichtsfeld gleich-

zeitig nebeneinander erscheinen und sich hierdurch in ihrer Farbenwirkung, zumal an ihren Begrenzungslinien, verstärken oder wenn, wie z. B. beim sog. *Florkontrast* und bei den „*farbigen Schatten*", die Empfindung der Gegenfarbe hervorgerufen wird.

Von *sukzessiven* Kontrastwirkungen sprechen wir, wenn derselbe Netzhautbereich *nach*einander von verschiedenartigen Farbenreizen getroffen wird. Dabei ist die *induzierende* Farbe diejenige, welche die Veränderung hervorruft, die *induzierte* aber die, welche selbst verändert oder verstärkt oder auf einer unbunten Fläche erst erzeugt wird. Hierher gehören auch die sog. *farbigen Nachbilderscheinungen* positiver oder negativer Art, welch letztere sich als Folge von Sukzessivkontrastwirkung wie Gegenfarben verhalten, sowie das *farbige Abklingen* der Nachbilder.

Schließlich sei noch erwähnt, daß die Farbenerscheinungen unter dem Einfluß länger dauernder, mit einer gewissen Ermüdung einhergehenden Fixation einer Veränderlichkeit in dem Sinne unterliegen, daß sie zunehmend abblassen, ungesättigter werden und sich dem neutralen Grau nähern. Auch bei Entfernung der Gegenstände in größere Sichtweiten erscheinen die Farben in geringerer Sättigung und Reinheit und nähern sich dem neutralen Grau, indem Weiß zunehmend dunkler, Schwarz heller erscheint.

Aus allem geht hervor, daß unser Farbenempfinden auch unter sonst normalen Verhältnissen keineswegs stets gleichmäßig und unveränderlich ist, sondern durch gewisse äußere Umstände, wie Beleuchtung, Raum, Entfernung, Zeit und Dauer der Einwirkung, sowie innere Zustände, wie Stimmung, Adaptation, Ermüdung, Giftwirkungen, Kontraste verändert werden kann.

### Systematik der Farbenempfindungen. „Der Farbenkörper."

Das Sonnenlicht, die Grundempfindung alles Sehens, wird als ein Gemenge von allen möglichen Schwingungsarten der strahlenden Energie in bestimmtem Verhältnis als *weiß* empfunden und je nach seiner Intensität in den verschiedensten Abstufungen zwischen Hell und Dunkel bzw. Weiß und Schwarz wahrgenommen. Das einzige Unterscheidungsmerkmal dieser farblosen Gesichtsempfindung ist die Verschiedenheit der *Helligkeit*, die zwischen den beiden Endgliedern Weiß als hellstem und Schwarz als dunkelstem Glied in einer stetig verlaufenden graden Reihe mit eben merklichen Übergängen in Gestalt der verschieden hellen Graustufen verläuft und in dieser Weise als „*Helligkeitsreihe*" sinnbildlich dargestellt werden kann.

Das durch den Stäbchenapparat der Netzhautperipherie vermittelte Sehen betätigt sich ausschließlich in dieser farblosen, unbunten Empfindungsweise. Sie erstreckt sich aber in ganz seltenen Ausnahmefällen auf den ganzen lichtempfindlichen Netzhautbereich, also bis zur Netzhautmitte hin, wo normalerweise das Buntfarbenempfinden am vollkommensten ist. In solchen Fällen sprechen wir vom Zustand der *totalen Farbenblindheit* und bezeichnen die mit ihm behafteten Individuen als *Totalfarbenblinde*. Ihre Sehweise stellt einen zwar rudimentären, aber doch einheitlich geschlossenen, für sich allein bestehenden Empfindungskomplex dar, dessen Einfachheit es nahelegt, ihn zum grundlegenden Ausgangspunkt für die Ordnung und Systematisierung auch der so unendlich viel mannigfaltiger differenzierten Buntfarbenempfindungen zu machen.

Die Gesamtheit aller Buntfarbenempfindungen stellt eine Mannigfaltigkeit dar, deren gemeinsame Merkmale die verschiedene *Farbtonqualität*, die *Helligkeit* und die *Sättigung* bzw. *Reinheit* sind. Die Qualitätsverschiedenheit aller dieser Buntfarben läßt sich nach dem Prinzip der größten Ähnlichkeit in Gestalt einer in sich zurücklaufenden Reihe ohne bestimmtes Anfangs- und Endglied ordnen. In dieser am einfachsten in Kreisform versinnbildlichten Kurve unterscheidet sich jedes Glied von dem vorhergehenden und folgenden durch eine, wenn auch noch so geringe Änderung in der Buntfarbenqualität. Wählen wir zu dieser Ordnung die uns am reinsten bzw. gesättigsten erscheinenden Farbtöne, so bemerken wir an ihnen außer der Buntfarbenverschiedenheit noch eine Unterschiedlichkeit ihrer *Helligkeit*. Dieses zweite, viel weniger aufdringliche Unterscheidungsmerkmal macht sich in ebenfalls stufenweise erfolgenden Änderungen der Helligkeit ähnlich wie in der Weiß-Grau-Schwarz-Reihe geltend, wo sie das einzige Verschiedenheitsmerkmal innerhalb der gleichbleibenden Qualität: Farblos = Unbunt bildeten. Als hellstes Glied erscheint das Reingelb, als dunkelstes das ihm diametral gegenüberliegende Reinblau. Bei diesen beiden Gliedern findet demnach eine Umkehrung in der sonst stetig und einseitig verlaufenden Helligkeitszu- bzw. -abnahme statt. Infolgedessen sind alle Helligkeitsstufen zwischen Gelb und Blau im reinen Farbenkreis zweimal vertreten, aber stets an einen bestimmten Buntfarbton gebunden. Nur das Gegenfarbenpaar Reinrot und Reingrün weist gleiche Helligkeit auf, so daß bei ihm lediglich die Unterschiedlichkeit der Buntfarbenqualität besteht. Der Durchmesser des Rotgrün-Gegenfarbenpaares schneidet sich im rechten Winkel mit demjenigen des Gelbblau-Paares. Zwischen diesen vier gleich abständigen *Urfarbenpaaren* Gelbblau und Rotgrün ordnen sich alle Zwischenfarben nach ihrer Farbton- und Helligkeitsverschiedenheit in stufenförmiger Aufeinanderfolge ein (*Reinfarbenkreis*). Da nach den Farbenmischungsgesetzen die gleichanteilige Mischung der Gegenfarben nicht wie alle übrigen eine im Farbenkreise zwischen ihnen liegende bunte, sondern stets eine unbunte graue Farbe, und zwar von der gleichen mittleren Helligkeit ergeben, so kann die symbolische Abbildung dieses Graues nur in den Kreismittelpunkt verlegt werden. Von hier aus lassen sich die einzelnen Radien der Kreisfläche mit den verschieden anteiligen Gegenfarbenmischungen ausgefüllt vorstellen, deren Qualitätsverschiedenheiten innerhalb des gleichen Farbtons neben der Helligkeitsverschiedenheit durch die Unterschiedlichkeit der *Sättigung* bzw. *Reinheit* bedingt sind. Innerhalb dieser nach zu- bzw. abnehmender Reinheit geordneten Farbenkreisfläche ist die Sättigung als das Verhältnis eines beliebigen reinfarbigen Anteils zum unbunten Anteil eines Graues von bestimmter mittlerer Helligkeit oder kurz als das Verhältnis zwischen dem bunten und dem unbunten Anteil zu bestimmen. Selbstverständlich hat diese Begriffsbestimmung auch für den unbunten Anteil eines jeden anderen zwischen Weiß und Schwarz nach Helligkeiten geordnet liegenden Graues Geltung. Die Fülle aller dieser Sättigungsreihen läßt sich in der Weise einer sinnbildlich darstellbaren Ordnung unterwerfen, daß man die Graureihe in den Mittelpunkt der Kreisfläche senkrecht zu ihr stellt und die Kreisfläche um 45° um den Rot-Grün-Durchmesser neigt. Dadurch rücken sowohl der Gelb- wie der Blaupunkt in die Höhe des jeweiligen ihrer Helligkeit entsprechenden Graupunktes, und es wird dergestalt neben der Ordnung der Buntqualitäten und deren Sättigungsreihen auch noch eine solche der Helligkeiten erzielt. Es ergibt sich so eine körperliche Darstellung der gesamten Farbenwelt in Gestalt eines senkrecht stehenden Doppelkegels mit der oberen Spitze Weiß, der unteren Spitze Schwarz, mit den reinen gesättigten Buntfarben auf der Peripherie der schräg stehenden, zu einer Ellipse ausgezogenen Kegelgrundfläche, während alle mehr oder weniger ungesättigten trüben Farben nach Farbton, Helligkeit und Reinheit reihenweise geordnet das Innere des Gebildes anfüllen (*Farbenkörper*). Durch den Doppelkegel gelegte Horizontalschnitte decken Flächen in für alle Farben übereinstimmenden Helligkeiten zwischen Weiß und Schwarz auf. Durch Zylinderschnitte erhält man alle Farben gleicher Sättigung. Schnitte in Ebenen, die durch die Grauachse gehen, eröffnen rautenförmige Flächen, die aus je zwei in der Weiß-Schwarz-Reihe aneinander grenzenden Gegenfarbendreiecken stets gleichen Inhalts, aber wechselnder Gestalt bestehen. Ein solcher durch den Gelb- und den Blaupunkt gehender Vertikalschnitt veranschaulicht das reduzierte Farbensystem des Rotgrünblinden. Der rechtwinklig hierzu durch den Rot- und den Grünpunkt geführte Schnitt offenbart die Farbenempfindungswelt des Gelbblaublinden. Die Kegelachse versinnbildlicht die Empfindungen des Totalfarbenblinden. Die durch diese Konstruktion erreichte systematische Zuordnung bestätigt den Fundamentalsatz der Farbenlehre, daß zur Unterscheidung und Kennzeichnung aller überhaupt vorkommender Farbenerscheinungen unbunter wie bunter Natur die drei Hauptmerkmale: *Farbton, Helligkeit, Reinheit* bzw. *Sättigung* als letzte, einfachste, immer und überall wiederkehrende Urelemente notwendig, aber auch zureichend sind, einerlei, welche sonstigen Eigenschaften sekundärer Natur, wie z. B. Glanz, Durchsichtigkeit, Räumlichkeit und anderes mehr wir an ihnen außerdem noch festzustellen vermögen.

### Die Gesetzlichkeiten der spektralen Lichtmischungsverhältnisse.

Während HERING auf den der Konstruktion des Farbenkörpers zugrunde gelegten Urfarben Gelb, Blau, Rot, Grün neben Weiß und Schwarz seine Gegenfarbentheorie (s. S. 75) aufgebaut hat, glaubte HELMHOLTZ, von den Gesetzlichkeiten der spektralen Lichtmischungsverhältnisse ausgehend und diese auf die Körperfarben übertragend, den drei Spektralfarbenqualitäten Rot, Grün und Violett (bzw. Blau) eine Sonderstellung zusprechen zu müssen, weil es sich ihm als möglich erwies, durch eine passend abgestufte Mischung von nur drei diesen Farben entsprechenden verschiedenen homogenen Lichtern alle überhaupt im Spektrum vorkommenden Farbenerscheinungen auszulösen, sowohl hinsichtlich des Farbtons als auch der Helligkeit und der Sättigung. Trotz der großen Bedeutung, die diesen Ergebnissen der Lichtmischung, also rein experimentellen Tatsachen, als Grundlage für das Verständnis und die Charakterisierung des von der Regel abweichenden Farbenempfindungsvermögens und weiter für die Einteilung und Abgrenzung der verschiedenen Formen der Farbensinnstörungen sowie ihre Untersuchung zukommt, so hat doch das Farbensehen selbst als ein psychologisches Phänomen nicht das geringste mit diesen drei Lichtmischungskomponenten zu tun, denn diese beziehen sich ausschließlich auf die Lichtreize, durch welche die verschiedenen Farbenempfindungen hervorgerufen werden, nicht aber auf die Empfindungen selbst. Sie gehören daher in das Gebiet der physikalischen Farbenlehre. Es muß überhaupt in dem Zusammenhang, in dem diese Dinge hier zu betrachten sind, immer wieder auf den grundsätzlichen Unterschied zwischen den Körperfarben und den Spektrallichtern hingewiesen werden. Solange nicht die grundsätzliche Frage gelöst ist, wie aus dem ungeschlossenen Band der Spektralfarben der geschlossene Ring der Körperfarben entsteht und solange noch nicht eine eindeutig feste Zuordnung zwischen Reiz und Empfindung, um die sich all die vielen bisher aufgestellten Farbensinntheorien vergeblich bemühen, hergestellt ist, dürfen auch die homogenen Spektrallichter nicht als das Urphänomen der Farbe überhaupt angesehen werden. Da uns in der Natur ausschließlich Körperfarben entgegentreten und so gut wie nie Spektralfarben (auch die Farben des Regenbogens sind von Homogenität weit entfernt), so haben die Spektralfarben weder eine genetische Wirkung gehabt, noch haben sie eine praktische Bedeutung. Maßgebend für die Beurteilung des Farbenempfindens kann letzten Endes nur das Verhalten zu den Körperfarben sein, und auch die an sich sehr wertvollen und aufschlußreichen Ergebnisse, zu denen die Mischungsgesetze spektraler Lichter geführt haben, sind nur in beschränktem Bereich zur Beurteilung unserer gesamten, an Körperfarben gewonnenen visuellen Erfahrungen verwendbar.

Da das Sonnenlicht die Grundempfindung des gesamten Sehens darstellt, indem alle Gesichtserscheinungen, soweit sie überhaupt von der Natur der Beleuchtung abhängen, in letzter Instanz auf das Sonnenlicht zurückzuführen sind, muß es auch als eine Norm für die gesamte Farbenlehre betrachtet und behandelt werden. So einheitlich es als sog. „weißes" Licht empfunden wird, so stellt es dennoch, rein physikalisch betrachtet, ein Gemenge der Gesamtheit der wirksamen Lichtstrahlen dar, die durch wellenförmig verlaufende Schwingungen elektromagnetischer Natur zustande kommen. Diese Schwingungen der strahlenden Energie vollziehen sich in bestimmten, voneinander verschiedenen Geschwindigkeiten. Durch die spektrale Zerlegung, z. B. mittels des Prismas, wird der von einer beliebigen Lichtquelle ausgehende Strahl beim Passieren durch das Prisma aus seiner bisherigen gradlinigen Verlaufsrichtung in verschieden starkem Maße abgelenkt und infolgedessen gleichzeitig fächerartig zerlegt. Die Verschiedenheit der sichtbaren Wellenlängen, deren Werte durchschnittlich 397—760 millionstel Millimeter ($m\mu$) betragen, hat zur Folge, daß die langwelligen Strahlen am wenigsten, die kurzwelligen am stärksten von ihrer bisherigen Verlaufsrichtung abgelenkt werden. Jedes aus dieser prismatischen Zerlegung hervorgehende einfache, d. h. nicht weiter zerlegbare Lichtbündel löst einen dem Maße seiner Wellenlänge entsprechenden und bei mittlerer Beleuchtung stets gleichbleibenden Reiz im Auge aus, der eine ebenso gleichmäßig wiederkehrende Buntfarbenempfindung im Zentralorgan zur Folge hat. Von diesen als „homogen" bezeichneten Strahlen erzeugen die am wenigsten abgelenkten langwelligen die Empfindung Rot, die am meisten abgelenkten kurzwelligen die Empfindung Violett. Auf Grund dieser festen Beziehungen, die zwischen dem subjektiv psychischen Farbenempfinden und den objektiv feststellbaren physikalischen Massen der Wellenlängen bestehen, pflegt man die langwelligen Strahlen einfach als rote, die kurzwelligen als violette zu bezeichnen. Zwischen ihnen liegen in dem durch sie begrenzten „Spektralband" die bekannten sog. „Farben des Regenbogens" Orange, Gelb, Grün, Zyanblau, Indigoblau mit ihren Übergangsstufen, für die stets die objektive Länge der Welle maßgebend bleibt, während die der jeweiligen Farbtonänderung entsprechende Benennung das Ergebnis der durch die gleichmäßige Erfahrung zustande gekommenen sprachlichen Übereinkunft bildet. Dieses sichtbare Spektralgebiet, in welchem normalerweise unter Einbeziehung der Helligkeitsverschiedenheiten in den beiden sog. „Endstrecken" etwa bis zu 200 Farbtöne unterscheidbar sind, ist seitlich keineswegs scharf begrenzt, läßt sich vielmehr unter besonderen Versuchsbedingungen noch um eine gewisse Strecke nach beiden Seiten hin verlängern, nach der langwelligen Seite hin in das Gebiet des sog. *Ultrarots* bis 835 m$\mu$, nach der kurzwelligen hin in dasjenige des *Ultravioletts* bis 318 m$\mu$ (HELMHOLTZ). Da die Spektrallichter bei optimaler Beleuchtung stets die Empfindung einer reinen oder gesättigten Farbe hervorrufen und wir bei ihnen nie den Eindruck haben, daß neben dem bunten Anteil auch noch ein weißer, unbunter vorhanden ist, so gelten diese homogenen Spektralfarben seit jeher als *Urtypen* der reinsten Farbenempfindung. Infolgedessen gründen sich die meisten Forschungsergebnisse hinsichtlich der Gesetzmäßigkeiten der Lichtmischung auf Untersuchungen, die mit bestimmten engbegrenzten Wellengebieten solcher homogenen Lichter angestellt worden sind. Wir hatten aber bereits Veranlassung, darauf hinzuweisen, daß alle unsere vielfachen Farbenerfahrungen des täglichen Lebens, auf deren Beurteilung es ankommt, so gut wie nie unter dem Einfluß von homogenen Lichtern, sondern nur durch Zustrahlung von aus allen möglichen Wellengebieten zusammengesetzten Lichtgemischen zustande kommen. Ja auch die uns am reinsten und gesättigsten erscheinenden Körperfarben erweisen sich bei ihrer spektralanalytischen Untersuchung niemals als durch solche homogene Lichtstrahlung bewirkt. Der unbestrittene Wert der Bestimmung verschiedener Lichtarten durch die zugehörigen Schwingungszahlen und Wellenlängen liegt auf physikalischem und analytischem Gebiet, darf aber nicht dazu verleiten, aus den Eigenschaften und Erscheinungsweisen des homogenen Lichtes und den von ihnen abgeleiteten Gesetzlichkeiten ihrer Lichtmischungsverhältnisse *unmittelbare* Schlüsse auf die Reaktion des Sehorgans gegenüber den Körperfarben, d. h. auf unsere allgemeinen Farbenerlebnisse zu ziehen. Trotz weitgehender Übereinstimmung der mit den Spektrallichtmischungen ermittelten Gesetzlichkeiten des Farbenempfindens mit den durch ganz andere Lichtmischungen hervorgerufenen Körperfarben der Außenwelt kann dennoch keine Rede davon sein, in den Spektralfarben eine adäquate Darstellung der gesamten Farbenmannigfaltigkeit und in der Farbe eine eindeutige Funktion der Wellenlänge zu erblicken.

Den Verschiedenheiten der im Spektrum nebeneinander geordnet liegenden Farbtöne entsprechen keineswegs genau entsprechende Änderungen der ihnen zuzuordnenden Wellenlängen. Gewisse Lichter werden zwar schon bei geringen Unterschieden ihrer Wellenlängen als verschiedenfarbig empfunden, andere aber trotz solcher Unterschiede noch als gleichfarbig. Die Unterschiedsempfindlichkeit ist demnach nicht über das ganze Spektrum hin gleichmäßig verteilt. Im mittleren und gleichzeitig hellsten Spektralgebiet, insbesondere zwischen Grün und Orange, bedingt schon eine geringe Änderung der Wellenlänge die Empfindung eines Unterschiedes auch in der Farbe. Mit zunehmender Annäherung an die beiderseits das Spektrum begrenzenden sog. *„Endstrecken"* geht indes bei gleichbleibenden Wellenlängenunterschieden die entsprechende Farbtonänderung zunehmend langsamer vor sich, bis bei Rot und bei Violett, also innerhalb der Endstrecken, überhaupt keine Änderung in der Farbtonqualität, sondern nur noch in ihrer Helligkeit empfunden wird. Infolgedessen erscheint jede Stelle des Spektrums von jeder anderen benachbarten verschieden entweder nur hinsichtlich der Helligkeit, wie innerhalb der roten und der violetten Endstrecke, oder aber, wie im ganzen mittleren Spektralgebiet, sowohl hinsichtlich der Helligkeit als auch hinsichtlich der Farbtonqualität.

Da nun die hellste Stelle im Gelb von etwa 580—590 m$\mu$ Wellenlänge im Dispersionsspektrum nicht in seiner Mitte, sondern etwas nach links davon gelegen ist, so vollziehen sich die Änderungen der Helligkeiten nach dem langwelligen roten Ende hin etwas schneller als auf der längeren Strecke zum kurzwelligen violetten Ende hin, bis beiderseits völlige Dunkelheit erreicht ist. Das alles hat ein charakteristisches Verhältnis der den Wellenlängen zugeordneten Gegenfarben insofern zur Folge, als großen Schritten in den Qualitätsgebieten Rot und Violett der Endstrecken nur kleine Schritte ihrer Gegenfarben entsprechen. Einer ähnlichen, wenn auch nicht ganz so stark ausgesprochenen Erscheinung begegnen wir im mittleren Spektralgebiet, wo im Gebiete des Grün eine nicht unerhebliche Änderung der Wellenlängen stattfindet, ohne daß der Farbton sich entsprechend schnell ändert. Diesen drei Gebieten des Rot, Violett und Grün stehen, von ihnen eingeschlossen, zwei Gebiete regelmäßiger und annähernd proportionaler Beziehung zwischen Wellenlänge und Farbtonänderung gegenüber, wo also einer schneller fortschreitenden Änderung der Wellenlängen eine ebensolche Änderung der Farbtonqualität parallel geht.

Daraus, daß die Helligkeitsabstufung von der hellsten im Gelb gelegenen Stelle sich nach *beiden* Seiten hin, wenn auch verschieden schnell (am schnellsten innerhalb der beiden Endstrecken) voll zieht, folgt, daß jede Helligkeitsstufe im Spektrum, außer im Gelb, zweimal vertreten ist, während eine solche Wiederholung unter den Farbtonqualitäten nirgends besteht. So kommt es, daß die beiden Glieder jedes gleichhellen Lichterpaares stets im Farbton verschieden sind und daß die Farbenqualität jeder Stelle des Spektrums beim normal farbenempfindlichen Auge an einen bestimmten Helligkeitsgrad konstant gebunden ist. Änderungen in der *Lichtstärke*, durch welche das Spektrum erzeugt wird, bedingen natürlich auch entsprechende Erhöhung bzw. Herabsetzung der Gesamthelligkeit des Spektralbandes selbst, ohne aber gleichzeitig eine Änderung in der Farbenempfindung herbeizuführen, solange es sich um mäßig bleibende Zu- oder Abnahme der Lichtstärke handelt. Sinkt aber die Lichtstärke in erheblichem Maße, so erscheint auch das ganze Spektralband zunehmend dunkler, und zwar unter gleichzeitigem Verschwinden des Farbtones und Verschiebung der hellsten Stelle nach rechts in das Wellengebiet von etwa 530 m$\mu$, d. h. an der bei mittlerer Helligkeit grün erscheinenden Stelle. Das Farbensehen ist somit eine Eigenschaft des „*Tagessehens*" und geht unter dem Einfluß des „*Dämmerungssehens*" allmählich verloren, welches für diesen Verlust eine stark erhöhte Empfindlichkeit für Helligkeitsunterschiede eintauscht. In diesem Falle des Dämmerungssehens befindet sich das Auge im Zustande der totalen Farbenblindheit, bei welcher alle sonst verschieden bunt erscheinenden Körperfarben ein und denselben Farbton, nämlich *Grau* oder *Unbunt* annehmen, der sich nur durch verschieden abgestufte Helligkeit unterscheidet. Dabei erfolgt der Übergang zur völligen Dunkelheit bei den roten Farbtönen zunehmend schneller als bei den blauen, so daß ein bei Tagesbeleuchtung einem Blau gleich hell erscheinendes Rot ein dunkleres Aussehen gewinnt als jenes (PURKINJEsches Phänomen).

Steigert man die Lichtstärke in erheblicherem Maße, so verlieren sich unter abnehmender Sättigung die Farbenqualitäten in der Weise, daß zuerst die roten, gelben und grünen Töne sich dem Gelb, die blaugrünen, blauen und violetten dem Blau nähern. Bei weiterer Steigerung verlieren sich auch die gelben und blauen Töne, so daß schließlich bei größter Lichtstärke alle bisher farbigen Lichter in blendendem *Weiß* erscheinen. Die Tatsache nun, daß innerhalb sehr weiter Grenzen die zu- oder abnehmende Lichtstärke ohne wesentlichen Einfluß auf die Farbenempfindungen bleibt, ist bedingt durch die Organisation des Sehorgans, die auf der biologischen Notwendigkeit beruht, nicht die *Farben*, sondern vielmehr die *Dinge* der Außenwelt zu erkennen und zu unterscheiden, auch wenn die Lichtverhältnisse sich weitgehend ändern. Diese sog. *Anpassungseinrichtungen*, bestehend in der automatisch erfolgenden Änderung der Pupillengröße, um die ins Auge fallende Lichtmenge zu regulieren, und in der *Adaptation*, einem Vorgang, durch welchen die Empfindlichkeit der nervösen Netzhautelemente der Lichtstärke entsprechend geregelt wird, heben zwar die Wirkung der Lichtstärkenänderungen nicht völlig auf, machen aber die Sehfunktion in solchem Maße unabhängig von ihnen, daß als Gesamtergebnis dieser Einrichtungen eine weitgehende Indifferenz der Farbenempfindung gegen den Wechsel der Lichtstärke besteht.

Das bei durchschnittlicher Lichtstärke bestehende Höchstmaß an *Sättigung*, dem dritten Merkmal der Spektrallichter, erleidet sowohl bei Erhöhung wie auch Herabsetzung der Lichtstärke eine Abnahme, und zwar für alle Spektrallichter in ziemlich gleichem Verhältnis. Außerdem wird eine Sättigungs- bzw. Reinheitsabnahme erreicht, wenn man den Spektrallichtern weißes, d. h. durch Einwirkung bestimmter Lichtgemische erzeugtes Licht beimischt. Die höchsten Sättigungsgrade werden, allerdings nur vorübergehend, dadurch erreicht, daß man die Erregbarkeit des Auges vorher in bestimmter Weise, z. B. durch *Kontrastwirkung* oder die sog. *Umstimmung* beeinflußt. Aus der gegenseitigen Abhängigkeit von Farbton, Sättigung und Helligkeit erklärt sich auch die wechselseitige Beeinflussung, die durch Änderung eines dieser Attribute auf die beiden anderen ausgeübt wird.

Die experimentelle Durchforschung aller dieser Verhältnisse mittels geeigneter Apparaturen, insbesondere des großen HELMHOLTZschen Spektralfarbenmischapparates, hat eine Reihe bestimmter Tatsachen aufgedeckt, welche unsere physiologischen Kenntnisse und Vorstellungen über die beim normalen, vor allem aber auch bei dem von der Regel abweichenden Farbensehen vorliegenden Verhältnisse wesentlich erweitert und, immer unter den oben erwähnten Einschränkungen, gut verwertbare Grundlagen für die Durchführung und Bewertung der Farbensinnprüfungen mit spektralen Lichtern geschaffen haben. Eine der wichtigsten hierdurch aufgedeckten Tatsachen ist die, daß die gleiche Farbenempfindung, welche durch einen bestimmten engbegrenzten

Bereich homogener Strahlen ausgelöst wird, auch durch Lichtgemische hervorgerufen werden kann, welche, aus zwei oder mehr einfachen Lichtern von verschiedener Wellenlänge zusammengesetzt, entweder gleichzeitig oder schnell hintereinander dem Auge dargeboten werden. Das Auge ist demnach nicht imstande, zu unterscheiden, ob ein ihm so gebotener farbiger Eindruck von einem einzigen homogenen Strahlenbereich einheitlicher Wellenlänge und Färbung oder von einer Mischung passend ausgewählter verschiedener, also auch — einzeln für sich betrachtet — in unterschiedlicher Färbung erscheinender Lichter herrührt. Es ergab sich weiter die Tatsache, daß nicht nur durch die Kombination des *ganzen* farbigen Spektrums, sondern auch durch die Mischung einer unendlichen Zahl von *Paaren* einfacher Lichter, die einen bestimmten Unterschied der Wellenlängen aufweisen, die Empfindung der farblosen Qualität des sog. „weißen" Lichtes erzeugt werden kann. Die Paare solcher homogener Lichter, die miteinander gemischt. farbloses Licht ergeben, sich also gegenseitig zu Weiß ergänzen, bezeichnet man als *Komplementär-* oder *Ergänzungsfarben*, z. B. Rot und Grünblau, Violett und Gelbgrün, Indigoblau und Gelb usw. Eine Ausnahme von dieser Regel bildet das *Grün*, welches als einzigste Spektralfarbe keine einfache Komplementärfarbe besitzt. Indes läßt sie sich, und zwar in Gestalt des *Purpurs*, durch eine Mischung bestimmter Lichter erzeugen, welche den beiden Endstrecken des Spektrums entnommen sind, nämlich von Rot und Violett. Purpur ist demnach die einzige Farbe, die durch keines der einfachen homogenen Lichter des Spektralbandes erzeugt wird, sondern nur durch die erwähnte Mischung von *Rot* und *Violett*.

Mischen wir zwei *nicht*komplementäre Lichtarten, deren Wellenlängen einen geringeren Unterschied als die komplementären aufweisen, so ergibt sich als Mischungsprodukt eine Farbe, die einer zwischen den beiden zur Mischung benutzten Farben liegenden Qualität im Farbton gleicht, in der Sättigung aber bei größer werdendem Wellenlängenunterschied entsprechend abnimmt. Um hier neben der Farbengleichheit auch Gleichheit in der Sättigung zu erzielen, bedarf es der Zumischung entsprechend abgestufter Mengen weißen Lichtes zu den beiden einfachen Mischungslichtern. Nehmen wir aber anstatt nur zwei Lichtern deren drei, so vermögen wir durch geeignete Auswahl und Mischung von drei passenden Lichtern alle im Spektrum vorkommenden Farben in gleichem

Farbton und annähernd gleicher Sättigung zu erzeugen, ohne daß, wie in den anderen Fällen, so auch in diesem, das Auge die einzelnen Mischungsbestandteile zu analysieren vermag. Diese drei Lichter liegen im Bereich des Rot, des Grün und des Violett. Wählen wir drei Lichter zur Mischung, von denen zwei komplementär sind, so mischt sich das unbunte Weiß der beiden Komplementärfarben mit der jeweiligen dritten Farbe und mindert deren Sättigung.

Alle diese Gesetzlichkeiten haben gleichmäßige Geltung für die Farbenempfindungsart zwar des weitaus überwiegenden Teiles der Menschheit, für einen kleinen Teil derselben gelten sie indes nicht oder nur teilweise. Mit andern Worten: die von der Mehrheit an den Spektralapparaten gewonnenen Mischungsergebnisse werden von dieser Minderheit nicht anerkannt und bestätigt, sondern in ihrer Farbtonqualität und in ihrer Helligkeit abweichend beurteilt. Ihr abweichendes Verhalten äußert sich darin, daß sie entweder das spektrale Band überhaupt nicht in seiner überall verschiedenen Buntfarbigkeit, sondern nur in ein und derselben weißgrau-schwarzen, also farblosen, unbunten Qualität, aber in abgestuft verschiedener Helligkeit sehen (*Mono-* oder *Achromasie*); oder daß sie das ganze Band als nur in zwei Buntfarben, nämlich Gelb und Blau bzw. Rot und Grün getönt in verschiedener Helligkeit emp-finden (Dichromasie), oder schließlich derart, daß sie zwar für alle spektralen Buntfarbentöne empfindlich sind, aber in einer von der normalen Empfindungsweise teilweise abweichenden Art. Bei der erstgenannten Gruppe der *Mono-* oder *Achromaten* können da-her, auf die Lichtmischungsgesetze bezogen, alle Empfindungen, deren ihr Sehorgan überhaupt fähig ist, durch jedes beliebige Spektrallicht und jede beliebige Mischung von ihnen erzeugt werden, lediglich dadurch, daß man ihre Helligkeit ändert. Es werden immer nur Helligkeitsverschiedenheiten der an sich gleich-bleibenden unbunten, farblosen Qualität empfunden. Wir sprechen in solchen Fällen von einem *mono- oder achromatischen Farben-empfindungssystem.*

Bei der zweiten Gruppe genügen bereits zwei passend gewählte homogene Spektrallichter, um mit ihrer Mischung alle hier über-haupt möglichen Farbenempfindungen hervorzurufen, und zwar allein durch Änderung des Mischungsverhältnisses dieser beiden Lichter. Wir haben es in solchen Fällen mit einem *dichromatischen Farbensystem* zu tun, einerlei, ob neben der stets vorhandenen unbunten Qualitätsempfindung nur noch diejenige der gelben und blauen oder diejenige der roten und grünen Qualität besteht.

Für die dritte Gruppe endlich sind zwar auch, wie beim normalen Farbensehen, drei verschiedene homogene Spektrallichter notwendig, um mit ihrer Mischung für jedes beliebige einfache Licht eine entsprechende Farbengleichung zu erzielen, aber die zur Gleichung erforderlichen Lichter entsprechen in ihrer Qualität und in ihrem Mengenverhältnis nicht dem vom Normalen hierzu gewählten, sondern setzen sich aus anderen Lichtqualitätsanteilen zusammen. Bei den Vertretern einer solchen Farbenempfindungsweise sprechen wir von einem *anomal-trichromatischen System* oder von *anomaler Trichromasie* (früher auch *Farbensinnschwäche* genannt), da diese sog. *Anomalen* stets auch ein dem *normalen Trichromaten* gegenüber herabgesetztes Farbenunterscheidungsvermögen aufweisen.

Personen, deren Farbenempfinden sich auf Grund der besprochenen Prüfung mittels spektraler Lichter in einer der genannten drei Gruppen einordnen läßt, werden allgemein als *farbenuntüchtig* bezeichnet im Gegensatz zu den *Farbentüchtigen*, deren Farbensehen den Farbenmischungsgesetzen entspricht.

Wie man sieht, äußern sich die in einer gewissen Regelmäßigkeit auftretenden Beziehungen zwischen den normalen und den beschränkteren Farbensystemen entweder in dem gänzlichen bzw. teilweisen Ausfall oder einer Minderung einer oder mehrerer der drei „Reizlichtkomponenten". Das läßt sich nicht durch die subjektive Benennung der durch sie hervorgerufenen Farbenempfindungen, sondern nur mittels objektiver Vergleichsmerkmale in Gestalt der sog. *optischen Gleichungen* ermitteln. Hat sich durch ein solches Vergleichsverfahren feststellen lassen, daß bei einem Individuum eine oder mehrere der drei Komponenten ausgefallen sind, so können wir ein derartiges mangelhaftes Farbensystem als eine *Reduktionsform* des normalen auffassen, wie es bei den beiden erstgenannten Gruppen der *Mono-* und *Dichromaten* der Fall ist. Im gewöhnlichen Sprachgebrauch werden sie als *Farbenblinde* zusammengefaßt, jene als *Totalfarbenblinde*, diese als *Partiell-*, d. h. *teilweise Farbenblinde*.

Führen unsere Vergleichsverfahren zu dem Ergebnis, daß an Stelle des gänzlichen Ausfalles nur eine Abänderung oder Abschwächung der für die Normalen geltenden Reizwerte der drei

Mischlichter vorliegt, so sprechen wir von *Alterationsformen*, die sich in charakteristischen Verschiebungen der für eine Gleichung beanspruchten Lichtmischungsanteile dem normalen gegenüber äußern. Hierher gehören die Vertreter der in der dritten Gruppe zusammengefaßten *anomalen Trichromaten*.

Es wäre indes verfehlt, aus diesen Gruppierungsversuchen im Sinne einer ordnenden Systematik den Schluß auf eine auch praktisch mögliche genaue Abgrenzung der genannten Formen der Farbenuntüchtigkeit zu ziehen. Während Übergangsformen zwischen den Mono- und den Dichromaten nicht zu bestehen scheinen, sind solche zwischen diesen letzteren und den normalen Trichromaten nicht ohne weiteres abzulehnen, jedenfalls ist es oft ebenso schwer, eine scharfe Grenze zwischen den Dichromaten und den anomalen Trichromaten zu ziehen, wie zwischen diesen und den normalen. Mit dieser Feststellung sind bereits die Schwierigkeiten angedeutet, die der praktisch so besonders wichtigen Trennung und Abgrenzung der Farbenuntüchtigen überhaupt im Wege stehen. Schwierigkeiten, die noch dadurch vermehrt werden, daß nicht in allen Fällen ein mittels der Spektrallichtgleichungen festgestelltes Verhalten abweichender Art in Übereinstimmung steht mit den an den Pigmentfarben des gewöhnlichen Lebens gewonnenen Untersuchungsergebnissen. Denn einerseits begegnen wir, wenn auch sehr selten, Individuen, die bei der Prüfung mit spektralen Lichtern nicht die geringsten Abweichungen von der Regel erkennen lassen, also normale Trichromaten sind, aber, nach ihrem Verhalten den Körper- bzw. Pigmentfarben gegenüber beurteilt, die Farben dennoch in abweichender Weise empfinden und beurteilen, demnach als *farbenschwach* zu gelten haben. Andererseits läßt sich gelegentlich bei Personen, die sich den Körperfarben gegenüber durchaus normal verhalten, bei der Prüfung mit Spektrallichtern mehr oder weniger deutlich ein der Regel widersprechendes Farbenempfinden nachweisen. Normale Trichromasie ist demnach nicht in jedem Falle gleichbedeutend mit Farbentüchtigkeit. Da in den beiden Fällen die sog. *sekundären Merkmale* (s. S. 115) der Anomalen, insbesondere die gesteigerte Kontrastempfindung und die infolge Ermüdung herabgesetzte Unterschiedsempfindlichkeit vorhanden sein können, so wird ihre Beurteilung von dem jeweiligen Verhalten dieser Merkmale abhängig zu machen sein.

In ähnlicher Weise, wie im HELMHOLTZschen Apparat spektrale Lichter verschiedener Farbe gemischt dem Auge zur Prüfung dargeboten werden, lassen sich auch Pigmentfarben, meist in Gestalt von unbunten und buntfarbigen Aufstrichen, zur prüfenden Farbenvergleichung verwenden. Auch hier bezweckt die Prüfung Vergleiche der Wirkung eines Gemisches verschiedener Farben mit einem beliebigen anders zusammengesetzten Gemisch oder mit der Wirkung einer bestimmten einfachen Farbe. Dazu eignen sich besonders gut rotierende kreis- oder zylinderförmige, mit verschiedenfarbigen Ausschnitten beschickte Rotationsflächen, durch deren schnelle Drehung die einzelnen Farben, z. B. der Sektoren eines Kreisels (*Farbenkreisel*), als gemischt vom Auge empfunden werden. (Näheres s. S. 134.)

Neben diesen auf dem Prinzip der *zeitlichen* Vermischung beruhenden Apparaturen, die den Vorteil haben, mehr als zwei Farben in verschiedenen Verhältnissen zur Mischung zu bringen, gestattet der durchsichtige LAMBERTsche *Spiegel* in Gestalt einer senkrecht zwischen zwei verschiedenen Farbenflächen aufgestellten farblosen Glasplatte die gleichzeitige Vereinigung von allerdings nur zwei verschiedenen Farbeneindrücken im Auge.

Auf die Mischung von nur zwei Farben beschränkt, aber mit der Möglichkeit wie beim LAMBERT-Spiegel, das Verhältnis dieser beiden Bestandteile stetig und unter fortlaufender Beobachtung zu ändern, ist auch der OSTWALDsche Polarisationsfarbenmischer, kurz genannt *Pomi*, der mit einem drehbaren NIKOL- und einem feststehenden WOLLASTON-Prisma arbeitet und die Bestimmung der Farbtöne durch Aufsuchen der jeweiligen Ergänzungsfarbe ermöglicht, da in ihm neutrales Grau nur in einem bestimmten, von Fall zu Fall verschiedenen Mischungsverhältnis entsteht.

Alle die mit diesen und ähnlichen Apparaturen verfolgten Ziele der Herstellung sog. *optischer* oder *Reizgleichungen* bezüglich Farbton, Helligkeits- und Sättigungsübereinstimmung haben den großen Vorteil, daß auf Farbenbezeichnungen ganz verzichtet werden kann und daß die Prüfungen bzw. Beobachtungen sich nur auf die Beurteilung von Vergleichen einfachster Art im Sinne des „gleich oder nicht gleich" beziehen. Diese Vergleiche ermöglichen daher eine von störenden Einflüssen unabhängige Zuordnung von psychischer Empfindung und physikalisch-experimentell hergestellten Reizen optischer Natur.

Von derartigen Prüfungen machen wir den weitgehendsten Gebrauch, wenn es sich darum handelt, durch Darbietung von Farben- bzw. Lichtgemischen auf Grund ihrer einfachen Vergleichung festzustellen, wie das Farbenempfinden einer Versuchsperson sich zu demjenigen einer anderen oder des farbentüchtigen Untersuchers verhält, welche Abweichungen es im Falle des Nichtübereinstimmens aufweist und wie sich diese Abweichungen charakterisieren, voneinander abgrenzen und in ein bestimmtes System einordnen lassen.

Ehe wir uns diesen Fragen zuwenden, sind zunächst noch die über das Zustandekommen der Farbenempfindungen aufgestellten Theorien, die sog. *Farbensinntheorien*, einer kurzen Besprechung zu unterziehen, soweit ihre Kenntnis für das Verständnis der wechselseitigen Beziehungen zwischen den physikalischen Reizen der strahlenden Energie und den durch sie hervorgerufenen psychischen Empfindungen als Grundlage dienen können.

## Die Theorien über das Zustandekommen der Farbenempfindungen.

So begreiflich der Wunsch erscheint, das Zustandekommen der Farbenempfindungen in allgemeinverständlicher Weise im Sinne einer eindeutig festen Zuordnung zwischen optischem, objektiv meß- und feststellbarem Reiz und subjektiver Empfindung theoretisch aufzuklären, so wenig ist es einer der vielen zu diesem Zwecke aufgestellten Theorien gelungen, dieser Aufgabe nach allen Seiten hin gerecht zu werden. Zwar sind wir über die physikalischen, der Beobachtung und Messung zugänglichen äußeren Vorgänge weitgehend unterrichtet; von den Prozessen aber, die sich beim Sehen selbst, also nach Eintritt der strahlenden Energie in das Augeninnere abspielen, haben wir nur ganz ungenügende Kenntnisse und Vorstellungen. Gesichert ist allein die Tatsache, daß die Lichtenergie nach Passieren des dioptrischen Apparates in den Außengliedern der Netzhautzapfen- und Stäbchenschicht in Nervenerregungen umgewandelt wird und daß diese nach Weiterleitung über den Weg der Sehbahnen zum Zentralorgan in den subkortikalen Hirnzentren erneute Erregungsprozesse psychophysischer Art hervorrufen, mit denen Bewußtseins- und Erinnerungsvorgänge verknüpft sind. Wir haben es also mit einer vom physikalischen Lichtreiz bedingten Abhängigkeit physiologischer Vorgänge in den Netzhautelementen, und weiter mit einer Abhängigkeit der bewußtgewordenen Farbenempfindung von diesen physiologischen Vorgängen zu tun. Demnach handelt es sich, genau genommen, nicht um die Feststellung und Zuordnung gesetzmäßiger Beziehungen zwischen der Strahlungsenergie und den Farbenempfindungen, sondern zwischen diesen und den Geschehnissen innerhalb der erregbaren Substanz der Sehsinneszellen.

Die Schwierigkeit, ja Unmöglichkeit einer wechselseitig eindeutigen Zuordnung zwischen terminalem Reiz und zentraler Empfindung geht schon daraus hervor, daß einerseits Lichter von der verschiedensten physikalischen Zusammensetzung ein und dieselbe Empfindung hervorrufen, andrerseits aber auch Lichter gleichartiger Natur unterschiedliche Empfindungen erzeugen können.

Seitdem die von Newton begründete Lehre von der Zusammensetzung des Sonnenlichtes aus einer Vielzahl einfacher farbiger Lichtarten und von den Gesetzlichkeiten der Lichtmischungsverhältnisse allgemeine Anerkennung gefunden hat, werden in der Hauptsache diese Tatsachen den theoretischen Erklärungsversuchen zugrunde gelegt. Sie gehen von der Vorstellung aus, daß die Lichtenergie im Sehorgan unmittelbar nur eine ganz beschränkte Zahl bestimmter physiologischer Erregungsvorgänge auslöst, durch deren in verschiedenem Verhältnis abgestimmtes Zusammenwirken die eigentliche Farbenempfindung hervorgerufen wird. Im Anschluß an Youngs sog. *Dreifasertheorie*, welche örtlich gesonderte Erregungs- und Weiterleitungsvorgänge für rote, gelbe und blaue Lichtreize innerhalb der nervösen Elemente voraussetzt, hält auch Helmholtz nur drei von ihm als „*Komponenten*" bezeichnete Erregungsvorgänge physiologischer Art für ausreichend, durch deren Zusammenwirken alle Tatsachen des Farbensehens erklärbar seien, in ganz ähnlicher Weise, wie ja auch durch die Mischung dreier passend ausgewählter Spektrallichter alle Farbenempfindungen erzeugt werden können. Von diesen drei Komponenten wird die erste vorwiegend durch langwellige Lichter, die zweite durch Licht mittlerer Wellenlänge und die dritte durch kurzwelliges Licht erregt. Die Erregung der ersten Komponente hat die Grundempfindung *Rot* (Rotkomponente), die der zweiten *Grün* (Grünkomponente) und diejenige der dritten *Violett* (Violettkomponente) zur Folge. Gleichzeitige mehr oder minder starke Erregung zweier oder aller drei Komponenten bringt alle überhaupt möglichen

Farbenempfindungen hervor. Gleichzeitige, gleich starke Erregung aller drei Komponenten hat die Weißempfindung zur Folge; dem Zustand der Ruhe aller Komponenten entspricht die Schwarzempfindung.

So gut nun auch die HELMHOLTZsche Dreikomponententheorie in ihrer rein physiologischen Begründung den Tatsachen der Lichtmischungsgesetzlichkeiten angepaßt erscheint, so versagt sie doch bei der Erklärung der Adaptations-, der Kontrast- und Nachbilderscheinungen sowie der farblosen Gesichtsempfindungen.

Als erfolgreichster Gegenspieler der HELMHOLTZschen Theorie hat sich bis auf die heutige Zeit HERINGS *Theorie der vier Gegenfarben* erhalten. Nach ihr spielen sich innerhalb der Nervenelemente der Sehsubstanz Stoffwechselvorgänge entgegengesetzter Natur ab, die als Aufbau- (assimilatorische) und als Abbau- (dissimilatorische) Vorgänge auftreten. Die Sehsubstanz selbst gliedert sich in dreifacher Weise in eine Weißschwarz-, eine Gelbblau- und eine Rotgrünsubstanz und entspricht damit der Sonderstellung der bezüglichen Gegenfarbenpaare, die sich in der Empfindung gegenseitig ausschließen. Dissimilation der Weißschwarzsubstanz ergibt als psychisches Korrelat Weißempfindung, Assimilation Schwarzempfindung, bei teilweisem Übergewicht des einen Prozesses über den anderen kommt es zu den verschiedenhellen Grauempfindungen. Bei der Gelbblausubstanz entsteht durch Verbrauch Gelbempfindung, durch Aufbau Blauempfindung. Bei der Rotgrünsubstanz verursacht der Verbrauch Rotempfindung, der Aufbau Grünempfindung.

Es treten somit bei Überwiegen der Dissimilationsprozesse die Empfindungen Weiß, Rot und Gelb, bei Überwiegen der Assimilationsprozesse Schwarz, Grün und Blau auf. Violett wirkt sowohl auf die rotgrüne wie auf die gelbblaue Substanz ein. Halten sich die bunten Einwirkungen auf die Sehsubstanz das Gleichgewicht, so heben sie sich auf und es bleibt nur die Einwirkung auf die Weißschwarzsubstanz; dasselbe ist der Fall bei unterschwelligen oder bei gänzlich fehlenden Buntfarbreizen, da der Anteil der Weißschwarzsubstanz die bunten Anteile stets überwiegt. Es handelt sich dann um den Zustand des Sehens wie bei totaler Farbenblindheit oder beim indirekten Sehen mit der äußersten Netzhautzone.

Bei angeborenem Ausfall der Erzeugungsmöglichkeit für die Rotgrünsubstanz besteht Rotgrünblindheit, und die Sehweise beschränkt sich auf die Wahrnehmung von Weißschwarz und Gelbblau und deren Zwischenstufen. Ähnlich liegen die Verhältnisse beim Ausfall der Gelbblaureizbarkeit und der dadurch bedingten Gelbblaublindheit.

Wie man leicht erkennt, handelt es sich bei der HERINGschen Lehre zwar auch um eine Komponententheorie, wenn schon von anderem Aufbau und von anderen physiologischen Anschauungen über die Reiztätigkeit ausgehend (in entgegengesetzter Richtung sich abspielende Stoffwechselvorgänge). Der HELMHOLTZschen Theorie ist sie insofern überlegen, als sie nicht nur, wie jene, den Lichtmischungsgesetzlichkeiten gerecht wird, sondern auch die gegensätzlichen Erscheinungen der komplementären Lichter sehr gut dadurch erklärt, daß sie die sich aufhebende Wirkung der komplementären Gemische als Restphänomen auffaßt. Auch die Untrennbarkeit der Adaptations- und der Kontrasterscheinungen läßt sich leichter und ungezwungener mit der HERINGschen Lehre erklären als nach HELMHOLTZ. Andererseits fehlt es auch ihr nicht an Unvollkommenheiten, wie z. B. bei der Erklärung der einzelnen (Alterations-) Formen der Farbenblindheiten trotz der bestechenden Zusammenfassung der voneinander unabhängigen Rotgrün- und Gelbblauprozesse zu je einem engeren Komplex.

Die größten Schwierigkeiten bieten dem Verständnis die Gleichschaltung der Stoffwechselvorgänge innerhalb der bunten Substanzen mit der Weißschwarzsubstanz, während sie doch unbedingt grundverschiedener Natur sein müssen, schon mit Rücksicht auf die psychologischen Verschiedenheiten, die zwischen dem Weißschwarzgegensatz und dem Gegensatz der Komplementärfarben bestehen.

Der Unvollkommenheit nun, der die HERINGsche Theorie bezüglich der Erklärung der einzelnen Formen der Farbensinnstörungen unterliegt, sucht G. E. MÜLLER durch eine sinnreiche Erweiterung der HERINGschen Anschauungen in der Weise Herr zu werden, daß er eine scharfe Trennung zwischen den äußeren, in der Netzhaut sich abspielenden Prozessen und den Erregungen innerhalb der Nervenleitungsbahnen für notwendig hält. Er ordnet jeder der vier HERINGschen chromatischen Netzhautprozesse („äußere Valenzen") je drei „innere" Reizvorgänge zu, durch deren gegenseitige Beeinflussung im Sinne von Verstärkung oder Hemmung erst die endgültigen Farbenempfindungen zustande kommen.

Dabei können die äußeren Valenzen nur paarweise, die inneren dagegen isoliert ausfallen und verursachen so die verschiedenen Formen der Farbenblindheiten.

Auch v. KRIES sucht in seiner „*Zonentheorie*" die Vorzüge der HERINGschen und HELMHOLTZschen Anschauungen unter Vermeidung ihrer Unvollkommenheiten miteinander zu verbinden. Ähnlich wie G. E. MÜLLER läßt er die Abschnitte der Sehbahn in zonenartig verschieden gestaffelter Weise aufgebaut sein. Für die vom Lichtreiz unmittelbar erregbaren Teile im terminalen Sinnesepithel nimmt er eine den HELMHOLTZschen Komponenten entsprechende dreifache Gliederung an, während die zentralen Abschnitte der Sehbahn im Sinne der drei HERINGschen Gegenfarbenpaare gegliedert seien. Die durch das verschiedenartige Zusammenwirken der drei äußeren physiologischen Komponenten hervorgerufenen Erregungen erfahren nach ihrer Zuleitung zum Zentralorgan eine psychologische Umschaltung in die Farbenempfindungen, entsprechend den Gesetzlichkeiten der Gegenfarbentheorie.

Mit ähnlichen Verschmelzungsversuchen zwischen den verschiedenartig gestalteten peripheren Erregungs- und den zentralen Empfindungsvorgängen suchen auch AUBERT, DONDERS und BRENTANO das Zustandekommen der farbigen Gesichtserscheinungen zu erklären. Jedenfalls hat die Annahme dreier verschiedener physiologischer Grundprozesse, die sich innerhalb der Leitungsbahnen zwischen Auge und Zentralorgan abspielen und hier erst in andersartige Erregungsvorgänge psychischer Natur umgeschaltet werden, eine beachtenswerte Wahrscheinlichkeit für sich.

Erwähnt sei noch die von RÄHLMANN u. a. vertretene Anschauung, welche als Grundlagen für die Farbenempfindungen im Zapfenorgan der Netzhaut auftretende, durch Reflexion des Lichtes hervorgerufene sog. „*stehende Lichtwellen*" von verschiedener Größe voraussetzt.

In ebenfalls physikalischer Weise will FRÖHLICH die Empfindungen auf rhythmisch oszillierende Erregungsvorgänge verschiedenster Frequenz zurückführen, die in der Netzhaut durch die Lichter entsprechend verschiedener Wellenlängen im Sinne von Aktionsströmen hervorgerufen und zur Sehsphäre weitergeleitet werden, wo ihre psychische Umschaltung erfolgt.

Entwicklungsgeschichtliche Anschauungen stellt SCHENCK in den Vordergrund seiner „*Stufentheorie*", die er der stufenweise erfolgten Differenzierung der Komponenten innerhalb des Stäbchen- und Zapfenorgans der Netzhaut zugrunde legt.

Durch ihre Einfachheit bestechend ist WUNDTS Farbentheorie. Er macht für das Zustandekommen des Farbensehens nur zwei komplexe Erregungsvorgänge photochemischer Natur im Sinnesepithel der Netzhaut verantwortlich, deren einer die farblosen und der andere die buntfarbigen Erregungen hervorruft. Während der erstere Prozeß für sich allein bestehen kann und nur eine Funktion der physischen Lichtstärke darstellt, ist der zweite, von den Wellenlängenverschiedenheiten und deren Amplitude abhängige Vorgang an das gleichzeitige Bestehen der farblosen Erregung gebunden.

KARBOWSKI endlich läßt jeder Farbe in den Zapfenaußengliedern der Netzhaut bereits je ein nervöses Element entsprechen, das zur Absorption von Strahlen adäquater Wellenlänge befähigt ist, und nimmt bei der Weiterleitung des Reizes nur Modifikationen quantitativer Art an.

Zusammenfassend ist zu sagen, daß die große Mehrzahl der neuesten Farbensinntheorien für das Zustandekommen der Farbenempfindungen die Reaktion der feinen Nervenelemente der Netzhaut auf die Reize der strahlenden Energie verantwortlich zu machen sucht. Solange wir über die anatomischen und physiologischen Grundlagen der die Farbenempfindung auslösenden Erregungsvorgänge noch nichts Bestimmtes wissen, müssen wir es dahingestellt sein lassen, ob die Umwandlungen der Lichtenergiereize durch photochemische Zerfalls- und Aufbauvorgänge, Änderungen der Reflexerregbarkeit einer besonderen lichtempfindlichen Substanz durch stehende Lichtwellen, durch Absorptionsvorgänge, Elektronenschwingungen, durch Änderung der Schwingungsenergien in den Stäbchen- und Zapfenelementen und im Sehnervenstrom usw. herbeigeführt werden. Zu der Annahme, daß Änderungen in der nervösen Leitungsbahn von den Netzhautelementen bis zur zentralen Sehsphäre auch Störungen in der Farbenempfindungsweise im Gefolge haben, drängen die Beobachtungen der sog. *erworbenen* Farbensinnstörungen, die im Anschluß an gewisse Netzhaut-, Nerven- und Gehirnerkrankungen auftreten und unter ähnlichen Bildern verlaufen wie die angeborenen (s. S. 99).

## Das Farbensehen der Dichromaten.

**Die Rotgrünblindheit.** Von dem großen Wert und der Bedeutung eines regelrechten Farbenerkennens und -unterscheidens ist jedermann ohne weiteres überzeugt. Dazu spielt das richtige, d. h. das bei der weitaus überwiegenden Mehrzahl der Menschen übereinstimmende Sehen der Farben im ganzen täglichen Leben eine viel zu große Rolle; sind doch nahezu alle unsere *Seheindrücke* bei Tage im weitesten Sinne des Wortes farbiger Natur. Ob aber ein solches übereinstimmendes Farbenerkennen im jeweiligen Einzelfall vorliegt oder nicht, kann, wie wir sahen, auf Grund der sprachlichen Übereinstimmung in der Benennung und Bezeichnung der Farben niemals ohne weiteres entschieden werden. Eine solche Feststellung läßt sich nur auf dem Wege des Vergleiches zwischen mehreren farbigen Eindrücken treffen. Läßt sich bei einer auf die Beurteilung solcher Farbenvergleiche gerichteten Untersuchung völlige Übereinstimmung in den Prüfungsergebnissen feststellen, so haben wir es mit einem regelrechten Farbenempfinden, einem normalen, vollwertigen Farbensinn zu tun, und wir sprechen von uneingeschränkter Farbentüchtigkeit. Läßt sich aber durch solche Untersuchungen ein von der Regel abweichendes Verhalten bei dem Vergleichen der Farben nachweisen, so sprechen wir von regelwidriger Farbenempfindungsweise, von einer Farbensinnstörung, von Farbenblindheit oder Farbenschwäche, und bezeichnen solche Individuen als farbenuntüchtig, farbenblind, farbenanomal oder farbenschwach, je nach dem im Einzelfall vorhandenen Grad und der Schwere der Abweichung. Praktisch geltend macht sich eine derartige Abweichung stets im Verwechseln von an sich verschiedenen Buntfarbtönen, wobei die Verwechslung zunächst einmal dadurch zustande kommen kann, daß mehr oder weniger verschieden bunte Farbtöne für gleichbunt gehalten werden und infolgedessen nicht voneinander unterschieden werden können. Die Verwechslungen beziehen sich aber nicht nur auf Buntfarbtöne wie Rot, Gelb, Grün, Blau usw. untereinander, sondern auch auf Verwechslungen einer beliebigen Buntfarbe mit einem unbunten Farbton aus der Weißgrauschwarzreihe, z. B. Grün mit Grau usw. So kommt es, daß, wenn z. B. ein bestimmtes Grün mit Grau und dieses Grau auch mit einem bestimmten rötlichen Farbton verwechselt wird, alle diese drei dem Normalen verschiedenfarbig erscheinenden Töne vom Farbenblinden in gleichem

Farbton gesehen und daher miteinander verwechselt werden. Nun kommen aber solche Farbenverwechslungen, ganz abgesehen von den außerordentlich seltenen Fällen der totalen Farbenblindheit, nicht regellos zwischen allen möglichen Farbtönen vor, sondern sie sind fast stets an Gegenfarbenpaare gebunden. Und da alle die unendlich verschiedenen Gegenfarbenpaare sich in letzter Linie auf die bekannten beiden Urfarbenpaare Gelb-Blau und Rot-Grün zurückführen lassen, aus deren verschieden-anteiligem Zusammenwirken sich alle anderen Zwischenfarbengegenpaare erst ergeben, so machen sich die sämtlichen Abweichungen und Verwechslungen stets in dem regelwidrigen Empfinden der Töne eines dieser beiden Gegenfarbenpaare geltend. Am weitaus häufigsten beteiligt sind an dem Zustandekommen der Verwechslungen die gestörten Empfindungen für das Rotgrüngegenpaar, während Verwechslungen zwischen gelben und blauen Farbtönen außerordentlich selten sind. Dazu ist aber noch zu berücksichtigen, daß außer und neben dem Merkmal der verschiedenen Buntfarbigkeit alle Gesichtsempfindungen auch noch Unterschiedlichkeiten der *Helligkeit* und *Sättigung* aufweisen. Im Gegensatz zu der abweichenden Beurteilung der Farbtonqualität, der Buntfarbigkeit, stimmen in der Empfindung der Helligkeitsverschiedenheit einer oder mehrerer Buntfarben die Farbenuntüchtigen mit den Normalen ziemlich weitgehend überein. Das gilt insbesondere für die grünen Farbtöne. Ebenso wie die Helligkeitsverschiedenheiten innerhalb der unbunten Qualitätsreihe zwischen Weiß und Schwarz von den Untüchtigen nicht anders wie von den Normalen empfunden werden, besteht auch eine entsprechende Übereinstimmung in der Beurteilung der Helligkeitsverschiedenheiten innerhalb der Grünqualität. Infolgedessen erscheint ein beliebiger grüner Farbton dem Farbenblinden und Farbenschwachen nur dann einem grauen „zum Verwechseln" gleich, wenn er in gleicher Helligkeit wie dieser auftritt. Lassen ihre beiden Helligkeiten aber einen noch so geringen Unterschied erkennen, so werden sie vom Farbenuntüchtigen sofort als verschieden beurteilt, aber nicht, wie vom Normalen, infolge der Verschiedenheit ihrer Farbtonqualität, für die der Farbenblinde ja unempfindlich ist, sondern nur auf Grund der Helligkeitsverschiedenheit. Jedenfalls findet kein „Fürgleichhalten", also auch keine Verwechslung statt, wennschon es zunächst unentschieden bleibt, ob der Farbenuntüchtige seinem Ur-

teil über die Verschiedenheit solcher Farbtöne wirklich deren Farb-
ton- oder nur deren Helligkeitsdifferenz zugrunde legt. Selbstverständlich ist der Farbentüchtige für geringe Helligkeitsverschiedenheiten z. B. eines grünen und eines grauen Objektes nicht weniger
empfindlich als der Untüchtige, aber er vernachlässigt sie, weil sie
bei ihm als unwesentlich zurücktreten hinter dem für ihn vorherrschenden Eindruck der Qualitätsverschiedenheit Grün-Grau.
Kurz, es werden z. B. grüne Farbtöne mit grauen und zum Teil
auch roten nur dann vom Untüchtigen verwechselt, wenn sie ihm
in gleicher Helligkeit dargeboten werden. Denn nur in diesem
Falle ist es ihm unmöglich, aus der Helligkeitsverschiedenheit
Schlüsse, einerlei ob richtige oder falsche, auf die Farbtonverschiedenheit zu ziehen.

Etwas anders liegen die entsprechenden Verhältnisse für die
roten Farbtöne. Dem Normalen gleich hell erscheinende rote,
graue und grüne Objekte werden nämlich von einem Teil der
Farbenblinden insofern als verschieden hell beurteilt, als ihnen
rote Objekte mehr oder weniger dunkler erscheinen als die grauen
und grünen. Jene werden also nicht mit diesen verwechselt. Das
würde nur dann möglich sein, wenn dem grünen bzw. grauen Objekt ein etwas helleres rotes zugeordnet wäre. Je dunkler das Rot
erscheint, um so mehr nähert sich seine Empfindung für den
Farbenblinden dem Schwarz. Diese Art der Störung pflegen wir
als Rotblindheit bzw. Rotschwäche zu bezeichnen, insofern allerdings nicht ganz zutreffend, als neben ihr stets auch die beschriebene
Un- bzw. Unterempfindlichkeit für Grün besteht, wie wir ja überhaupt den Ausfall für die Empfindung nur einer Urfarbe nicht
kennen.

Bei der anderen Form der Dichromasie, der Grünblindheit,
kommen, wie gesagt, die Verwechslungen zwischen roten, grünen
und grauen Farbtönen nur dann zustande, wenn alle drei Qualitäten in der gleichen Helligkeit dargeboten werden. Es ergibt sich
hieraus die zwingende Notwendigkeit, bei der Feststellung der Verwechslungsfarben, die den Untersuchungen auf das Verhalten des
Farbensinnes zugrunde zu legen sind, neben der Farbtonqualität
auch ihre Helligkeitsverhältnisse mit zu berücksichtigen. Hinsichtlich des dritten Merkmals jeder Farbenempfindung, der *Sättigung*, ergibt sich die Notwendigkeit zu ihrer Mitberücksichtigung
aus der Tatsache, daß die Sättigung eines Farbtones stets das Ver-

hältnis der buntfarbigen zur unbunten Qualität darstellt. Die Sättigung ist ja das einzige Merkmal zur Unterscheidung zwischen Farbtönen gleicher Qualität und gleicher Helligkeit, indem die zwischen solchen bestehenden Unterschiedlichkeiten nur auf den verschiedenen Grad ihrer Sättigung zurückzuführen sind. Demgemäß müssen die zur Aufdeckung der Farbensinndefekte heranzuziehenden Verwechslungsfarben stets auch von gleicher Sättigung sein.

Den Vorteil stets gleicher Sättigung und Reinheit bei bestimmter optimaler Lichtstärke bieten in erster Linie die bunten Spektrallichter. An ihnen sind denn auch die wichtigen Gesetze der Lichtmischungsverhältnisse gewonnen worden, welche die Grundlage einmal für die Erkennung, dann aber auch für die Einteilung und Charakterisierung der angeborenen Störungen des Farbensinnes bilden. Das gilt insbesondere für die Unterscheidung der beiden Gruppen der Dichromasie, der eben erwähnten Rotblindheit und der Grünblindheit. Beide Gruppen sehen übereinstimmend die langwelligen, dem Normalen rot, orange, gelb, gelbgrün, grün erscheinenden Spektrallichter alle in einfarbiger *Gelbqualität*, die kürzerwelligen blaugrünen, blauen und violetten nur in einfarbiger *Blauqualität*. Innerhalb dieser beiden Buntqualitäten bestehen für den Dichromaten nur stufenweise erfolgende Unterschiede in der Empfindung ihrer Helligkeit und Sättigung, die von den beiden Enden des Spektrums nach der Mitte hin zu- bzw. abnehmen. Die auch beim Normalen bestehenden sog. „Endstrecken" von gleicher, nur helligkeits- und sättigungsverschiedener Farbqualität sind demnach beim Dichromaten ganz außerordentlich stark nach der Mitte zu verlängert und gehen im langwelligen Teil bis etwa zu 540 m$\mu$ (normal 655 m$\mu$), im kurzwelligen bis zu 465 m$\mu$ (normal 430 m$\mu$). In der Zwischenstrecke liegt der sog. „neutrale Punkt", der dem Dichromaten gänzlich farblos, grauweiß erscheint, in einer Farbe also, die für den Normalen, der hier Blaugrün sieht, im optimal erleuchteten Spektrum überhaupt nicht vorhanden ist. Der Dichromat muß demnach nicht nur für die Qualitätsverschiedenheiten von Spektralrot und Grün, sondern auch von Grünblau und Purpur (letzteres ein Gemisch aus Rot und Blau) unempfindlich sein und kann diese Töne nur auf Grund ihrer Helligkeits- und Sättigungsunterschiede voneinander unterscheiden. Bringt man ihm aber die genannten verschiedenen Einzelqualitäten mittels einer geeigneten Apparatur derart zu Gesicht, daß sie ihm in gleicher Helligkeit und Sättigung erscheinen, so muß er sie alle miteinander, aber auch mit Grau verwechseln.

Diesen Übereinstimmungen der Dichromaten in ihrem Verhalten spektralen Lichtern gegenüber stehen aber auch gewisse Verschiedenheiten gegenüber, welche in ihrer regelmäßigen Wiederkehr den Anlaß gaben, sie in die zwei verschiedenen Typen der Rotblinden und der Grünblinden zu trennen. Die Unterschiedlichkeiten betreffen die abweichenden Angaben der Dichromaten einmal über die Längenausdehnung des sichtbaren Spektralbandes, alsdann über die Lage der hellsten Stelle in ihm. Während vom Grünblinden das Spektrum in der gleichen Länge wie vom Normalen gesehen wird, erscheint es dem Rotblinden am langwelligen Ende deutlich verkürzt. Infolgedessen wird die vom Normalen als dunkelrot, vom Grünblinden als dunkelgelb empfundene äußerste Endstrecke vom Rotblinden überhaupt nicht, d. h. schwarz gesehen, und die anschließenden, ihm noch sichtbaren langwelligen Spektrallichter haben für ihn einen viel geringeren Reizwert als für den Normalen und den Grünblinden. So kommt es, daß der Rotblinde etwa die fünffache Menge roten Lichtes wie der Grünblinde zur Erzielung einer Gleichung mit spektralem Gelb beansprucht. Infolgedessen genügt lediglich eine entsprechende Änderung der Lichtstärke des einen der beiden Vergleichsfelder, um eine für den Rot- wie für den Grünblinden annehmbare Gleichung zwischen ihnen zu erhalten.

Im Zusammenhang mit diesem verschiedenen Verhalten der beiden Dichromatentypen stehen ihre abweichenden Angaben über die Lage der hellsten Stelle im Spektrum, die der Normale ins Gelb (580 m$\mu$) verlegt. Dem Rotblinden erscheint sie nach dem kurzwelligen Ende hin in das Grüngelb (570 m$\mu$), dem Grünblinden aber nach dem langwelligen Ende hin in das Orange (600 m$\mu$) verschoben. Daraus ergibt sich, daß Gleichungen zwischen diesen Spektralteilen entnommenen Lichtern beim Rot- und beim Grünblinden nicht miteinander übereinstimmen können. Dabei tritt bei sinkender Beleuchtung und zunehmender Dunkelanpassung bei beiden Typen eine dem Verhalten der Normalen (PURKINJEsches *Phänomen*) entsprechende Verschiebung der hellsten Stelle nach dem kurzwelligen Ende hin ein, wodurch die roten Lichter an Reizwert abnehmen, die blauen zunehmen.

Eine weitere Verschiedenheit in der Farbenempfindungsweise der Dichromaten läßt sich durch die Feststellung der Gesichtsfeldgrenzen für Gelb und Blau nachweisen. Während sie beim Grünblinden annähernd den Grenzen des Normalen entsprechen, sind sie beim Rotblinden deutlich verengt und bedingen auch in den mittleren Teilen des Gesichtsfeldes eine merkliche Herabsetzung der Gelbblauempfindung.

Aus alledem geht hervor, daß die Farbensinnstörung des Rotblinden als die im Vergleich zur Grünblindheit schwerere aufzufassen ist und insofern eine Art Mittelstellung zwischen der Grünblindheit und der totalen Farbenblindheit einnimmt. Diese ihre Zwischenstellung darf aber nicht dahin aufgefaßt werden, sie als eine Art Übergangsform zwischen der Grünblindheit und der totalen Farbenblindheit anzusprechen. Ebensowenig wie zwischen Grün- und Rotblindheit bestehen auch zwischen Rot- und totaler Farbenblindheit irgendwelche Übergänge fließender Art.

Übertragen wir diese an spektralen Lichtern gewonnenen Gesetzlichkeiten auf die Farbenempfindungen, die dem Dichromaten durch das Sehen der Körper-, Flächen- und Raumfarben der Umwelt im täglichen Leben vermittelt werden, so lassen sich auch bei ihnen die Abweichungen auf die entsprechenden Gesetzmäßigkeiten zurückführen, nur liegen hier infolge der unendlich viel größeren Mannigfaltigkeit der Körperfarben usw. die Verhältnisse viel verwickelter und sind längst nicht so leicht üburseh- und erklärbar wie bei den homogenen Spektrallichtern. Ähnlich reine Farben begegnen uns unter den Körperfarben nur ganz ausnahmsweise, und selbst die reinsten und gesättigsten Farben, welche uns von den Oberflächen der Objekte entgegengestrahlt werden, bestehen keineswegs bei ihrer spektralen Zerlegung aus homogenem Licht von einem bestimmten engen Wellenlängengebiet, vielmehr ist an ihrem Zustandekommen stets eine sehr viel breitere Spektralstrecke beteiligt. Im Vergleich zu der so außerordentlich großen Mannigfaltigkeit aller unserer Farbenempfindungen sind vollkommen reine und gesättigte Rot- und Grünfarbtöne ein verhältnismäßig seltenes Erlebnis. Fast alle als Rot oder Grün, einerlei in welcher Helligkeit und Sättigung erscheinenden Objekte strahlen uns neben einem nicht unbedeutenden Anteil unbunten Lichtes auch noch gelb- oder blauhaltiges Licht mit zu, selbstverständlich in stets wechselndem Ausmaß. Wir unterscheiden daher und sprechen, je nachdem, von einem Gelbgrün, Blaugrün, Gelbrot und Blaurot usw. und deren Zwischenstufen. Nun kann bei mehreren Grüntönen von sonst gleicher Helligkeit und Sättigung der noch nebenbei mitempfundene Gelbanteil des einen und der Blauanteil des anderen so gering sein, daß beim Normalen infolge der weit vorherrschenden Grünwahrnehmung die gleichzeitig vorhandene Mitempfindung eines gelben bzw. blauen Anteils so gut wie ganz zurücktritt und in ihrer Unterschiedlichkeit kaum zum Bewußtsein gelangt. Die betreffenden Objekte werden als kaum verschiedene Grüntöne empfunden und einheitlich als solche bezeichnet. Ganz anders ist das Verhalten des Rotgrünblinden solchen Grüntönen gegenüber. Für den reinen Grünanteil, der ihm grau erscheint, ist er ja unempfindlich, nicht aber für den Gelb- bzw. Blauanteil, mag er auch noch so gering sein. Daher werden die beiden dem Normalen in ziemlich ähnlicher Grünqualität erscheinenden Objekte vom Rotgrünblinden als deutlich verschieden beurteilt, und zwar das eine als graugelb, das andere als graublau, weil er das Grün im einen Fall als eine Graumischung mit Gelb, im anderen als eine solche mit Blau empfindet. Von einer Verwechslung dieser beiden Grüntöne miteinander kann hier also keine Rede sein. Im Gegenteil, anstatt mit einer dem Normalen gegenüber verminderten und abgeschwächten haben wir es hier beim Rotgrünblinden vielmehr mit einer erhöhten und verstärkten Unterschiedsempfindlichkeit, wenn auch nur für bestimmte Farbtöne, zu tun. Genau die entsprechenden Betrachtungen lassen sich natürlich auch für die Rotqualität mit ihren Nachbartönen Gelblichrot und Bläulichrot anstellen. Diese im gewissen Sinne positiv zu bewertenden Abweichungen sind, wie bekannt, bei der Zusammenstellung der neuesten Farbensinnprüfungstafeln von Ishihara und Stilling mit großem Geschick verwertet worden. Sie sind aber auch gut geeignet, Rückschlüsse auf den ganzen Charakter der farbigen Seherlebnisse des Rotgrünblinden zuzulassen. Seine Farbenempfindungswelt ist trotz ihrer Mängel keineswegs so eintönig und erlebnisarm, wie es oft behauptet wird. Nur ist ihre Reichhaltigkeit, Lebendigkeit und Vielseitigkeit eine andere. In dieser Hinsicht braucht sie von ihm selbst um so weniger als mangelhaft und unvollständig, als einer Ergänzung bedürftig beurteilt zu werden, als ihm ja mit Gelb und Blau auch die das Gefühlsleben so weitgehend beeinflussende

Unterscheidung warmer und kalter Farbtöne keineswegs vorenthalten ist.

Wie schon erwähnt, besteht beim Rotblinden, in Übereinstimmung mit seinem Verhalten spektralen Lichtern gegenüber, neben der stufenweise erfolgenden Abnahme der Gelb- bzw. Blauempfindung zugunsten der an ihre Stelle tretenden Grauempfindung auch noch eine vom Grünblinden abweichende Veränderung der Helligkeitsverhältnisse. Abweichend insofern, als nach der roten Seite die Helligkeit der Farbtöne eine viel schnellere und daher auch stärkere Abnahme erfährt als nach der grünen. Infolgedessen erscheint auch bei den Körperfarben das Rot des Normalen dem Rotblinden viel dunkler grau als dem Grünblinden und wird daher vom Rotblinden zwar nicht als andersfarbig, wohl aber als anders hell unterschieden. Ins Praktische übersetzt, würde eine einfache rot getüpfelte Figur, z. B. ein Kreuz oder eine Zahl, auf grün oder grau getüpfeltem Grund bei gleicher Helligkeit aller dieser Tüpfel der Figur und des Grundes dem Grünblinden unerkennbar bleiben, vom Rotblinden aber auf Grund der ihm deutlich dunkler erscheinenden Rottüpfel wohl erkannt werden. Um auch für ihn die Figur unerkennbar zu machen, müßte entweder eine entsprechend dunklere Tönung der Grüntüpfel des Grundes oder aber eine hellere Tönung der Rottüpfel der Figur gewählt werden. Selbstverständlich wäre in diesem Falle die Figur für den Grünblinden erkennbar.

Dieses Prinzip des Unerkennbarmachens einer farbigen Figur (Buchstabe, Zahl, Ring usw.) auf andersfarbigem Grunde unter Verwendung der entsprechenden Verwechslungsfarben benutzen die meisten heute gebräuchlichen sog. *Tafelproben* zum Zwecke der Aufdeckung der Farbenuntüchtigen. Nach dem Gesagten muß es aber ohne weiteres einleuchten, welche Schwierigkeiten zu überwinden sind, nicht nur um die zur Verwechslung geeigneten Farbtöne herauszufinden, sondern sie auch in der richtigen Anordnung unter Berücksichtigung ihrer Helligkeit und Sättigung, Vermeidung auffallenden Glanzes und anderem mehr zusammenzustellen.

Neben dieser technischen Seite verdienen aber auch psychologische Dinge eine weitgehende Beachtung. Hier spielt der bei vielen Menschen stark ausgeprägte *Formsinn* eine nicht zu unterschätzende Rolle, der es oft genug ermöglicht, trotz tatsächlich bestehender Farbenuntüchtigkeit die zur Prüfung dienende Figur z. B.

in Gestalt von Zahlen und Buchstaben an der Kontur, der Linien-
führung richtig zu „enträtseln". Andererseits ist nicht außer acht
zu lassen, daß vielen Menschen infolge mangelnder Übung und
Begabung das richtige Erkennen der Figur usw. erschwert ist, auch
wenn ihr Farbensinn ungestört ist. Um in solchen Fällen stets
die richtige Entscheidung zu treffen, ob die Entzifferung einer
solchen Tafelprobe wirklich nur auf Grund eines vollwertigen
Farbenerkennungs- und -unterscheidungsvermögens und nicht
sonstwie auf anderen Umwegen zustande gekommen ist, oder
ob das Versagen nicht durch andere Mängel oder Umstände als
durch einen Farbensinndefekt bedingt war, bedarf es bei der
Anwendung der Prüfungsmittel vor allem auch ihrer sachverstän-
digen Handhabung. Jede noch so zuverlässige Farbensinnprobe
kann bei unsachgemäßem Vorgehen des Untersuchers versagen und
zu falschen Schlüssen führen. Daher sind mit verantwortlichen
Farbensinnuntersuchungen nur solche Personen zu betrauen,
welche auf Grund ihrer Vorbildung über die durchaus notwendigen
physiologischen und psychologischen Sachkenntnisse verfügen und
selbst farbentüchtig sind. Ebenso selbstverständlich ist es, daß
sie mit der Konstruktion und dem Gebrauch der für die Prüfung
mit spektralen Lichtern bestimmten Apparaturen vertraut sind.
Am besten eignet sich hierfür das vom Physiologen NAGEL konstruierte sog. *Anomaloskop* (Modell I), welches die Mischung roter
und grüner Spektrallichter und deren Wirkung auf das Auge durch
Vergleich mit einem gleichzeitig in einem Nebenfelde dargebotenen
einfachen gelben Spektrallicht zu prüfen ermöglicht.

**Die Gelbblaublindheit.** Das Gegenstück zur Rotgrünblindheit
stellt die Gelbblaublindheit dar. Sie ist im Vergleich zu jener schon
aus dem Grunde von sehr viel geringerer praktischer Bedeutung,
weil sie bisher nur ganz außerordentlich selten beobachtet und
infolgedessen allerdings auch noch wenig studiert ist. Möglicherweise wird die Häufigkeit ihres Vorkommens (etwa 1 : 40000)
unterschätzt, weil sie schwieriger zu entdecken und die durch sie
bedingten Farbenverwechslungen an Bedeutung gegenüber den
Rotgrünstörungen stark zurücktreten. Auch fehlt es zur Zeit noch
an geeigneten und hinreichend feinen Untersuchungsmethoden zu
ihrer Feststellung und zur Klärung der theoretisch begründeten
Frage, ob es auch bei der Gelbblausinnstörung analog der Rotgrünblindheit zu einer Unterteilung in Tritanopie und Tetartanopie

kommen muß. Am Spektrum erscheint dem Gelbblaublinden die Strecke der langwelligen Lichter in roten, die der kurzwelligen in grünen Tönen. Die Ausdehnung des Spektrums sowie die Lage der hellsten Strecke entsprechen ziemlich genau den normalen Verhältnissen. Die Farbenverwechslungen sind an Zahl beschränkter und beziehen sich auf solche zwischen Blaugrün mit Blau, Gelbgrau mit Grau und Violett, Orange mit Purpurrot. Gelb wird farblos gesehen, aber von Rot und Grün wohl unterschieden. Infolgedessen steht die Leistungsfähigkeit des Gelbblaublinden hinsichtlich der praktisch wichtigsten Unterscheidung der roten, grünen und gelben Farbtöne der des Normalen nur wenig nach.

### Das Farbensehen der anomalen Trichromaten.
### Die Farbensinnschwäche.

Neben den beschriebenen Störungen der *Dichromasie* steht als Zwischenstufe neben ihr und dem normalen Farbensinn eine Gruppe von Farbenuntüchtigen, deren Abweichungen sich in allmählichen Übergängen von der partiellen Farbenblindheit bis zum normalen Farbenempfinden offenbaren. Während beim Dichromaten zwei verschiedene, passend ausgewählte Spektrallichter ausreichen, um in verschieden-anteiligen Mischungen alle ihm möglichen Farbenempfindungen hervorzurufen, benötigt diese Gruppe der Farbenuntüchtigen ebenso wie die Normalen hierzu drei verschieden bunte Lichter. Ihr Farbensystem ist also trotz des dem Normalen gegenüber herabgesetzten Farbensinnes ebenfalls trichromatischer Natur. Damit ist gesagt, daß ihr Farbensystem nicht auf einem Ausfall, sondern auf einer Änderung einer oder mehrerer der drei dem normalen Farbenempfinden theoretisch zugrunde gelegten Komponenten (Spektralrot, -grün, -blau) im Sinne einer geminderten Empfindlichkeit, einer Abschwächung beruht. Sie werden deshalb vom Standpunkt der HELMHOLTZschen Theorie aus als *anomale Trichromaten* bezeichnet.

Auf die von HERING seiner Theorie zugrunde gelegten *Gegenfarben* bezogen, handelt es sich bei diesen Farbenuntüchtigen nicht, wie bei den Dichromaten, um den gänzlichen Ausfall der Empfindlichkeit für ein Gegenpaar von Urfarben, sondern nur um eine Minderung für ein solches, während sie für das andere Gegenfarbenpaar unverändert bestehen bleibt. Diese Unterwertigkeit, die sich fast ausschließlich auf Störungen in der richtigen Erkennung und

Unterscheidung der Rotgrünqualitäten beschränkt, macht sich vornehmlich dann geltend, wenn es sich um wenig gesättigte kleine oder in großer Entfernung gesehene buntfarbige Objekte handelt und wenn der Abstand der Wellenlängen der verschiedenen Farbtöne nur gering ist. Daher sprechen wir in solchen Fällen, wo also die Rotgrünempfindlichkeit zwar nicht fehlt, aber die Stärke und den Grad des Normalen nicht erreicht, von Farbensinnanomalie.

Es ist leicht zu begreifen, daß diese im Vergleich zur partiellen Farbenblindheit viel weniger stark ausgeprägte Minderwertigkeit auch entsprechend weniger leicht nachzuweisen ist und daß es daher zu ihrer Aufdeckung besonders feiner und vielseitiger Untersuchungsmethoden bedarf, die sich gegenseitig ergänzen müssen. In erster Linie steht auch hier wieder das bereits erwähnte NAGELsche Anomaloskop. Mit ihm angestellte Vergleichsprüfungen ermöglichen den Nachweis, daß die anomalen Trichromaten trotz ihres nicht immer auffällig verschiedenen Verhaltens gegenüber den Pigmentfarben des gewöhnlichen Lebens in zwei scharf voneinander abgrenzbare Gruppen zu trennen sind. Sie sind in gewisser Hinsicht den oben besprochenen Rot- und Grünblinden an die Seite zu stellen und werden dementsprechend als *Rot-* und *Grünanomale* (Protanomale, Deuteranomale) bezeichnet. Die Protanomalen kann man mit den ihnen nahestehenden Protanopen in die Gruppe der Prototypen, die Deuteranomalen mit den ihnen ebenfalls verwandten Deuteranopen in die Gruppe der Deuterotypen zusammenfassen. Während beim Normalen die Mengenanteile eines gewissen Spektralrot und -grüns stets annähernd dieselben sind, um miteinander optisch gemischt einem reinen, homogenen Spektralgelb in seiner Farbe und Helligkeit gleich zu erscheinen, benötigen die Anomalen zu einer solchen Mischungsgleichung mit Gelb entweder mehr Rot oder mehr Grün als der Normale. Die einen, die Protanomalen, sind demnach unterempfindlich für Rot, die anderen, die Grünanomalen, für Grün.

Erst in allerjüngster Zeit gelang es (ENGELKING, OLOFF), die von der Theorie als Gegenstück zu der *Prot-* und *Deuteranomalie* geforderte *Tritanomalie* (Gelbblausinnschwäche), wenn auch zunächst nur als ganz vereinzelt vorkommende Seltenheit aufzudecken.

Die Verschiedenheit der jeweilig zur Herstellung einer Gleichung mit Spektralgelb beanspruchten Rot- und Grünanteile hat zur selbstverständlichen Folge, daß die vom Rot- bzw. Grünanomalen hergestellten Mischungsgleichungen vom Normalen niemals als solche anerkannt werden. Das Mischfeld erscheint ihm neben dem Gelb entweder als zu rot oder als zu grün. Umgekehrt muß die Gleichung des Normalen vom Anomalen als solche abgelehnt werden, da ihm die beiden Vergleichsfelder verschiedenartig erscheinen. Der Rotanomale sieht das Mischfeld in grünlichem, der Grünanomale in rötlichem Farbton.

Erkennt aber der Anomale, was nicht ganz selten der Fall ist, die Gleichung des Normalen als auch für ihn gültig an, so lassen sich trotzdem für ihn stets auch noch andere Mischungsverhältnisse als Gleichungen herstellen, was beim Normalen so gut wie nie oder nur in ganz eng beschränktem Ausmaße der Fall ist. Jedenfalls ist beim Anomalen die „Einstellungsbreite" dem Normalen gegenüber stets mehr oder weniger stark vergrößert. Sie kann sogar in Ausnahmefällen so weit gehen, daß sie nach der einen (Rot-) oder nach der anderen (Grün-) Seite mit dem entsprechenden Verhalten der Dichromaten übereinstimmt (extrem Prot- bzw. Deuteranomale).

Selbstverständlich spielen auch die Helligkeitsverhältnisse der beiden Vergleichsfelder bei der Einstellung der Gleichungen eine ähnliche Rolle wie bei den Dichromaten.

Diesem ihrem abweichenden Verhalten spektralen Lichtern gegenüber entspricht eine verminderte bzw. geänderte Unterschiedsempfindlichkeit bezüglich des richtigen Erkennens und Unterscheidens der Pigmentfarben des gewöhnlichen Lebens. Auch hier begehen die Anomalen Irrtümer und Verwechslungen, wenn auch nicht in dem Umfang und in der Stärke und Häufigkeit wie die Dichromaten, indem sie Farbtöne für gleich halten, die der Normale ohne weiteres als verschiedenfarbig unterscheidet. Indes erstrecken sich ihre Verwechslungen auf ein im Vergleich zum Dichromaten viel enger begrenztes Gebiet insofern, als sie sich nur auf im geordneten Farbenkreis nahe beieinander liegende Farbtöne der Rot- und der Grünqualität beziehen. Aber auch die vom Normalen verschieden empfundenen Blau- und Violettöne werden vom Anomalen fast ebenso schwer unterschieden wie vom Dichromaten. Diesen Verwechslungen unterliegt der anomale Trichromat um so leichter, je geringer der Sättigungsgrad, je kleiner die zu unterscheidenden Objekte, je größer ihre Entfernung und je schlechter die Beleuchtung ist, unter der sie sich ihm darbieten. Um bei der Betrachtung kleiner und kleinster lichtschwacher Objekte den Gesichtswinkel zu vergrößern, rückt er möglichst nahe an sie heran und sucht die beste Beleuchtung für sie auf. Dabei benötigt er zur Erkennung der Farbenunterschiede das Vielfache an Zeit wie der Normale: für Rot etwas das 20fache, für Grün sogar das 50fache. Daher ist es ihm fast unmöglich, kurz aufblitzende Signallichter, zumal aus größerer Entfernung, richtig zu erkennen oder gar zu unterscheiden. Hand in Hand mit diesem verlangsamten Erkennen geht aber dann eine auffallend schnell erfolgende Ermüdbarkeit farbigen Einwirkungen gegenüber, so daß eine eben noch in ihrer Rot- oder Grünqualität richtig erkannte Farbe nach längerem Betrachten ihr Aussehen im Sinne einer Abschwächung, ja Änderung ihres Farbtones wechselt. An sich gleichfarbige Lichter können aber vom Anomalen auch dann schon für verschiedenfarbig gehalten werden, wenn sie nur in ihrer Helligkeit voneinander abweichen. Es ist dies eine Folge der auch beim Farbenanomalen gesteigerten Empfindlichkeit für Helligkeitsunterschiede, die ihn veranlaßt, geringe, dem Farbentüchtigen kaum zum Bewußtsein kommende Helligkeitsunterschiede irrtümlich auf Farbtonverschiedenheiten zu beziehen und als solche zu beurteilen.

Änderungen der Farbtonempfindung machen sich weiter geltend, wenn andere Farben neu hinzutreten und sich gleichzeitig mit den früheren im Gesichtsfeld bemerkbar machen. Es tritt dann unter der Einwirkung des sog. „gesteigerten Farbenkontrastes" die merkwürdige und sehr charakteristische Erscheinung auf, daß Lichter, die bis dahin, also allein für sich oder nacheinander gesehen, farblos, unbunt oder gelblich erscheinen, neben stark roten Lichtern nunmehr in der Kontrastfarbe Grün, neben intensiv grünen in der Kontrastfarbe Rot gesehen werden. Diesen erhöhten Kontrastempfindungen verdankt übrigens eine Reihe von Kunstmalern ihren Ruf, ganz besonders feine Farbenkünstler zu sein. Anders verhält es sich mit dem sog. „*Florkontrast*" bei den Anomalen. Dieser dem Normalen so auffallenden und bei ihm nie fehlenden Kontrastwirkung unterliegt nämlich der Farbenanomale nicht, da der Eindruck der kontrasterregenden Farbe infolge der Abschwächung durch das die Probefigur bedeckende Florpapier für ihn zu gering (unterschwellig) ist, um überhaupt einen Kontrast hervorrufen zu können.

Wie gesagt, machen sich alle diese dem labilen Farbensinn der Anomalen entspringenden Mängel ganz besonders geltend, wenn es sich um die Erkennung und die Unterscheidung kleiner oder entfernter farbiger Objekte handelt. Die Lichter farbiger Signale z. B., oder das rote Dach eines Hauses, in der Nähe richtig erkannt, verlieren mit zunehmender Entfernung auch bei sonst tadellosem Gesichtssinn ihren buntfarbigen Charakter und werden für untereinander oder mit der Umgebung gleichfarbig und je nachdem nur für verschieden hell gehalten.

Da all die genannten Abweichungen, die wir unter der Bezeichnung der sog. „sekundären Merkmale" zusammenfassen, sich in der verschiedensten Art und Stärke miteinander kombinieren, teilweise auch fehlen können, so erklärt sich ohne weiteres, daß gerade diese Form der Farbensinnstörung, die anomale Trichromasie, in einer ganzen Stufenleiter mit fließenden Übergängen von leichteren bis zu schwereren Graden verlaufen kann, so daß es oft genug Schwierigkeiten bietet, sie vom normalen Farbenempfinden einerseits und von der partiellen Farbenblindheit, der Dichromasie, andererseits scharf abzugrenzen. Ihre Träger sind aber für eine große Reihe wichtiger Berufe genau ebenso ungeeignet und von diesen ebenso fernzuhalten wie die Dichromaten, die Abgrenzung nach dieser Seite hat deshalb keine praktische Bedeutung, sondern nur wissenschaftliches Interesse. Gleiches gilt selbstredend auch für die nur wissenschaftlich wertvolle Unterscheidung der Rotblinden und Rotschwachen von den Grünblinden und Grünschwachen. Anders steht es mit der Frage nach der Abgrenzung gegenüber dem normalen Farbensinn. Trotz der scheinbar vorhandenen Übergangsformen ist an dem wirklichen Bestehen einer Grenze kaum zu zweifeln, wenn auch in übrigens sehr seltenen Fällen (sog. „Grenzfälle") noch nicht mit aller Sicherheit die Entscheidung getroffen werden kann, ob es sich hier um eine noch so leichte Form der angeborenen Farbensinnstörung oder um an sich regelrechtes und vielleicht nur durch physikalisch-chemische Einflüsse (abweichende Lichtabsorption durch das Makulapigment) geringgradig verändertes Farbenempfinden handelt. Hierher gehören auch die übrigens sehr seltenen Fälle, wo trotz regelrechten Verhaltens gegenüber den spektralen Mischungsgleichungen der Prüfling den Tafelproben gegenüber versagt oder wo das umgekehrte Verhalten nachweisbar ist. Im ersteren Falle können wir natürlich nicht von anomaler Trichromasie, sondern nur von Farbensinnschwäche sprechen. Man kann aber auch wie im zweiten Falle anomaler Trichromat sein, ohne den Tafelproben gegenüber im geringsten zu versagen, d. h. ohne farbenschwach zu sein. Es decken sich daher, genau genommen, die Begriffe „Farbensinnschwäche" und „anomale Trichromasie" nicht vollständig. Daß in solchem Einzelfall die Entscheidung, ob Farbentüchtigkeit vorliegt oder -untüchtigkeit, hier sehr erschwert sein kann und einer gewissen Willkür unterliegt, ist einleuchtend. Da bei derartigen Beurteilungen die praktischen Interessen vorwiegen, scheint es berechtigt, dem Verhalten gegenüber den Körperfarben die größere Bedeutung beizumessen und Personen, die trotz leichter Erhöhung der Farbenreizschwelle für einige Teile des Spektrums bei der Prüfung mit den Tafelproben durchaus kein vom Normalen abweichendes Verhalten erkennen, insbesondere die „sekundären Merkmale" vermissen lassen, anstandslos als farbentüchtig zu beurteilen. Erweist sich aber der Prüfling den Tafelproben gegenüber als unsicher, so hätte er auch bei richtiger Einstellung der spektralen Mischungsgleichungen als farbenuntüchtig zu gelten. Da das Sehorgan biologisch sich nur an Lichtgemischen entwickelt hat, wie sie die Körperfarben der Umwelt darbieten, hat sich die Beurteilung seiner Leistungsfähigkeit in erster Linie auf sein Verhalten diesen gegenüber zu gründen. Niemals aber darf — und das gilt für alle verantwortlichen Farbensinnuntersuchungen — für die Entscheidung das an *einer* einzigen Pigmentprobe allein gewonnene Urteil maßgebend sein. Nur das an einer Mehrzahl von ihnen festgestellte Verhalten ist der endgültigen Entscheidung, zumal in Zweifelsfällen, zugrunde zu legen.

Hinsichtlich der „sekundären Merkmale" ist noch zu bemerken, daß sie auch bei Fehlen des „primären Merkmals" der Herabsetzung der absoluten Empfindlichkeit für eine Farbe, wenn auch dann meist nur teilweise, vorhanden sein können. Insbesondere ist es die gesteigerte Farbenkontrastempfindlichkeit, die bei nicht nachweisbarer Anomalie deutlich erkennbar sein und ein falsches Beurteilen z. B. von Signallichtern zur Folge haben kann. Aber auch der umgekehrte Fall ist nicht selten festzustellen, nämlich Fehlen der Kontrastempfindlichkeit bei deutlich nachweisbarer anomaler Trichromasie.

Das ganz außerordentlich selten festgestellte Vorkommen einer *einseitigen* Farbensinnstörung hat keine praktische Bedeutung,

wenn das Sehvermögen des anderen farbentüchtigen Auges nicht
in sonstiger Hinsicht beeinträchtigt ist und wenn der Verdacht
des Bestehens einer erworbenen Farbensinnstörung (s. S. 99) sich
als unbegründet erweist.

Zusammenfassend ist zu sagen, daß unsere heutigen wohl-
erprobten Untersuchungsmethoden, sachgemäß und in genügender
Anzahl ergänzungsweise angewandt, vollkommen zu einer für die
praktischen Zwecke notwendigen Abgrenzung auch der leichteren
Farbensinndefekte vom normalen Farbenempfinden ausreichen.
Dabei ist die Feststellung des jeweils vorliegenden Typs der Farbensinnstörung für die Beurteilung des Farbensinnes von ganz untergeordneter Bedeutung, solange nicht wissenschaftliche, sondern
nur rein praktische Interessen und Gesichtspunkte in Frage kommen. Wie wichtig aber und wie notwendig die Frage der Abgrenzung ist zur Entscheidung, ob Farbentüchtigkeit oder -untüch-
tigkeit im gegebenen Falle vorliegt, ergibt sich aus der Tatsache,
daß die Mängel des an sich dem Dichromaten gegenüber ja auch
viel vollkommeneren Farbenunterscheidungsvermögens der Anomalen häufig weder den Trägern selbst noch ihrer Umgebung
offenkundig sind, mindestens aber von ihnen für belanglos gehalten werden. Die sonst als harmlos beurteilten Verwechslungen
gewinnen aber sofort ein anderes Gesicht und Gewicht, wenn auf
Grund von Farbenunterscheidungen im Berufs- und Erwerbsleben
Entscheidungen getroffen werden müssen, die für den Farbenuntüchtigen selbst oder seine Umgebung oder gar für die Allgemeinheit von schwerwiegenden Folgen begleitet sein können. Man
vergegenwärtige sich nur die immer wiederkehrenden Unglücksfälle mit Menschen- und Materialverlusten, welche durch Verwechslungen beim Beobachten nur kurze Zeit einwirkender und
schnell wechselnder Signallichter bei unterschiedlichen Entfernungen, sich schnell ändernden Sicht- und Beleuchtungsverhältnissen
am Lande, auf dem Wasser und in der Luft herbeigeführt worden
sind und trotz aller Vorsichtsmaßregeln sich immer noch wiederholen. In dieser Hinsicht sind es gerade die Anomalen, die ihre
Umgebung gefährden können, zumal wenn sie sich ihres Defektes
selbst nicht bewußt sind oder ihn gar zu verheimlichen suchen.
Deshalb sind wir nach wie vor der Meinung, daß es nicht oder nur
unter ganz besonderen Voraussetzungen und Einschränkungen zu
verantworten sein wird, anstatt der bisher üblichen Unterscheidung

zwischen Farbentüchtigen und -untüchtigen eine Dreiteilung, etwa
in 1. unbedingt Farbentüchtige, 2. bedingt Farbentüchtige und
3. Untüchtige vorzunehmen, ganz abgesehen von den technischen
Schwierigkeiten, die einer einwandfreien Eingruppierung auf
Grund der Prüfungsergebnisse einerseits und der beruflichen Anforderungen andererseits entgegenstehen. Eine solche schematische
Dreiteilung verbietet sich bei der wichtigen Frage der Berufsberatung schon aus dem Grunde, weil hier vor allem die gesonderte
Beurteilung jedes Einzelfalles geboten ist. Für die verantwortungs-
volle Entscheidung, ob in den erwähnten „Grenzfällen" noch auf
Tauglichkeit zu erkennen ist oder nicht, kommt dann nur noch
eine genaue quantitative Untersuchung in Gestalt der Farb-
schwellenmessung in Frage (Apparate nach VIERLING, TRENDE-
LENBURG, OLOFF) (s. S. 135).

## Die Farbenasthenopie.

ENGELKING, dem wir die Entdeckung der tritanomalen Trichromasie zu verdanken haben, stellte vor einigen Jahren als
Erster eine weitere Form von angeborener Farbensinnstörung fest,
die sog. „Farbenasthenopie". Das Charakteristische dieser Farben-
asthenopen besteht darin, daß sie die übliche Prüfung mit Pigmentproben und am Anomaloskop zunächst glatt bestehen. Nach kurzer
Ermüdung werden aber von ihnen am Anomaloskop vorübergehend
Gleichungen eingestellt, wie sie sonst nur anomale Trichromaten,
hauptsächlich Grünanomale, in ganz extremen Fällen sogar Dichromaten, anzunehmen pflegen. Die Entdeckung von ENGEL-
KING wurde von anderer Seite (HARTUNG, I. SCHMIDT) bestätigt.
Wie unten (s. Anomaloskop S. 110) näher besprochen, unterscheidet man bei der hierfür in erster Linie in Betracht kommenden
RAYLEIGH-Gleichung eine absolute und eine relative Einstellungsbreite. Sie ist *absolut*, wenn die Einstellung bei gut helladaptiertem
und ausgeruhtem Auge sofort, d. h. innerhalb von höchstens zwei
bis drei Sekunden anerkannt wird, und umfaßt nicht mehr als
höchstens sechs Teilstriche der das Rotgrüngemisch regelnden
Schraube. Neben dieser absoluten Einstellungsbreite findet sich
aber bei einer größeren Zahl sonst farbentüchtiger Personen eine
*relative Einstellungsbreite*, d. h. eine breitere Zone, in der Gleichungen nur nach eingetretener Ermüdung und nach einer Beobach-
tungsdauer von drei und mehr Sekunden angenommen werden.

Ist die relative Einstellungsbreite wesentlich größer als die absolute, so haben wir es mit einer abnormen Ermüdbarkeit des
Farbensinnes, also einer Erhöhung der Farbenschwellen im Sinne
der ENGELKINGschen „Farbenasthenopie" zu tun.

Die Frage, inwieweit solche mit Farbenasthenopie behafteten
Personen noch den amtlichen Anforderungen genügen, ist zwar
zur Zeit noch nicht spruchreif, bedarf aber bei den hohen An-
sprüchen, die heutzutage an ein normales Farbenunterscheidungsvermögen (Wehrmacht, Verkehrswesen) gestellt werden, dringend
weiterer Beachtung und Klärung.

Die Grundlage für die Entdeckung ENGELKINGS bildete die
Untersuchung der Farbenschwellen. Er ging dabei von der bekannten Tatsache aus, daß jede Ermüdung leicht eine Erhöhung
der Farbenschwellen bewirken kann. Auch HARTUNG fiel es auf,
daß die Ermüdungsgleichungen am Anomaloskop — in Übereinstimmung mit der Nachprüfung am HELMHOLTZschen großen
Spektralapparat — fast stets mit einem mehr oder weniger großen
Sättigungsverlust wahrgenommen wurden, d. h. mit einem ver-
mehrten Weißzusatz. Um ganz sicher zu gehen, empfiehlt es sich
nach den Erfahrungen von OLOFF, das Ergebnis der Anomaloskopuntersuchung durch eine Prüfung der Farbenschwellen, die mit
Hilfe des einfachen Anomaloskops nicht möglich ist (s. Untersuchung der Farbenschwellen S. 135), zu ergänzen. Das gilt vor
allem auch für die kürzlich von VELHAGEN an Fliegern gemachten Beobachtungen, nach denen auch der Sauerstoffmangel,
wie er bei den Höhentauglichkeitsprüfungen der Flieger in der
Unterdruckkammer herbeigeführt wird, bei vielen Personen eine
nicht unbeträchtliche, in ihren Ausmaßen wechselnde Änderung
des Farbensehens bei der Untersuchung am Anomaloskop bedingt. Hier nimmt mit steigender Höhe die Änderung der Einstellungsbreite zu, um bei sinkender Höhe wieder entsprechend
abzunehmen, ohne daß gleichzeitig stets auch ein Versagen an
den Tafelproben oder eine Steigerung des Farbenkontrastes nachweisbar war. Hinsichtlich der Änderung des Farbensehens dürfte
dieser „hypoxämische" Zustand der durch Ermüdung des Sehorgans und allgemein-körperliche Erschöpfung verursachten *Umstimmung* (TRENDELENBURG) an die Seite zu stellen sein. In
Zweifelsfällen, zumal forensischer Natur, könnte nach VELHAGENS
beachtlichem Vorschlag der Unterdruckkammerversuch insofern

eine diagnostische Hilfe sein, als durch ihn ein einigermaßen
dosierbarer Erschöpfungszustand künstlich zu erzeugen wäre, der
eine systematische Feststellung des Auftretens oder des Aus-
bleibens von Störungen im Farbensehen gestattet.

## Das Farbensehen der Totalfarbenblinden.

Einen besonderen Platz unter den angeborenen Störungen des
Farbensinnes nimmt die *totale Farbenblindheit* ein. Sie stellt insofern die weitgehendste Herabsetzung des Farbensehens dar, als
bei ihr sowohl die Rotgrün- wie auch die Gelbblauempfindung ausgefallen ist. Dieser gleichzeitige Funktionsausfall des Rotgrün-
und des Gelbblausinnes bei alleinigem Erhaltensein des Weiß-
schwarzsinnes führt bei den Totalfarbenblinden eine vollständige
Unempfindlichkeit für alle Buntfarbenqualitäten herbei, so daß
sie alle miteinander verwechselt werden. Sie erscheinen ihm daher
in der gleichen Weißgrauschwarztönung, ähnlich einem Stahl- oder
Kupferstich und unterscheiden sich nur durch die Verschiedenheiten ihrer Helligkeit. Diesen Zustand der totalen Farbenblindheit
bezeichnen wir mit Rücksicht auf das Fehlen jeder Buntfarbenempfindung als *Monochromasie*, weil alle bunten Farbenqualitäten
in ein und demselben Ton empfunden werden wie die farblosen,
unbunten. Selbstverständlich bezieht sich diese mono- bzw.
achromatische Sehweise auch auf das Spektrum, das nur als grauweißgraues Band gesehen wird, den einzelnen Farben entsprechend
heller oder dunkler. Fast regelmäßig läßt sich eine geringe ein-,
gelegentlich auch beiderseitige Verkürzung des Spektralbandes
nachweisen. Dabei entspricht die Helligkeitsverteilung im Spektrum fast genau derjenigen des dunkeladaptierten normalen Auges
im Zustande des Dämmerungssehens, wo nur der Stäbchenapparat
tätig ist. Damit ist gesagt, daß auch die hellste Stelle des Spektrums nicht wie beim Normalen im Gelb liegt, sondern um ein
beträchtliches Stück nach dem Grün (530 bis 540 m$\mu$) hin verlagert
ist. Dabei bleibt die spektrale Helligkeitsverteilung für den Monochromaten stets unverändert, ist also unabhängig sowohl vom
Wechsel der Lichtstärke wie auch vom jeweiligen Zustande der
Hell- und Dunkeladaptation.

Abgesehen von dem vollkommenen Ausfall der Buntfarbenempfindungen weisen die meisten Totalfarbenblinden aber noch
eine Reihe anderer Merkmale *krankhafter* Natur auf, durch die

sie sich von den bisher besprochenen Farbensinnstörungen so wesentlich unterscheiden, daß man Bedenken tragen kann, ja muß, sie diesen allein auf Grund des Ausfalls der Buntfarbenempfindungen ohne weiteres zuzuordnen. Hierzu gehört zunächst eine starke *Lichtscheu*, die bei steigender Beleuchtung zunimmt, bei sinkender Lichtstärke aber gänzlich zu verschwinden pflegt; alsdann eine Herabsetzung der *zentralen Sehschärfe*, die in allen Ausmaßen anzutreffen ist, bestenfalls etwa $^1/_3$ erreicht, meist aber viel geringer ist und nicht auf krankhafte Veränderungen in den brechenden Medien oder im Augenhintergrund zurückzuführen ist. Fast regelmäßig werden die genannten Erscheinungen von einem mehr oder weniger starken *Augenzittern* (Nystagmus) in seinen verschiedenen Formen begleitet. Wenn man bedenkt, daß alle die genannten Erscheinungen in verschiedensten Ausmaßen vorhanden sein, ja ganz oder teilweise fehlen können, daß sogar, wenn auch außerordentlich selten, volle oder nahezu volle Sehschärfe anzutreffen ist, so begreift man, daß schon aus diesem Grunde von einer ebenso einheitlichen Begriffsbestimmung der totalen Farbenblindheit wie bei den übrigen Defekten keineswegs die Rede sein kann.

Dazu kommt noch die Unterschiedlichkeit der Verteilung auf die beiden Geschlechter sowie der damit in Zusammenhang stehenden Erblichkeitsverhältnisse. Im Gegensatz zu allen anderen Farbensinnstörungen ist bei der Monochromasie bisher nur der einfach-rezessive, vom Geschlecht unabhängige Erbgang festgestellt worden. Infolgedessen werden weibliche Monochromaten relativ viel häufiger angetroffen als weibliche Dichromaten, etwa im Verhältnis von 10 : 15 bis 20 männlichen.

Über die absolute Häufigkeit der totalen Farbenblindheit finden sich stark voneinander abweichende Angaben; sie schwanken zwischen 1 : 40000 und 1 : 300000. An ihrer großen Seltenheit kann nicht gezweifelt werden, sind doch im ganzen Schrifttum bisher kaum mehr als 100 Fälle bekanntgegeben worden. Wie gesagt, ist, wenn auch bisher nur in ganz vereinzelten Fällen, totale Farbenblindheit mit uneingeschränktem Sehvermögen und Fehlen der Lichtscheu und des Augenzitterns usw. beobachtet worden. Möglicherweise wird ihre Häufigkeit unterschätzt, da ihre Feststellung und Abgrenzung von den Dichromasien bisher noch keine entsprechende Berücksichtigung gefunden hat. Es würde sich lohnen, mehr als bisher auf derartige Fälle zu fahnden und dabei vor allem ihren Erbgang, ob einfach-rezessiv oder rezessiv-geschlechtsgebunden vererbbar, sowie das Verhalten der Helligkeitsverhältnisse des Spektrums festzustellen. Immerhin besteht schon jetzt Grund genug zu der Annahme von zwei grundverschiedenen Formen der totalen Farbenblindheit, von denen möglicherweise nur die mit gutem Sehvermögen und fehlenden sonstigen Störungen des Gesichtssinnes den anderen angeborenen Farbensinnanomalien zuzuordnen sind, etwa im Sinne einer Kombinierung der Rotgrün- mit der Gelbblaublindheit, während die zweite selbständig für sich dastehende Form einen ganz anderen Ursprung hat.

Es ist ohne weiteres einleuchtend, daß die Totalfarbenblinden sich zumeist ihres Zustandes voll bewußt sind und sich daher von vornherein von Berufen fernhalten, die irgendwie mit Farben zu tun haben. Auch ihre Feststellung macht keine besonderen Schwierigkeiten.

### Die erworbenen Farbensinnstörungen.

Von den angeborenen Störungen des Farbensinnes scharf zu trennen sind diejenigen, die erst im Laufe des Lebens bei vorher farbentüchtigen Individuen als Teil- oder Folgeerscheinungen gewisser Erkrankungen der Netzhaut, Aderhaut, des Sehnerven und der Sehbahn, des Gehirns und Rückenmarks aufzutreten pflegen und zumeist mit anderen krankhaften Erscheinungen des Sehorgans und des Nervensystems vergesellschaftet sind. Sie stellen demnach keinen physiologischen Zustand unveränderlicher Art dar, sondern gehören mitsamt den übrigen sie begleitenden Symptomen in das Gebiet der ärztlichen Pathologie.

Infolgedessen spielen sie bei den hier zu besprechenden Untersuchungen mehr eine untergeordnete Rolle, bedürfen aber trotzdem einer kurzen Erörterung, weil sie erfahrungsgemäß gar nicht selten als erstes und einziges Symptom der sich in der Sehbahn entwickelnden Krankheitsprozesse auftreten. Als solche können sie bei jeder nach anderer Richtung hin vorgenommenen Untersuchung des Sehorgans als Zufallsergebnis aufgedeckt werden. Sie haben daher Veranlassung gegeben, daß bei den wichtigsten Verkehrsbetrieben, wie z. B. bei der Eisenbahn, neben den in bestimmten Zeiträumen vorgesehenen Nachprüfungen des Sehvermögens und des Farbensinnes außerterminlich in jedem Falle eine Nachprüfung stattfinden muß, wo irgendwelche Krankheiten des

Sehorgans, des Nervensystems, Kopfverletzungen, Gehirnerkrankungen und -erschütterungen oder schwere Allgemeinleiden überstanden waren.

Dabei ist zu beachten, daß die hierbei auftretenden Störungen das Farbensinnes gar nicht selten, zumal im Beginn des Grundleidens, je nach dessen Eigenart nur einseitig auftreten oder beide Augen nacheinander und in verschiedener Weise befallen können. Infolgedessen besteht hier die vorteilhafte Möglichkeit einer vergleichenden Beurteilung der Farbensinnstörung unter Ausnutzung der von dem noch gesunden oder weniger stark erkrankten Auge diktierten Farbenbenennungen und unter Berücksichtigung des jeweiligen Verlaufs in der Weiter- oder Rückentwicklung. In frühzeitig genug beobachteten Fällen gelingt es sogar, mittels der Gesichtsfelduntersuchung in ein und demselben Auge aneinandergrenzende normal und krankhaft funktionierende Stellen vergleichen und beurteilen zu lassen.

Entsprechend den verschiedenartigen Ursachen, die den erworbenen Farbensinnstörungen zugrunde liegen können, sind ihre Erscheinungsformen weit mannigfaltiger und wechselnder, den typischen Formen der angeborenen und unverändert bleibenden Farbensinnstörung nur teilweise vergleichbar. Immerhin lassen sie sich trotz Bestehens aller möglichen Übergangsformen ganz ähnlich wie die angeborenen Störungen den Hauptgruppen der Gelbblaublindheit, Rotgrünblindheit und totalen Farbenblindheit zuordnen.

Nach dem Vorgang von Koellner teilt man die erworbenen Farbensinnstörungen zweckmäßig in folgende 3 Gruppen ein:

1. Bei der ersten Gruppe erscheinen wie bei der angeborenen Farbenuntüchtigkeit die sog. tonfreien Farben der Schwarzweißreihe nach wie vor farblos, dagegen ist die Zahl der normalerweise unterscheidbaren Farbentöne erheblich geringer geworden.

2. Die sog. „Chromatopie", bei welcher auch die tonfreien Farben in einer bunten Farbe gesehen werden und im Farbensehen des Patienten eine beherrschende Rolle spielen.

3. Bei der dritten Gruppe ist zwar das Farbenunterscheidungsvermögen an sich normal, aber die Assoziation mit anderen Hirnzentren gestört, so daß bei genauen Untersuchungen doch falsche Farbenangaben gemacht werden.

Die erste Gruppe ist die häufigste und wichtigste.

Der Hauptunterschied zwischen der erworbenen Rotgrün- und Blaugelbblindheit ist, abgesehen von der Verschiedenheit des Farbensehens, der: die erworbene Rotgrünblindheit hat einen ausgesprochen quantitativen, progressiven Charakter. Die normale Farbenempfindung für Rotgrün läßt mehr und mehr nach, der Blaugelbsinn wird beteiligt, und totale Farbenblindheit, wenn auch heilbar, kann schließlich das Endergebnis sein. Nur bei plötzlichen schweren Herderkrankungen (Gehirnblutungen) tritt die totale Farbenblindheit oft stürmisch ohne Zwischenstufen auf, die letzteren werden gewissermaßen in einem Zuge durchlaufen.

Die erworbene Blaugelbblindheit dagegen stellt eine qualitative Störung dar, einen fertigen Zustand ähnlich der angeborenen Farbenblindheit.

Ein wichtiger Unterschied zwischen angeborener und erworbener Farbensinnstörung ist ferner: die erworbene Farbensinnstörung pflegt meist nur herdförmig in Form scharf umschriebener Skotome im Gesichtsfeld aufzutreten.

Für die Entstehung der erworbenen Farbensinnstörung kommen zwei Möglichkeiten in Frage:

1. Störungen bzw. Änderungen in der Leitung des Lichtreizes selbst auf seiner langen Bahn von der Netzhaut bis zur Sehrinde.

2. An Stelle des Lichtreizes rufen andere Reize mechanischer, toxischer Natur eine pathologische Farbenempfindung im Sinne der Chromatopie hervor. Das kann auch im Dunkeln bei geschlossenen oder erblindeten Augen möglich sein. Eine mechanische Reizung nimmt man nur für die Netzhaut in Form von Zerrung bei der Netzhautablösung an. Dagegen ist auch aus der Kriegserfahrung kein Fall bekannt, wo durch eine mechanische Reizung des Sehnerven, z. B. plötzliche Durchtrennung, eine Farbenempfindung ausgelöst worden ist. Unter den toxischen Reizen sind die bekanntesten das Gelbsehen bei Santoninvergiftung, das Blausehen bei Vergiftungen mit Äthyl- bzw. Methylalkohol und Nikotin. Bei Wurstvergiftung wurde Grünsehen, bei Pilzvergiftung Violettsehen beobachtet.

*Die erworbene Rotgrünblindheit* ist die häufigste und wichtigste erworbene Farbensinnstörung, sie kann auf jeder Strecke der optischen Leitungsbahn zwischen Netzhautinnenfläche bis zur Hirnrinde hinauf durch eine Herderkrankung ausgelöst werden und ist nicht wie die Blaugelbblindheit (s. S. 87) an eine Stelle

des Sehorgans gebunden. Auch die nähere Ursache — ob Ent-
zündung oder Atrophie — scheint ohne Einfluß zu sein.

Am Spektrum erscheint in den allerersten Stadien der erworbenen Rotgrünblindheit bläuliches Grün weniger gesättigt, wird
immer matter und schließlich grau, während im langwelligen Teil
des Spektrums die Zahl der unterscheidbaren Farbentöne mehr und
mehr abnimmt. Alle homogenen Lichter nähern sich einem Gelb
und Blau; im Gegensatz zur angeborenen Farbenblindheit erscheinen hier Gelb und Blau weniger gesättigt, sehen von vornherein mehr weißlich aus. Schließlich sieht der erworben Rotgrünblinde ebenso wie der angeboren Rotgrünblinde das Spektrum in
zwei Hälften, einer langwelligen warmen gelben und einer kurzwelligen kalten blauen Hälfte. Die neutrale Zone liegt wie bei der
angeborenen Rotgrünblindheit im Blaugrün. Das sichtbare Band
des Spektrums entspricht in seiner Länge ungefähr derjenigen des
normalen Spektrums, hat also weder eine Verkürzung am langwelligen Ende, wie bei der angeborenen Protanopie, noch eine Verkürzung am kurzwelligen Ende, wie bei der erworbenen Blaugelbblindheit.

Das auffallendste Symptom der erworbenen Rotgrünblindheit
ist die Abhängigkeit von den Untersuchungsbedingungen. Die
Rotgrünempfindung wird scheinbar verbessert, wenn man die
Sättigung oder die Lichtintensität steigert oder den Sehwinkel vergrößert oder die Untersuchungsdauer verlängert. Koellner sagte
daher mit Recht: „Die erworben Rotgrünblinden haben eine lang-
same Leitung." Nach eigener Beobachtung (Oloff) scheint auch
die Behandlung eine vorübergehende Besserung der Farbenempfindung hervorzurufen; z. B. äußerte eine Patientin (Oloffs) mit
zentraler Netzhaut-Aderhaut-Erkrankung, bei der die Blaugelbempfindung fast vollkommen aufgehoben, die Rotgrünempfindung
bereits stark geschwächt war, daß sie jedesmal nach der subkon-
junktivalen Kochsalzinjektion Rotgrün stundenlang besser erkennen könne.

Die subjektiven Erscheinungen der erworbenen Rotgrünblindheit sind oft sehr gering. Ursache: Einseitigkeit der Erkrankung,
Kleinheit des Rotgrünskotoms. Da, wo sie geäußert werden,
lauten sie meist: rötliche Gegenstände verlieren mehr und mehr
ihre Farben, sehen zuerst orangefarben aus. Daher die häufige
Verwechslung von Apfelsinen und Zitronen, von Silber- mit Gold-

geld. Eine solche Verwechslung kommt bei der erworbenen Blaugelbblindheit nicht vor.

Das wichtigste Zeichen für die Diagnose der erworbenen Rotgrünblindheit ist das Verhalten an der RAYLEIGH-Gleichung. Nach den Erfahrungen bei der angeborenen Rotgrünblindheit müßte man eigentlich eine normale Gleichung erwarten. In Wirklichkeit ist bei der erworbenen Rotgrünblindheit die Einstellungsbreite für Gelb, um die gleiche Empfindung wie ein konstantes Lithiumrot hervorzurufen, eine erheblich größere. Der angeboren Rotgrünblinde, insbesondere der Deuteranop, ist bekanntlich außerordentlich empfindlich für Unterschiede in der Helligkeit des Gelb. Der erworben Rotgrünblinde besitzt eine sehr auffallende Unempfindlichkeit hierfür. Die Untersuchung der RAYLEIGH-Gleichung hat außerdem den großen Vorteil, daß man hiermit zahlenmäßig direkt den Grad der Rotgrünblindheit am Anomaloskop ablesen kann.

Sehr charakteristisch für die erworbene Rotgrünblindheit ist ferner, daß ihre Intensität direkt parallel geht der zentralen Sehschärfe. Man kann — wie es KOELLNER zuerst für die tabische Sehnervenatrophie getan hat — direkt eine Skala aufstellen. Danach machen sich am Anomaloskop die ersten Anzeichen der erworbenen Rotgrünblindheit bemerkbar, wenn das Sehvermögen auf etwa ein Drittel gesunken ist. Vorher läßt sich der Nachweis nur durch eine genaue Perimeteruntersuchung erbringen.

In selteneren Fällen besteht ein auffallendes Mißverhältnis zwischen zentraler Sehschärfe und Intensität der erworbenen Rotgrünblindheit. Normales Sehvermögen bei hochgradiger erworbener Rotgrünblindheit z. B. spricht für eine Erkrankung der Hinterhauptsrinde (KOELLNER). Auch bei manchen Formen von Neuritis optica kann dieses Mißverhältnis mitunter vorkommen; die Ursache hierfür ist noch unbekannt.

Die erworbene Rotgrünblindheit geht fast immer mit einer Störung der Anfangsreizschwelle (primäre Adaptation) einher: typisches Beispiel relatives Zentralskotom für Weiß. Dagegen scheint eine Störung der Empfindlichkeitszunahme im Dunkelraum, die sog. sekundäre Adaptation, im Vergleich zur erworbenen Blaugelbblindheit eine sehr geringe Rolle zu spielen (Näheres s. unter Lichtsinnprüfung S. 87).

*Die erworbene Blaugelbblindheit* wird ausschließlich bei solchen Krankheiten beobachtet, bei denen entweder die Netzhaut allein oder zusammen mit anderen Teilen des Sehorganes erkrankt ist, daher in erster Linie bei der Netzhautablösung, bei frischen ödematösen und exsudativen Prozessen in der Netzhaut, Retinitis albuminurica usw. Das Auftreten einer erworbenen Blaugelbblindheit ist daher fast pathognomisch für Netzhautaffektion, dagegen niemals für eine degenerative Erkrankung des Sehnerven. Am Spektrum sieht der erworben Blaugelbblinde von den vielen Farbtönen höchstwahrscheinlich nur zwei, Rot und Blaugrün. Beide Farben verlieren nach einer Stelle, die dem Normalen gelbgrün erscheint, an Sättigung, gehen hier durch die neutrale Zone ineinander über. Das rote Ende des Spektrums zeigt dieselbe Ausdehnung und Endstrecke wie das normale Spektrum. Dagegen ist das kurzwellige Ende des Spektrums stark verkürzt, beginnt bereits im Blaugrün und umfaßt Blaugrün, Blau und Violett als Endstrecke. Diese drei Farben bilden also die Verwechslungsfarben des Blaugelbblinden, unterscheiden sich nur durch ihre Helligkeit. Da aber dieser spektrale Bezirk sehr dunkel und sehr klein ist, spielt er praktisch und diagnostisch nur eine geringe Rolle.

Auch bei der erworbenen Blaugelbblindheit sind die subjektiven Erscheinungen oft sehr gering. Da, wo Klagen geäußert werden, lauten sie: blaue Gegenstände werden gar nicht erkannt, erscheinen schwarz oder grün, blaue Hyazinthen z. B. grün. Diagnostisch wichtiger sind schon Erscheinungen von Chromatopie: Auftreten blauvioletter Flecke beim Blick auf helle Flächen, besonders wenn das Auge vorher eine Zeitlang geschlossen war. Hierher gehören auch die bekannten Erscheinungen, wo bei Aderhautentzündung über lebhaftes Violettsehen geklagt wird, das nach tage- oder wochenlangem Bestehen einem ebenso störenden Grünsehen Platz macht. Auftreten von Blaugrünsehen bei anscheinend geheilter Netzhautablösung ist ein Signum mali ominis.

Das zentrale Sehvermögen steht im Gegensatz zur erworbenen Rotgrünblindheit in keinem Abhängigkeitsverhältnis zur Blaugelbblindheit, kann hier die ganze Zeit über normal sein. Auch die Größe des Sehwinkels ist ohne Einfluß. Dagegen ist die erworbene Blaugelbblindheit fast stets mit Störungen der Anfangsreizschwelle des Lichtsinnes und der Empfindlichkeitszunahme im Dunkelraum vergesellschaftet, ein Beweis für die enge Verwandtschaft beider Störungen und wohl auch für die Richtigkeit der v. Kriesschen Duplizitätstheorie.

Charakteristisch für die Blaugelbblindheit ist ebenfalls das herdförmige Auftreten in Form scharf umschriebener Skotome im Gesichtsfeld, die meist mehr parazentral gelegen sind, daher in ihrer Größe nicht immer ganz der Ausdehnung des erkrankten Netzhautbezirkes entsprechen.

Typisch für Netzhautablösung ist außerdem ein Zentralskotom für Blau und Gelb, das durch eine farbentüchtige Zone von dem durch die Netzhautablösung bedingten Funktionsausfall getrennt ist.

Die Heilung der Blaugelbblindheit geht meist allmählich vor sich. KOELLNER vermutete bereits, daß sich hier als Übergang nicht selten ein violettanomales System dazwischenschiebt.

Für die Diagnose ist auch hier charakteristisch das Verhalten an der RAYLEIGH-Gleichung, und zwar wird zuviel Rot eingestellt. Der Grad dieser Rotzumischung ist ein ziemlich konstanter, beträgt durchschnittlich 5 bis 10 Teilstriche mehr am Anomaloskop als beim Normalen. Dabei zeigen die Patienten nicht das schwankende, unsichere Verhalten, wie man es sonst bei den anomalen Trichromaten gewöhnt ist. Auch nach Abheilung der Blaugelbblindheit kann diese vermehrte Rotzumischung noch eine Zeitlang bestehen bleiben. Nach KOELLNER ist dieses Verhalten charakteristisch für exsudative Prozesse in der Netzhaut. Von Pigmentproben eignen sich gut der Farbenkreisel, die STILLINGschen Proben, die NAGEL-VIERLINGschen Tafeln und die PODESTÀsche Probe.

Unter den verschiedenen Farblaternen, die auch zweckmäßig zur Diagnose erworbener Farbensinnstörungen herangezogen werden können, besitzen die von SCHIÖTZ, SCHEIDEMANN und OLOFF angegebenen Laternen eine besondere Vorrichtung zur Untersuchung der Blaugelbempfindung.

Die *erworbene totale Farbenblindheit* hat mit der angeborenen gemeinsam, daß das Spektrum ebenfalls als ein farbloses Band verschiedener Helligkeiten erscheint. Nur liegt die hellste Stelle bei der angeborenen Form im Gelbgrün (535 m$\mu$), bei der erworbenen mehr nach dem langwelligen Ende im Gelborange (600 bis 570 m$\mu$). Für die Differentialdiagnose ist ferner wichtig, daß die erworbene totale Farbenblindheit in der Regel einseitig und ohne Nystagmus verläuft und daß hier Besserungen bis zu völliger oder fast völliger Farbentüchtigkeit nicht ausgeschlossen sind, und zwar besonders dann, wenn eine Sehnervenerkrankung oder eine Apoplexie die Ursache bildet.

## B. Die Diagnose der Farbensinnstörungen. Allgemeines.

Die einwandfreie Prüfung des Farbenerkennungs- und -unterscheidungsvermögens setzt die Erfüllung gewisser Vorbedingungen voraus, die den Untersucher wie den Prüfling, aber auch die Untersuchungsmittel wie die Untersuchungsgelegenheit betreffen. Daß der Untersucher selbst farbentüchtig und im Besitz der notwendigen Vorkenntnisse sein muß, ist auf Grund der bisherigen Ausführungen selbstverständlich; insbesondere muß er mit den von ihm angewandten Prüfungsmitteln voll vertraut sein und die ihnen beigegebenen Anweisungen bis in alle Einzelheiten aufs genaueste befolgen. Vor allem muß er die Untersuchung mit der größten Ruhe und Geduld und unter Berücksichtigung der Intelligenz, der Vorbildung und der Gemüts- und Stimmungslage des Prüflings durchführen. Auch soll die Prüfung, zumal in zweifelhaften Fällen, nur bei ausgeruhtem Zustande des zu Untersuchenden und nicht in Gegenwart anderer Prüflinge vorgenommen werden. Vorhergegangen sein muß eine genaue Befundaufnahme der Augen, insbesondere ihres Brechungszustandes und der Sehschärfe. Bei Vorliegen mittlerer und höherer Ametropien, bei Alterssichtigkeit hat je nach den Umständen die Untersuchung nach vorherigem Ausgleich der Brechungsfehler zu erfolgen. Zu beachten sind ferner die Beschaffenheit der brechenden Medien, die Akkommodations-, die Adaptationsverhältnisse, der Zustand des Augenhintergrundes, das Verhalten der Linsen (Gelbfärbung, Linsenlosigkeit), Gelbfärbung der Macula lutea.

Zur Herbeiführung und Innehaltung der durchaus notwendigen gleichmäßig neutralen Stimmung des Sehorgans und zur Sicherung der Helladaptation sind die Untersuchungen stets nur bei gutem Tageslicht, gleichmäßiger Beleuchtung der Prüfungsmittel und in neutralfarbig gehaltenem Raum unter Innehaltung der vorgeschriebenen Untersuchungsentfernungen durchzuführen.

Die Prüfungsmittel, insbesondere die Tafelproben, müssen in einwandfrei sauberem, vollständigem, unausgebleichtem Zustande sein, bedürfen daher von Zeit zu Zeit der Erneuerung. Bei verantwortungsvollen Untersuchungen ist genaue Angabe der Ausgabe und Auflage der Tafelproben usw. unerläßlich, um Vergleiche mit etwa früher schon aufgenommenen Protokollen anderer Untersucher zu ermöglichen, da infolge gewisser noch unvermeidbarer Mängel in der Drucktechnik die gleichen Tests in den verschiedenen Ausgaben oft nicht unwesentlich voneinander abweichen.

Allzu lange Dauer der Untersuchung ist zu vermeiden. Bei offenkundiger Unruhe, widerspruchsvollem Verhalten des Prüflings muß die Untersuchung abgebrochen und bei günstigeren Verhältnissen erneut aufgenommen werden.

Einer eingehenderen Besprechung unterzogen sind in unserer Darstellung nur diejenigen Prüfungsmittel, die sich auf Grund langjähriger und von autoritativer Seite durchgeführter Erprobungen als praktisch brauchbar und zuverlässig erwiesen und die allgemeine Anerkennung in Fachkreisen gefunden haben. Von den in mehreren Auflagen erschienenen Tafelproben sind durchgehends nur die zuletzt veröffentlichten berücksichtigt.

Da bei den angeborenen Störungen des Farbensinnes irgendwelche sie charakterisierende Abweichungen in der physiologischen, physikalischen und chemischen Natur des Sehsinnesorganes sich bisher nicht feststellen lassen konnten, sind wir zu ihrer Erkennung und Feststellung auf die experimentelle Prüfung der Funktion des Auges, d. h. seines Verhaltens farbigen Eindrücken gegenüber angewiesen. Im Hinblick auf die Subjektivität aller Sinnesqualitäten ist es ganz unmöglich, auf direktem Wege festzustellen, ob verschiedene Individuen, selbst bei Gebrauch der auf Übereinkommen beruhenden gleichen Bezeichnungsweise, auch wirklich die gleichen Elementarqualitäten empfinden. Wir haben keine Möglichkeit, durch das Bewußtsein den Gesichtssinn eines anderen Individuums zu schauen. Wir vermögen lediglich festzustellen, ob die Beziehungen der Sinnesqualitäten, in unserem Falle der Farbenempfindungen zueinander, bei einem Menschen mit denen bei anderen Menschen übereinstimmen oder voneinander abweichen. Man kann demnach einen Menschen nur in dem Falle als mit einem normalen Farbensinn begabt charakterisieren, wenn bei ihm die Verhältnisse und Beziehungen zwischen seinen eigenen Licht- und Farbenqualitäten von denen, die bei der Mehrheit der Individuen beobachtet werden, nicht abweichen. Lassen aber Äußerungen eines Menschen in Worten und Handlungen darauf schließen, daß wesentliche Abweichungen bestehen, dann fühlen wir uns berechtigt, von einer Störung des normalen Farbenempfindens, einer

Farbensinnanomalie zu sprechen. Hieraus folgt ohne weiteres, daß wir zu solchen Feststellungen nur auf dem Wege des experimentellen Vergleichs der Farbenempfindungen einer Versuchsperson mit denen des farbentüchtigen Untersuchers gelangen können, wobei wir uns niemals auf die Benennung der einzelnen Farben, einerlei, ob mit derjenigen des Untersuchers übereinstimmend oder nicht, als das Endurteil entscheidend verlassen dürfen. Es gilt vielmehr, unter Anwendung geeigneter Prüfungsmittel festzustellen, ob der Prüfling Farbtöne, die vom Farbentüchtigen als verschieden bunt beurteilt werden, in derselben verschiedenen oder in davon abweichender Weise, nämlich als anders verschieden oder als gleich bunt empfindet und sie daher miteinander verwechselt. Darüber hinaus gilt es aber auch noch festzustellen, ob nicht etwa Farbqualitäten, die dem Farbentüchtigen annähernd gleich bunt oder nur kaum merklich voneinander verschieden erscheinen, vom Prüfling in stärkerer Verschiedenheit der Buntqualität gesehen werden. Die Irrtümer, die der Prüfling im einen wie im anderen Falle begeht, machen sich letzten Endes geltend als Verwechslungen gewisser bunter Farbtöne, z. B. roter und grüner miteinander und mit unbunten, grauen, weil sie vom Farbenuntüchtigen für gleichfarbig gehalten werden oder, richtiger gesagt, gehalten werden können, während das beim Farbentüchtigen unter den gleichen Bedingungen niemals der Fall ist. Dabei muß immer wieder betont werden, daß solche Verwechslungen vorkommen können, auch wenn die Frage nach der Benennung der dargebotenen und nachweislich miteinander verwechselten, weil tatsächlich als gleich empfundenen Qualitäten mit Farbenbezeichnungen beantwortet würde, die mit den wirklich richtigen übereinstimmen.

Die Erfahrung hat gelehrt und immer wieder bestätigt, daß unter der Unzahl der verschieden bunten Farbtöne diejenigen am häufigsten und am leichtesten von den Farbenuntüchtigen miteinander und mit unbunten verwechselt, d. h. für gleich bunt bzw. unbunt gehalten werden, die in gleicher Sättigung und gleicher oder nur wenig verschiedener Helligkeit dargeboten werden. Und von allen Buntfarbentönen gleicher Helligkeit und Sättigung werden wieder diejenigen am ehesten als gleich empfunden und daher miteinander verwechselt, die im geordneten Buntfarbenkreis dem Urfarbenpaar Gelb und Blau am nächsten stehen, wie z. B. ein grünliches Gelb mit einem rötlichen Gelb, ein grünliches Blau mit

einem rötlichen Blau. Die solchen nahe benachbarten Farben-
bereichen zugehörigen Farbtöne gleicher Helligkeit und Sättigung
werden daher kurz als „Verwechslungsfarben" bezeichnet und
finden als solche vorzugsweise bei der Zusammenstellung der sog.
*Tafelproben* Anwendung, die daher auch als „pseudoisochromatische" Proben bezeichnet werden. Ihre drucktechnische Wiedergabe bereitet indes insofern gewisse Schwierigkeiten, als die theoretisch zu verlangende Übereinstimmung der Farbtöne in gleicher
Sättigung und bestimmter Helligkeit nur in annähernder bzw.
wechselnder Vollkommenheit zu erreichen ist. Wenn auch diese
mit Pigmentfarben, sei es in auffallendem, sei es in durchfallendem
Licht arbeitenden Untersuchungsmittel in mehr oder weniger
großer, sich gegenseitig ergänzender Vollkommenheit die Feststellung gestatten, ob eine Störung des Farbensinnes vorliegt und
zur Not auch, welcher Art sie ist, so vermögen sie doch nicht den
Grad der Störung zu ermitteln und in Maßeinheiten auszudrücken.

## Die Prüfung mit spektralen Lichtern.

Von den obengenannten Mängeln frei sind die deshalb an erster
Stelle zu nennenden Prüfungsmittel, bei denen *spektrale Lichter*
zur Anwendung kommen, weil bei ihnen die Bedingungen größter
Reinheit sowie genau abstimmbarer Helligkeit und Sättigung in
nahezu vollkommener Weise sich erfüllen lassen. Sie bieten außer-
dem den Vorteil, daß sie unter stets gleich und von äußeren Umständen weitgehend unabhängig bleibenden Bedingungen die
Untersuchung durchzuführen gestatten. Mit ihnen lassen sich
nicht nur die geringstgradigen Abweichungen von der Norm feststellen, sondern sie ermöglichen auch die genaue Abgrenzung und
Zuordnung zu einer ihrer verschiedenen Formen, was bei den
Pigmentproben eine mehr oder weniger unsichere Sache bleibt.
So unentbehrlich sie daher für wissenschaftliche Zwecke sowie für
Begutachtungen und in Zweifelsfällen sind, so steht doch einer
allgemeinen Verwendung ihr hierfür viel zu hoher Anschaffungs-
preis im Wege. Es gilt das auch für den von NAGEL konstruierten
und in Gestalt seines *Anomaloskops* wesentlich vereinfachten
Spektralapparat, der aber auf Grund seines besonders sinnreichen
Baues und seiner verhältnismäßig einfachen Handhabung als ein
das Höchstmaß an Zuverlässigkeit erreichendes Instrument in
allen Kulturländern eingeführt ist und in keiner Farbensinnunter-

suchungen dienenden Zentralstelle fehlen darf. Ebenso wie die großen Spektralapparate von HELMHOLTZ und HERING arbeitet auch das NAGELsche *Anomaloskop* mit Farbengleichungen, indem es ein einfaches homogenes, in seinem Helligkeitsgrad abstufbares Spektrallicht mit einem oder mehreren anderen in demselben Gesichtsfeld einfach oder gemischt dargebotenen Lichtern zu vergleichen ermöglicht. Als „Anomaloskop“ wird es bezeichnet, weil es außer zur Diagnose der Dichromaten vornehmlich zur Erkennung und Unterscheidung der anomalen Trichromaten dient. Je nach den vom Prüfling beanspruchten und von den normalen in der einen oder anderen Richtung abweichenden Mischungsverhältnissen, die an der Apparatur bequem ablesbar sind, wird auf die Art und den Grad der jeweils vorliegenden Farbensinnstörung geschlossen. Das Anomaloskop beruht demnach auf dem Prinzip der „*optischen Gleichungen*“, deren Herstellung durch Drehungen an einem Schraubensystem bewirkt wird, während das Auge gleichzeitig zwei halbkreisförmig übereinander angeordnete Farbenfelder durch ein Fernrohr betrachtet und in ihrem Helligkeits- und Farbtonverhältnis beurteilt und reguliert, bis sie ihm farbton- und helligkeitsgleich erscheinen.

Das knapp 0,5 m lange Okularrohr ist auf einem Standbrett in Tischhöhe vor einer elektrischen oder Gas-, Gasglühlichtquelle fest montiert. Der Beobachter erblickt mit unbewaffnetem Auge unmittelbar vor dem Okular des Fernrohrs sitzend bei Tageslicht durch ein winziges Loch ein mittels einer Blende kreisförmig ausgeschnittenes Feld der künstlichen Lichtquelle. Die in dem Gesichtsfeld zu vergleichenden Spektrallichter kommen dadurch zustande, daß die Strahlen der Lichtquelle durch eine vorgeschaltete Mattscheibe auf eine gradsichtige Prismenkonstruktion treffen, welche das weiße Licht in Spektren mit den bekannten Farbtönen zerlegt. Zur Anschauung gebracht wird indes nicht das ganze Spektralband, sondern nur drei eng begrenzte Ausschnitte, die mittels Spalteinrichtungen, die am Kopfe des Instruments angebracht sind, je ein Bündel des Wellengebietes Rot (665,5 m$\mu$), Grün (537,5 m$\mu$) und Gelb (589 m$\mu$) umfassen. Die Spalten sind so angebracht, daß in der oberen Hälfte des runden Gesichtsfeldes die roten und grünen Lichter, in der unteren Hälfte das gelbe Spektrallicht abgefangen werden. Durch zwei rechts und links in handlicher Entfernung am Apparat angebrachte Schrauben können die Spalten bis zu völligem Schluß verengt und zu völliger Öffnung erweitert werden. Die rechte oben befindliche Schraube bedient die untere Hälfte der Kreisfläche, die ihr Licht nur aus dem gelben Spektralbereich .erhält. Wird der hinter dem Prisma befindliche Spalt durch diese rechte, mit der rechten Hand des Prüflings zu bedienende sog. „Gelbschraube" ganz geschlossen, was bei der auf der Schraubenskala ablesbaren Nullstellung der Fall ist, so ist die untere Feldhälfte völlig dunkel. Durch Drehen der Schraube läßt sich das Feld unter gleichmäßiger Spalterweiterung zunehmend erhellen, bis es bei 88° in größter Helligkeit erscheint. Dabei bleibt die Farbe dieser unteren Feldhälfte unverändert gelb und nur ihre Helligkeit wird durch die Schraubendrehung geändert.

Die obere Feldhälfte erhält ihr Licht gleichzeitig durch zwei Prismen, die so eingestellt sind, daß das eine nur grünes Licht der *Thallium*linie, das andere nur rotes *Lithium*licht durchfallen läßt. Die beiden hinter den Prismen befindlichen Spalte sind derart aneinander gekoppelt, daß sie nur gemeinsam veränderlich sind, und zwar so, daß der Verengerung des einen Spaltes eine entsprechende Erweiterung des anderen parallel geht. Die Veränderung dieser Spaltweiten wird durch eine links unten am Kopfe des Instruments angebrachte Schraube bewirkt, die ebenfalls eine Skala mit Gradeinteilung von 0° bis 73° trägt. Wird die Schraube auf 0° gestellt, so erscheint das obere Feld in einem spektralen Grün, bei weiterem Drehen tritt in allmählicher, immer mehr merklicher Zunahme spektrales Rot hinzu, bis in der Endstellung bei 73° reines Rot erscheint. In allen Zwischenstellungen dieser Rotgrünmischungsschraube sind die Lichter infolge der sich teilweise deckenden Rot- und Grünspektren übereinandergeworfen und werden so in wechselndem Verhältnis additiv gemischt. Die in der oberen Feldhälfte dargebotenen Mischungen erscheinen demnach, je nach der Stellung der Mischungsschraube, entweder mehr oder minder gesättigt rot oder grün bis auf einen Ausnahmefall, wo sie sich zu einem Gelb ausgleichen. Dieser durch eine bestimmte Schraubenstellung bewirkte gelbliche Mischton der oberen Feldhälfte kann nun mit dem Gelb der unteren Hälfte verglichen und durch entsprechende Drehungen an der Gelbschraube in so gut wie vollkommene Übereinstimmung mit diesem Reingelb gebracht werden sowohl hinsichtlich des Farbtons Gelb wie auch seiner Helligkeit und Sättigung. Wir vermögen also durch die erwähnten Drehungen an den beiden Schrauben zwischen einem Gelb von bestimmter Helligkeit in der unteren Hälfte und einem bestimmten Gemisch aus Spektralrot und Grün in der oberen Hälfte eine „*Gleichung*" innerhalb der beiden Feldhälften herzustellen. Die ganze Kreisfläche erscheint nunmehr — bei Bestehenbleiben der Trennungslinie — in einem einheitlichen Gelbfarbton, auch wenn deren Färbung vom Prüfling als graugelblich, gelbrötlich, rötlich oder auch einfach als grau bezeichnet wird. Diese von allen Farbentüchtigen in so gut wie vollkommener Übereinstimmung eingestellte Gleichung bezeichnen wir nach ihrem Entdecker, dem englischen Physiker RAYLEIGH, als die RAYLEIGH-*Gleichung*. Sie entsteht dann, wenn die Gelbschraube auf 15°, die Rotgrünschraube auf 60°[1] gestellt wird und bildet das Hauptmittel zur Untersuchung des Farbensinnes und zur Feststellung einer Farbensinnstörung. Denn während vom Normalen nur diese und keine andere Gleichung „angenommen", d. h. als solche anerkannt wird, ist dies beim Farbenuntüchtigen niemals der Fall. Auch für den nicht seltenen Fall, daß er selbst sie als Gleichung einstellt oder, wenn vom Untersucher eingestellt, als für ihn gültig anerkennt, nimmt er daneben doch stets auch noch eine je nach der Art und dem Grad seiner Farbensinnstörung wechselnde mehr oder weniger große Reihe anderer Gleichungen an, die vom Normalen stets als Farbenungleichheiten empfunden werden. Allerdings begegnen wir auch beim Normalen gelegentlich gewissen Abweichungen in der Einstellung des Rotgrüngemisches zu einer Gleichung mit Gelb, aber diese Schwankungen bewegen sich stets innerhalb sehr enger Grenzen und betragen nur 1 bis 2°, allerhöchstens einmal 3 bis 4° nach der einen oder anderen Seite hin und sind durch die Erfahrung ziemlich genau festgelegt. Ob in diesen sehr seltenen sog. „Grenzfällen" mit etwas geänderter oder verbreiterter, gestreuter Einstellung wirklich schon auf Farbenuntüchtigkeit im praktischen Sinne zu erkennen ist oder nicht, hängt ausschlaggebend von dem Verhalten den Pigmentproben gegenüber und von der Schwellenwertprüfung ab.

Was nun die vom normalen Verhalten abweichenden Einstellungen der Farbenuntüchtigen anlangt, so besteht, ohne allzu-

---

[1] Diese Zahlen stellen nur annähernde Werte dar; sie werden für jeden Apparat genau von der Fabrik (Schmidt & Haensch, Berlin) festgestellt und sind der Gebrauchsanweisung beigegeben. Auch werden sie in unbedeutendem Maße von der Leuchtquelle beeinflußt.

sehr in Einzelheiten einzugehen (s. die betr. Handbücher und Gebrauchsanweisungen) unsere Hauptaufgabe darin, nachzuweisen, ob, unabhängig von der Beurteilung der RAYLEIGH-Gleichung, noch andere Gleichungen zwischen dem Rotgrüngemisch und dem Spektralgelb vom Prüfling eingestellt werden und, falls ja, innerhalb welchen Mischungsbereiches die Gleichungen anerkannt werden. Wie wir sahen, beweist Anerkennung der Normalgleichung erst dann Farbentüchtigkeit, wenn durch eine Reihe anderer Einstellungen festgestellt ist, daß auch sie alle richtig beurteilt werden.

Es leuchtet ohne weiteres ein, daß bei einem Menschen, der für die Buntqualität der Farbtöne Rot und Grün gleich unempfindlich ist, für jede beliebige Einstellung der linken (Mischungs-) Schraube eine Gleichung erhältlich sein muß, wenn wir die Helligkeit des Gelb derjenigen des Rotgrüngemisches entsprechend einstellen bzw. einstellen lassen. Für diesen so als rotgrünblind gekennzeichneten Prüfling gibt es im oberen Feld überhaupt keine Farbtonverschiedenheiten, sondern nur Helligkeitsunterschiede innerhalb der gleichen Qualität, wie er sie im unteren Feld empfindet. Er vermag also für jeden Grad der linken Rotgrünschraube eine entsprechende Einstellung der Gelbschraube herbeizuführen, die für ihn eine Farbton- und Helligkeitsgleichung bedeutet, weil er sowohl reines Spektralrot wie auch reines Spektralgrün wie ein Gelb von bestimmter Helligkeit sieht und selbstverständlich auch alle Mischungen aus Rot und Grün, darunter die RAYLEIGH-Gleichung. Nun verhalten sich aber die rotgrünblinden Dichromaten in bezug auf die Einstellung der Helligkeitsschraube zur Herbeiführung einer Gleichung keineswegs übereinstimmend. Vielmehr haben die Untersuchungen am Anomaloskop ergeben, daß wir innerhalb der Dichromaten zwei scharf voneinander zu trennende Gruppen zu unterscheiden haben. Dieser Unterschied beruht auf einer total verschiedenen Beurteilung des Helligkeitsgrades der Rotgrünmischung. Die eine Gruppe verlangt nämlich zur Herstellung einer Gleichung zu spektralem Grün ein viel dunkleres Gelb und ein viel helleres Gelb für die Gleichung zu spektralem Rot als die andere. Bei der ersten Gruppe handelt es sich um die von uns schon ausreichend gekennzeichneten Deuteranopen, die Grünblinden. Der Einstellungsbereich der Gelbschraube bewegt sich bei ihnen innerhalb der ungefähren Grenzen von 12° bis 35°, innerhalb deren von ihm Gleichungen mit dem Rotgrüngemisch angenommen werden. Bei der zweiten, viel weniger zahlreichen Gruppe der Protanopen (Rotblinden) wird zu Spektralgrün ein Gelb von 70° und zu Spektralrot ein Gelb von etwa 4° verlangt. Hier wird also ein viel helleres Gelb als mit Grün, und ein viel dunkleres Gelb als mit Rot helligkeitsgleich empfunden. Der Einstellungsbereich für die Gelbschraube ist demnach hier mit 70° bis 4° ein beträchtlich größerer als beim Deuteranopen.

In ähnlicher Weise wie die beiden Gruppen der Rotgrün*blinden* lassen sich auch die entsprechenden Gruppen der Rotgrün*anomalen* auf Grund ihrer unterschiedlichen Einstellungen am Anomaloskop nachweisen und voneinander trennen. Die Anomalen charakterisieren sich allgemein dadurch, daß ihre Einstellungsbreite, die bei den Rotgrünblinden sich über den ganzen Bereich der Mischungsschraube von 0° bis 73° erstreckt, stets nur einen beschränkten Teilbezirk von mehr oder weniger großer Breite und verschiedener Lage umfaßt. Ein großer Teil der hierher gehörigen Farbenuntüchtigen stellt Gleichungen erst von etwa 50° an ein und von da lückenlos bis 0° ein, wobei die Helligkeiten schrittweise gleichmäßig bis zu 50° erhöht werden müssen. Im Restbereich von 50° bis 73° wird keine Gleichung anerkannt, also auch die RAYLEIGH-Gleichung nicht. Diese Gruppe pflegen wir als *Extremdeuteranomale* zu bezeichnen, weil sie auch für reines Spektralgrün völlig unempfindlich sind und es wie ein Gelb von bestimmter Helligkeit empfinden. Ihr Gegenstück bilden die an Zahl viel selteneren *Extremprotanomalen*. Sie lehnen ebenfalls die RAYLEIGH-Gleichung des Normalen ab, nehmen erst von etwa 62° an Gleichungen mit Gelb an, und zwar bis 73°, d. h. bis zum reinen Spektralrot. Dazu wird ein Gelb von etwa 4°, also ein sehr dunkles Gelb, verlangt. Nehmen die beiden Formen auch die RAYLEIGH-Gleichung an, was nicht selten beobachtet wird, so erweitert sich ihr Einstellungsbereich um die betreffenden Grade. Wie man sieht, kommen beide Formen der Extremanomalie der Rotgrünblindheit recht nahe, ohne sich mit ihr ganz zu decken.

Bei den nun folgenden Formen der Anomalien werden die Einstellungsbreiten immer kürzer. Von den am häufigsten vorkommenden *Deuteranomalen* werden Gleichungen z. B. von 50° bis herunter zu etwa 25° angenommen, jenseits aber nicht mehr.

Zu diesen Gleichungen ist eine Erhöhung der Helligkeit bis auf etwa 21° notwendig. So verschieden groß hierbei die Einstellungsbreiten sein können, die Annahme einer Gleichung zum reinen Spektralgrün bei 0° wird stets abgelehnt, ebenso wie zum Spektralrot von 73°, weil hier die Empfindungen für die reinen Spektrallichter nur herabgesetzt, abgeschwächt sind, aber keineswegs gänzlich fehlen. Wie sich in den Mischungsgleichungen offenbart, ist ein solches Farbensystem zwar auch trichromatisch, stimmt aber keineswegs mit dem des normalen Trichromaten überein. Daher die Bezeichnung: *anomale Trichromasie.* Auch die RAYLEIGH-Gleichung wird von Deuteranomalen stets abgelehnt, das obere Mischfeld wird von ihm als Rot empfunden. Unterliegt er dabei, wie nicht selten, einem gesteigerten Kontrastempfinden, so bezeichnet er das untere Feld als Grün.

In seltenen Fällen nimmt der Deuteranomale nur eine einzige Gleichung an, und zwar bei etwa 40° der Mischungsschraube und einem Gelb von 17°. Wir sprechen dann von einer Deuteranomalie mit „scharfer Einstellung".

Die den Deuteranomalen gegenüber viel seltener vorkommenden *Protanomalen* stellen Gleichungen nur innerhalb des engen Gebietes etwa zwischen 64° bis 70° mit einem relativ dunklen Gelb von 9° ein und lehnen alle anderen ab, also auch die RAYLEIGH-Gleichung, deren oberes Feld sie als Grün empfinden. Auch bei den Protanomalen werden, wenn auch außerordentlich selten, „scharfe Einstellungen", z. B. bei 69°, beobachtet.

Die Erscheinungen des gesteigerten Kontrastes, die, wie wir (s. S. 71) bereits hervorhoben, das Farbensehen der Untüchtigen weitgehend in störendem Sinne beeinflussen, lassen sich auch am Anomaloskop besonders bei den reinen Spektralfarben deutlich nachweisen. Am häufigsten machen sie sich bei der Rotgelbgleichung (73/5) geltend, wo das untere Dunkelgelb als Grün bezeichnet wird. Zu beachten ist hierbei der Umstand, daß nicht selten Personen mit durchaus normalem Farbenempfinden am Anomaloskop leichten Kontrasterhöhungen unterliegen.

Der Vollständigkeit halber sei erwähnt, daß NAGEL noch ein zweites, etwas komplizierteres Anomaloskop als Modell II gebaut hat, bei dem das Okularrohr gegen das Prisma verstellbar ist, so daß die Wellenlänge nicht wie bei Modell I ein für allemal dieselbe bleibt. Durch Verschiebung des Okularrohres gegen das Prisma

8*

lassen sich vielmehr am Anomaloskop II sämtliche Farben des
Spektrums hintereinander sichtbar machen. Die Stellung der drei
Spalte (Rot, Grün, Gelb) zueinander bleibt aber wie beim Modell I
unverändert („gekoppelt"). Im Gegensatz zu den großen Spektralapparaten (HELMHOLTZ u. a.), die wegen ihres hohen Preises in
Deutschland überhaupt nur in einigen Exemplaren vorhanden
sind, können am Anomaloskop II nicht in jedem beliebigen Teile
des Spektrums Gleichungen eingestellt werden. Es ermöglicht
außer der RAYLEIGH-Gleichung (Rot + Grün = Gelb) nur noch
die Gleichung: Blaugrün + Indigoblau = Zyanblau, durch die
u. a. Anomalien der Violettempfindlichkeit (z. B. bei der herabgesetzten Rotempfindlichkeit der Rotanomalen oder bei der Blau-
anomalie) festzustellen sind[1].

Auch zur Untersuchung der erworbenen Farbensinnstörungen
und zur Feststellung ihres Ablaufes eignen sich die beiden Modelle gut.

VIERLING hat durch eine von ihm als Modell III bezeichnete
Zusatzkonstruktion am Modell II eine innerhalb weiter Grenzen
kontinuierlich und meßbar variable Weißverhüllung der Spektrallichter und damit eine spektrale Wertbestimmung der Farben
durch Schwellenmessung sowie eine Feststellung der Farbenüber-
wertigkeiten ermöglicht.

Abschließend ist zu sagen, daß wir im *Anomaloskop* zwar ein
Instrument besitzen, das uns außerordentlich genaue, und zwar
zahlenmäßig feststellbare Auskünfte über den jeweils vorliegenden
Typ und das Ausmaß der Farbensinnstörung gibt, daß aber sein
Gebrauch nur in den Händen eines mit dem Wesen des normalen
Farbensinnes und seiner Störungen völlig vertrauten Untersuchers
die von ihm zu erwartenden Ergebnisse gewährleistet. Um nichts
zu übersehen und auch in schwierig gelagerten Grenz- oder Zweifelsfällen, zumal forensischer Natur (Simulationsverdacht), zu einem
eindeutigen Urteil zu gelangen, ist es dringend notwendig, sich an
einen bestimmten Gang der Untersuchung zu halten. Dazu eignen
sich vorzüglich die von KOELLNER, BRÜCKNER, VIERLING u. a. auf-

---

[1] Alleinige Herstellerin der 3 Anomaloskope in Deutschland ist die Firma
Franz Schmidt & Haensch, Berlin S, Prinzessinnenstr. 42.

   Preis: Anomaloskop I . . . . . . . 785 RM.
      Anomaloskop II . . . . . . . 1055 „
      Anomaloskop III . . . . . 1340 „

gestellten Schemata, die auch eine übersichtliche und leicht nach-
kontrollierbare protokollarisch-graphische Festlegung der Anoma-
loskopuntersuchungsbefunde gestatten. (S. Anhang II. Gang der
Anomaloskopuntersuchung.)

## Die Pigmentproben.

Die *Pigmentproben* verwenden zur Untersuchung des Farbensinnes entweder reflektiertes Licht, wie es farbig gedruckte Papiere,
Wollbündel, Flüssigkeiten, Pulver, Farbstifte usw. liefern, oder
Strahlen, die gefärbte durchsichtige Medien, wie Glas, Gelatinefolien, Flüssigkeiten, passiert haben.

Der Nachteil dieser Prüfungsmittel gegenüber den mit stets
gleichmäßig homogenen, meßbaren Spektrallichtern arbeitenden
Instrumenten wird zu einem gewissen Teil dadurch ausgeglichen,
daß sie den in der Praxis des täglichen Lebens gestellten Bedingungen in weitgehendem Maße entsprechen. Haben wir es hier doch
so gut wie nie mit den reinen Lichtern des Spektrums, sondern
fast ausnahmslos mit zusammengesetzten und daher mehr oder
weniger „unreinen", d. h. mit Weiß und Schwarz gemischten
Farben zu tun. Diesen gegenüber das Verhalten des Farbensinnes
prüfen zu können — gegebenenfalls unter Vergleich mit den an
spektralen Lichtern gewonnenen Ergebnissen —, ist aber durch
die Erfordernisse des täglichen Lebens unter allen Umständen geboten. Sie werden also keineswegs durch die Verwendung des
Anomaloskops entbehrlich gemacht. Wenn auch keine der zahlreichen und immer noch neu auftauchenden Pigmentproben, allein
für sich angewandt, absolut zuverlässige Ergebnisse liefert, so
vermögen wir doch in der überwiegend großen Mehrzahl der Fälle
unter wahlweiser Benutzung mehrerer dieser sich gegenseitig er-
gänzenden Proben uns mit ihnen ein für praktische Zwecke völlig
ausreichendes und verläßliches Urteil über den Farbensinn zu
bilden, vorausgesetzt, daß es sich nicht um obergutachtliche Entscheidungen handelt. In keinem Falle aber darf ein verantwortliches Urteil von dem Bestehen oder Nichtbestehen nur einer
einzigen, als noch so zuverlässig anerkannten Probe abhängig
gemacht werden, sondern nur von einem mit mehreren Proben
übereinstimmend erzielten Ergebnis. Gibt ihr Ausfall bei un-
sicherem oder sich widersprechendem Verhalten des Prüflings auch
nur den leisesten Zweifeln Raum, und handelt es sich um ein

verantwortliches Urteil, z. B. über die Eignung zur Übernahme in einen der Verkehrsberufe usw., so muß zur Klärung des Sachverhalts unter allen Umständen die Anomaloskopuntersuchung herangezogen werden.

**HOLMGRENs Wollprobe.** Die älteste und immer noch häufig angewandte Pigmentprobe ist die sog. „*Wollprobe*" nach HOLM-GREN, dem bereits erwähnten schwedischen Physiologen.

Aus einer größeren Zahl verschiedenfarbiger, matt getönter, in mehreren Helligkeitsabstufungen vertretener, ungeordnet auf schwarzer Unterlage ausgebreiteter Wollbündel von Bleistiftlänge und Fingerdicke wird eines von bestimmter Farbe abseits gelegt und der Prüfling aufgefordert, alle ihm gleichfarbig erscheinenden Wollbündel ohne Rücksicht auf größere oder geringere Helligkeit herauszusuchen und dem abseits gelegten Bündel zuzulegen. Der normale Farbentüchtige sucht natürlich zu dem hellen, wenig gesättigten grünen Probebündel, mit dem nach der Vorschrift stets zu beginnen ist, immer nur grüne Wollbündel, einerlei ob von hellerer oder dunklerer Schattierung aus der großen Zahl der vor ihm liegenden Wollproben heraus. Jedenfalls wird er nie eine andere Farbe, etwa Rosa oder Grau oder Braun, als gleichfarbig anerkennen und den Probebündeln hinzufügen. Der Dichromat hingegen nimmt ohne weiteres auch. gewisse andersfarbige, von ihm aber als gleichfarbig mit dem Probebündel empfundene Wollen hinzu, z. B. graue, graubraune, gelbrötliche und graurötliche. Zur zweiten Probe dient ein Bündel von Hellpurpur- oder Rosafarbe. Der Dichromat legt außer grünen graue, blaugraue, blaugrüne, violette und bläuliche Bündel hinzu.

Zweifellos lassen sich mit dem HOLMGRENschen Verfahren, das eine *Wahlprobe* darstellt, in den Händen eines mit dem Gang und der Absicht der Prüfung wohlvertrauten Untersuchers die Rotgrünblinden, allenfalls auch eine Anzahl Extremanomaler mit ziemlicher Sicherheit aufdecken; es versagt aber bei der großen Mehrzahl der übrigen Anomalen, deren Häufigkeit und Bedeutung allerdings zur Zeit der Veröffentlichung der Methode noch umstritten und stark unterschätzt war. Für ihr Versagen ist vor allem die Größe der Wollbündel verantwortlich zu machen, da die Anomalen die Proben nur dann nicht voneinander zu unterscheiden vermögen, wenn sie ihnen unter einem viel kleineren Gesichtswinkel dargeboten würden, als es bei den hierfür viel zu großen und deshalb auch paramakular gesehenen Bündeln der Fall ist.

Auch die später (z. B. von Daae) empfohlenen Verbesserungen in Gestalt von gleich kleinen, reihenweise auf Karton aufgenähten Wollquadraten leisten nicht mehr als die Originalmethode. Das gleiche gilt von den Wahlproben, die im Sortierenlassen farbiger Papiermuster, Kugeln, Pulver oder Flüssigkeiten in Glasfläschchen usw. beruhen und nur ganz unzuverlässige Resultate liefern.

**Vierlings Farbstiftprobe.** Eine schriftliche Festlegung der verschiedenen Angaben über das Aussehen kleiner in den Verwechslungsfarben dargebotener Objekte ermöglicht in einer auch den skeptischen Laien überzeugenden Weise die von Vierling nach dem Vorgang von Adler und Görz angegebene *Farbstiftprobe*, die in den letzten Jahren mit Recht zunehmende Anerkennung gefunden hat. Die Probe wird derart angestellt, daß man den Prüfling auffordert, mit einem äußerlich ungefärbten, knapp zugespitzten Buntstift aus Ölkreide auf weißem, rauhem Papier einen schmalen Strich von knapp 1 cm Länge zu machen und gleich daneben in gewöhnlicher Schrift mit demselben Stift die Bezeichnung seiner Farbe hinzuschreiben; z. B. | = rot. Die zur Probe zu verwendenden Farbstifte müssen den Verwechslungsfarben entsprechend sorgfältig ausgewählt und in mehreren Helligkeitsabstufungen vorhanden sein. Da der Farbenblinde meist nur für Rot und für Grün unempfindlich ist, schreibt er mit einem reingelben Stift richtig: | = gelb, und das gleiche gilt für Blau. Zeichnet er mit einem dunkelgelben Stift, so kann er schreiben: | = dunkelgelb, er kann aber auch schreiben: | = rot oder | = grün, weil er gewisse rote und grüne Farbtöne als gelb empfindet. Mit einem hellgrünen Stift kann er schreiben: | = gelb, weil er die Farbe wirklich so empfindet. Er kann aber auch schreiben: | = rot, weil er sowohl Grün als Gelb wie auch Rot als Gelb sieht und nach dem Schluß: „Sind zwei Größen einer dritten gleich, so sind sie es auch untereinander" vermutet, dieses Grün sei Rot. Deshalb kann er auch, auf Grund eben desselben logischen Schlusses, schreiben: | = grün. Selbstverständlich gilt auch ein gleiches für Ziegelrot, das er in dem einen Fall, seiner wirklichen Empfindung gemäß, als Gelb, in dem anderen Fall als Grün und schließlich auch als Rot bezeichnen kann, weil Grün ebenso wie Rot für seine Empfindung Dunkelgelb sein kann. Ähnliches wiederholt sich bei

allen Verwechslungsfarben. Einen braunen Strich kann er ebenso-
gut richtig als braun, aber auch als gelbrot oder gelbgrün bezeichnen. Ebenso wird Oliv das eine Mal Dunkelgelb bzw. Braun, das
andere Mal Grün, Rot oder auch richtig Oliv benannt. Man läßt
zweckmäßig diese Protokolle in mehrfacher Wiederholung gleichmäßig untereinander schreiben, um die bereits niedergeschriebenen
Urteile unauffällig verdecken zu können, wodurch eine verglei-
chende Nachprüfung dem Untersuchten unmöglich gemacht wird.
Durch die wechselnden und sich widersprechenden Bezeichnungen,
die der Untüchtige den einzelnen Stift- und Schriftproben gibt,
indem er denselben Farbstift einmal als grün, dann als rot oder
als braun usw., in anderen Fällen wieder verschiedenfarbige Stifte
als gleichfarbig bezeichnet, offenbart er auch für jedes noch so
skeptische Laienauge überzeugend seine Farbensinnstörung.

Wenn auch die Stiftprobe in erster Linie die Aufdeckung der
Rotgrünblindheit ermöglicht, so läßt sich mit ihr außerdem noch
das für die Anomalen so charakteristische Symptom der Kontrast-
erhöhung recht gut nachweisen. Rahmt man zu diesem Zweck
nach VIERLINGS Vorschlag einen dicken braunen Punkt mit
starkem Rot konzentrisch ein, so wird das Braun vom Anomalen
sehr oft als Grün empfunden und so bezeichnet, während es,
alleinstehend gesehen, ihm richtig braun erscheint. Vom Grünanomalen wird ein grauer Punkt in blaugrüner Umrahmung infolge dadurch gesteigerter Kontrastwirkung vielfach als rötlich
empfunden.

Daß die Stiftproben besonders wertvolle Dienste bei der Überführung der Simulanten zu leisten vermag, zumal wenn bei der
Prüfung ihr unruhiges, unsicheres subjektives Verhalten genau
überwacht wird, leuchtet dem erfahrenen, mit Sinn und Zweck
der Probe wohlvertrauten Untersucher ohne weiteres ein.

Als ein gewisser Nachteil der Stiftprobe kann die Unbequemlich-
keit empfunden werden, die passenden Stifte sich selbst aussuchen
zu müssen, solange noch kein eigens zu Untersuchungszwecken
aus den geeigneten Verwechslungsfarben zusammengestelltes Be-
steck zur Verfügung steht.

Selbstverständlich kann eine auch noch so vorsichtig angestellte
Farbstiftprüfung stets nur als Ergänzungsprobe in Betracht
kommen, da ihr alleiniger Ausfall niemals einer maßgebenden Beurteilung zugrunde gelegt werden darf.

**Die pseudoisochromatischen Tafelproben.** Wie ihr Name schon andeutet, bieten diese ebenfalls auf dem Prinzip der Verwechslungsfarben aufgebauten Tafelproben dem Prüfling gleichzeitig mehrere Farbtöne zur Beurteilung dar, die für den Normalen verschiedenfarbig sind, dem Untüchtigen aber gleichfarbig erscheinen und infolgedessen miteinander verwechselt werden. Die Mehrzahl dieser bequem zu handhabenden und nicht zu kostspieligen Prüfungsmittel stellen buntgedruckte Tafeln aus weißem oder mattgefärbtem Hartpapier in Buch-, Mappen-, Leisten-, Leporello- oder Kärtchenform dar, auf denen verschiedenfarbige Tüpfel oder Punkte als Zahlen, Buchstaben oder einfache Figuren sich auf andersfarbigem, ebenso getüpfeltem Grunde abheben. Während bei der Mehrzahl dieser Proben durch die Verwendung der Verwechslungsfarben erreicht wird, daß die vom Normalen an der Farbtonverschiedenheit leicht erkennbaren Zahlen usw. dem Untüchtigen verborgen bleiben, werden bei einigen von ihnen durch sinnreiche Zusammenstellungen farbton- und helligkeitsverschiedener Tüpfel Buchstaben oder Zahlen zur Anschauung gebracht, die vom Untüchtigen anders als vom Normalen entziffert werden, oder gar solche, die vom Normalen gar nicht oder nur mit Mühe, vom Untüchtigen aber glatt gelesen werden. Bei diesen sog. „Vexier- oder Trickproben" kommt demnach auch der Untüchtige zu einem positiven, vom Normalen allerdings gänzlich abweichenden Prüfungsergebnis und kann dadurch in seiner Unbefangenheit während der Untersuchung erhalten bleiben.

Wie schon erwähnt, haften gewisse Unvollkommenheiten zur Zeit noch jeder der besten Pigmentproben an; sie beruhen bei den Tafelproben zum großen Teil auf drucktechnischen Mängeln, deren völlige Beseitigung kaum je zu erreichen sein wird. Deshalb die immer wiederholte Forderung, sich niemals auf das mit einer einzigen Probe ermittelte Ergebnis zu verlassen, sondern sie in möglichster Vielzahl wechselweise zu benutzen. Jede der als brauchbar anerkannten Proben hat ihre Vorteile, der gewisse Nachteile gegenüberstehen, die sich in dem einen Falle mehr, in dem anderen weniger geltend machen. Was die eine Probe nicht oder nur unvollkommen leistet, das gelingt mit einer anderen besser, so daß sie sich gegenseitig ergänzen. Nie darf außer acht gelassen werden, daß die noch viel zu oft zu beklagenden widerspruchsvollen Ergebnisse, die von verschiedenen Untersuchern bei ein und dem-

selben Prüfling mit ein und derselben Probe gezeitigt werden, nur
zu leicht nicht nur die angewandten Prüfungsmittel, sondern auch
die Untersucher selbst bei den meist skeptisch eingestellten Laien
und beim Prüfling in Mißkredit bringen können. In vielen derartigen Fällen liegt die Schuld aber nicht am Prüfungsmittel,
sondern beim Untersucher, der sich seiner Aufgabe nicht gewachsen
zeigt, weil er nicht über genügende Sachkenntnisse verfügt und
sich nicht streng an die jedem Prüfungsmittel beigegebenen Anweisungen und Erklärungen hält. Sind aber diese Voraussetzungen
in vollem Maße erfüllt, so genügt die Anwendung einiger weniger
Proben, um in der weitaus größten Mehrzahl der Fälle auch ohne
Heranziehung des Anomaloskops zu einem zuverlässigen, eindeutigen Urteil zu gelangen.

1. STILLINGS *pseudoisochromatische Tafeln.* An erster Stelle
sind unter den Tafelproben die von STILLING schon vor 60 Jahren
erstmalig veröffentlichten *„Pseudoisochromatischen Tafeln zur
Prüfung des Farbensinns"* zu nennen, die dadurch, daß sie kürzlich
von HERTEL bereits in der 19. Auflage[1] neu herausgegeben sind,
eine Gewähr für ihre hohe Zuverlässigkeit und Brauchbarkeit
bieten. Infolgedessen haben sie im Laufe der Zeit internationale
Anerkennung gefunden und sind bei fast allen Behörden, vielfach
sogar als einziges obligatorisches Prüfungsmittel eingeführt. Sie
erfassen neben den in erster Linie berücksichtigten Störungen des
Rotgrünsinnes auch diejenigen des Blaugelbsinnes, ermöglichen die
Abgrenzung und Unterscheidung der Rot- und der Grünanomalen
und dienen auch der Entlarvung von Simulanten und Dissimulanten. Bei Massenuntersuchungen, z. B. in den Schulen, bei Musterungen und Rekruteneinstellungen, werden sie deshalb besonders
bevorzugt, weil sie beim Prüfling nur ein geringes Maß von Intelligenz voraussetzen, keine Farbenbenennungen verlangen und
auch von Untersuchern gehandhabt werden können, die keine
umfassenden Vorkenntnisse vom Wesen und der Theorie der
Farbensinnstörungen besitzen. Während die Mehrzahl der 34
neuerdings in Leporelloform aufgemachten Tafeln dem Prüfling
das richtige Erkennen und Lesen einer großen einfarbigen ein- und
zweistelligen Ziffer zur Aufgabe stellt, bringen einige wenige nur
Punkte von Verwechslungsfarben, die, in verschiedener Sättigung
und Feldgröße geboten, gleichzeitig der erhöhten spezifischen

---

[1] Leipzig: Verlag Georg Thieme 1936. Preis 18 RM.

Farbenschwelle der Anomalen Rechnung tragen und vom Prüfling herausgefunden werden sollen. Auch die obenerwähnten Trick- bzw. Vexierzahlen finden auf einigen Tafeln Anwendung. Zur Entlarvung von Simulanten dienen einige besondere Tafeln, die nicht nur, wie alle übrigen, vom Normalen, sondern auch von jedem Untüchtigen entziffert werden können und müssen, weil sie trotz ihrer äußeren Ähnlichkeit mit den anderen Tafeln keine Verwechslungsfarben enthalten, sondern neben der Farbtonverschiedenheit noch Helligkeitsunterschiede darbieten, an denen allein die Ziffer ohne weiteres für jeden leicht erkennbar ist. Gegen etwaiges Auswendiglernen der Tafeln zum Zwecke der Simulation schützt man sich nach Möglichkeit dadurch, daß man sie nicht nach der Reihenfolge, sondern durcheinander, gegebenenfalls auch auf den Kopf gestellt, lesen läßt. Auch kann man zwecks Entlarvung der Simulanten usw. die Tafeln durch aufgelegte farbige Gläser oder Gelatinefolien betrachten lassen. Die dadurch veränderte oder gar aufgehobene Erkennbarkeit der Ziffern ermöglicht dem Untersucher, sich ein Urteil über die Glaubwürdigkeit der Angaben des Prüflings zu machen („Filterfalle"). Der Umstand, daß von den sich immer wiederholenden 10 Ziffern einige in ihren Formenteilen teilweise übereinstimmen, ermöglicht nicht nur das Auswendiglernen, sondern vor allem auch das richtige Erraten, zumal bei mit gutem Formsinn Begabten. Daher bleibt es nicht selten zweifelhaft, ob eine nur teilweise oder nach Verbesserung richtig gelesene Zahl auf Grund einer Farbensinnstörung oder aus anderen Ursachen, z. B. infolge Unaufmerksamkeit, Flüchtigkeit oder mangelhaft entwickeltem Formsinn, nicht richtig erkannt wurde.

2. *Die Tafeln von* ISHIHARA. Hinsichtlich ihres konstruktiven Aufbaus, der Auswahl und Zusammenstellung der Verwechslungsfarben, ihrer drucktechnischen Wiedergabe und ihrer Vielseitigkeit stehen die bereits in der 7. Doppelauflage erschienenen Tafeln des Japaners ISHIHARA[1] den STILLING-Tafeln nicht nach und haben sich wie diese auf Grund ihrer großen Zuverlässigkeit und bequemen Handhabung schnell internationale Geltung verschafft. Während die Mehrzahl der in Buchform untergebrachten Tafeln dem Prüfling die richtige Entzifferung von ein- und zweistelligen Zahlen zur Aufgabe stellt, von denen einige nur vom Rot-, andere nur vom

---

[1] Zu beziehen durch R. Wurach, Berlin C.

Grüngestörten nicht erkannt werden, bieten andere mittels geschickter Anordnung der Verwechslungsfarben mit dazwischengestreuten gelben und blauen, bläulichroten und grünen Tönen Zahlen dar, die teils nur vom Farbenuntüchtigen, nicht aber vom Normalen, teils vom Untüchtigen anders als vom Normalen entziffert werden. Wieder andere Tafeln stellen aus farbigen Punkten zusammengesetzte Schlangenlinien dar, die vom Prüfling als ein- und gleichfarbige mit einem Stift nachzuziehen sind. Die Lösung dieser Aufgabe, die denVorzug hat, nicht auswendig gelernt werden zu können, gelingt dem Untüchtigen entweder überhaupt nicht oder in vom Normalen deutlich abweichender Weise.

3. *Die Tafeln nach* NAGEL-VIERLING[1]. Die von dem selbst farbenuntüchtigen Physiologen NAGEL ersonnene, bereits in der 12. Auflage erschienene Tafelprobe ist auf Grund ihrer vielfach erprobten Zuverlässigkeit und Sicherheit schon seit Jahren als amtliches Untersuchungsmittel für die Tauglichkeit des Personals zum Signaldienst bei der Reichsbahn neben den STILLING-Tafeln eingeführt. Im öffentlichen Buchhandel ist sie nicht erhältlich, sondern nur den Bahnärzten usw. durch behördliche Vermittlung zugänglich. Das in sie gesetzte Vertrauen rechtfertigen vor allem die letzten drei von VIERLING verfeinerten und verbesserten Auflagen in der Hand von Untersuchern, die mit dem ihrer Konstruktion zugrunde liegenden Gedankengang und mit der Theorie der Farbensinnstörungen genau vertraut sind und sich streng an den Wortlaut und die Fragestellung der ausführlichen Gebrauchsanweisung halten. Daher sei auch hier ausdrücklich auf sie verwiesen.

Die Tafeln bestehen aus 16, zu je 4 in 4 mattschwarzen Papierleisten untergebrachten kleinen weißen Kartons, die mit gleich großen, aus 23 ein- oder mehrfarbigen, zu einem Ring von 42 mm Durchmesser aneinandergereihten Punkten bedruckt sind. Die einzelnen zum Teil nach Helligkeiten abgestuften, wenig gesättigten Farbenpunkte weisen einen Durchmesser von nur 4 mm auf, um in der gebotenen Untersuchungsentfernung von mindestens 70 cm den Test unter einem so kleinen Gesichtswinkel erscheinen zu lassen, daß das extrafoveale Sehen nach Möglichkeit ausgeschaltet bleibt.

Die Probe, die sich in drei Abteilungen A, B und C gliedert, ermöglicht den Nachweis der Rotgrün- und Blaugelbsinnstörungen,

---

[1] München: J. F. Bergmann 1934.

einschließlich der Anomalien, des gesteigerten Farbenkontrastes
sowie die Entlarvung von Simulanten und Dissimulanten. Ein
Teil der Ringe bringt einfarbige grüne, rötliche und graue Punkte
in drei verschiedenen Helligkeitsabstufungen. Ein anderer Teil
der Ringe setzt sich aus Punkten zusammen, die aus zwei oder
drei in gleicher Helligkeit wiedergegebenen Verwechslungsfarben
bestehen. Die mehrfarbigen Ringe werden vom Untüchtigen als
einfarbig, die einfarbigen auf Grund ihrer unterschiedlichen Helligkeit als mehrfarbig angesprochen. Die Dissimulationstafel ermöglicht gleichzeitig eine heterochrome Helligkeitsprüfung zur Unterscheidung der Rotsinn- von den Grünsinnstörungen.

Vielleicht läßt sich nach VIERLINGS Anregung die Leistungsfähigkeit der Probe durch teilweise Verwendung mattgetönter statt
weißer Kartons noch steigern.

4. *Die Wandtafeln von* PODESTÀ. Die 2. Auflage dieser in
Leporelloform aufgemachten Tafeln[1] stellt dem Prüfling die richtige Entzifferung von zwölf in den Verwechslungsfarben wiedergegebenen „Wortbildern" in 1 bis 1,5 m Entfernung zur Aufgabe,
und zwar durch Buchstabierenlassen. Als farbentüchtig erweist
sich, wer die in ein und derselben Grundfarbe auf andersfarbigem
Grund gedruckten großen lateinischen Buchstaben glatt liest und
in ihrer Einfarbigkeit richtig erkennt. Mittels besonderer Ausnutzung der Helligkeitsverhältnisse („Helldunkelprinzip") werden
vom Untüchtigen bei einer Anzahl der Buchstaben nur die dunkleren bzw. andersfarbigen Anteile derselben erkannt und zu anderen
Wortbildern ergänzt, als der Normale sie liest. Es werden mit anderen Worten die Verschiedenheiten der Helligkeitsgrade ein und
desselben Farbtones gegen die Verschiedenheit von Buntfarben
ein und derselben Helligkeit ausgespielt. Der Anomale offenbart
dadurch, daß ihm das richtige einfarbige, vom Normalen ohne
Zögern glatt gelesene Wort verborgen bleibt und er anstatt dessen
ein aus ganz anderen Buchstaben zusammengesetztes Wort entziffert, unter völliger Erhaltung seiner Unbefangenheit und Sicherheit, die ihm gestellte Aufgabe gelöst zu haben, seine Störung ohne
weiteres und überführt so sich selbst. Die als besonders leistungs-
fähig zu bewertenden Tafeln 10, 11 und 12 dürften von keinem
farbenschwachen Anomalen richtig entziffert werden können.
Einige Tafeln sind zur Erfassung der Blaugelbsinnstörung sowie

---

[1] FRIEDERICHSEN. Hamburg: de Gruyter & Co. 1936. Preis 9 RM.

zur Simulantenentlarvung vorgesehen. Die Probe eignet sich besonders gut für Massenuntersuchungen in Schulen, bei Musterungen und Rekruteneinstellungen, Berufsberatungen usw., wo wie zumeist die Stellung einer Differentialdiagnose nicht erforderlich ist.

5. *Die Tafeln von* Schaaf *und* Blum. Um die Ausnutzung des Formsinnes zu vermeiden, verwenden diese auch in deutscher Ausgabe erschienenen 10 „Mosaiktafeln" statt der Ziffern usw. die von den internationalen Sehproben her bekannten Landoltschen *Ringe* in Verwechslungsfarben. Dem Prüfling wird die einfache Aufgabe gestellt, anzugeben, an welcher Stelle die Ringe offen erscheinen, d. h. in ihrer Einfarbigkeit unterbrochen sind. Die bei den *Elsaß-Lothringischen Eisenbahnen* eingeführte, wohlfeile, an sich sehr bequem zu handhabende Probe weist indes gewisse Mängel drucktechnischer Art (Rasterdruck) auf und hat sich bisher bei uns nicht einbürgern können. Das gleiche gilt von den die Mappe vervollständigenden „*chromatischen Karten*", die eine einfache Wahlprobe darstellen.

6. Boströms *Tabulae pseudo-isochromaticae.* Diese 1935 in *Stockholm*[1] erschienenen Zahlentafeln lehnen sich eng an das bewährte Prinzip Stillings und sind bei sämtlichen Verkehrsinstituten Schwedens als einzige Farbensinnprobe amtlich eingeführt. Sie bieten auf zwölf, teils weißen, teils verschieden mattfarbig getönten Kartons, die in Leporelloform untergebracht sind, ein- bzw. zweistellige arabische Ziffern zur Aufdeckung nur der Rotgrünsinnstörungen dar. Zwei Tafeln dienen zur Überführung von Simulanten; die letzten vier sind Vexiertafeln und enthalten überhaupt keine Ziffern. Bei aller Anerkennung der Brauchbarkeit dieser Tafeln als Ergänzungsprobe kann ihre alleinige Verwendung nicht empfohlen werden, da sie zum Teil auch vom Normalen nur mit Mühe und kaum in der ausdrücklich verlangten kurzen Zeit von nur 15 Sekunden stets richtig entziffert werden können. Auch ist bei der Verwendung von nur sieben verschiedenen Ziffern gleicher Größe die Möglichkeit des Auswendiglernens und mehr noch des richtigen Erratens nicht auszuschließen. Schließlich darf u. E. ein Prüfungsmittel, dem als einzig und allein anzuwendende Probe eine Art Monopolstellung zuerkannt wird, keinesfalls die angeborenen Gelbblaustörungen ganz unberücksichtigt lassen. Sehr begrüßenswert sind aber die Tafeln für Fälle, bei denen der

---

[1] Stockholm: Kifa. Preis 15 RM.

Gebrauch einer dem Prüfling noch unbekannten guten Probe erwünscht ist.

7. WÖLFFLINS *Tafeln mit Umschlagfarben*[1]. Zum Nachweis der von C. v. HESS am Farbenkreisel festgestellten „relativen Farbenübersichtigkeiten" verwendet WÖLFFLIN in ähnlicher Weise wie bei STILLING zu Zahlen zusammengesetzte Farbtüpfel, die aus sog. *Umschlagfarben* bestehen. Er versteht darunter Farben, welche — auf Grund verschiedener chemischer Zusammensetzung — dem normalen Auge bei bestem Tageslicht zwar gleich erscheinen, bei künstlichem, rothaltigem Licht dagegen deutlich auseinanderfallen, indem die eine von den beiden Farben einen roten bzw. grünen Ton annimmt. Der Rot- bzw. Grünübersichtige vermag indes schon bei Tageslicht diese Unterschiede zu erkennen und die Ziffern zu lesen. Wahrscheinlich gilt dies auch für eine Reihe von Anomalen, sei es infolge ihres gesteigerten Farbenkontrastes, sei es infolge physikalischer Absorptionserscheinungen. So wertvoll der Nachweis einer gesteigerten Rot- bzw. Grünempfindlichkeit in wissenschaftlicher Hinsicht ist, für die Frage der praktischen Beurteilung des Farbensinns hat er nur untergeordnete Bedeutung und kann hier unberücksichtigt bleiben.

8. HELMBOLDS *drehbare Farbenscheiben*. Dieses Prüfungsmittel[2] besteht aus zwei gleich großen, nebeneinander angeordneten, um ihren Mittelpunkt von der Rückseite aus drehbaren weißen Pappscheiben, an deren Rande je 59 kleine, in grauen und bunten Verwechslungsfarben gehaltene Kreisflächen von 0,5 cm Durchmesser nebeneinander aufgedruckt sind. Durch eine Klappe mit zwei Löchern sind die Scheiben derart verdeckt, daß in jeder Öffnung stets nur eine der kleinen Farbenflächen sichtbar wird. Es wird eine bestimmte Farbe eingestellt und die zweite Scheibe gedreht, wobei anzugeben ist, ob beide Farben gleich oder ungleich sind. Ein Urteil über die praktische Brauchbarkeit dieser mit variablen Farbenzusammenstellungen arbeitenden Methode läßt sich zur Zeit mangels genügend zahlreicher Veröffentlichungen noch nicht abgeben.

9. *Die Florkontrastproben*. Einigen älteren Tafelproben liegt die Ausnutzung der Farbenkontrasterscheinungen zum Nachweis der Farbenuntüchtigkeit zugrunde. PFLÜGERS *Florbuch* enthält

---

[1] Leipzig: Georg Thieme 1926.
[2] Wiesbaden: J. F. Bergmann 1914.

Tafeln in bunter Grundfarbe, bedruckt mit schwarzen und grauen Buchstaben. Werden diese durch ein oder mehrere vorgeschaltete weißliche Florpapiere betrachtet, so bleiben sie dem für die Erregung der Kontrastfarbe unempfindlichen Farbenblinden, nicht aber dem Anomalen unerkennbar. Legt man nach H. MEYERS Verfahren auf eine z. B. rote Papierfläche des sog. *Heidelberger Farbenbüchleins* einen grauen Papierring und deckt Florpapier darüber, so erscheint dem Normalen der Ring in grünlicher Kontrastfarbe; der Farbenblinde sieht diese Farbe nicht.

Das heute seiner Leistungsfähigkeit und einfachen Handhabung wegen noch vielfach angewandte, bei der Reichsbahn amtlich eingeführte *Florkontrasttäfelchen* bietet auf purpurviolettem Papiergrund von 11 cm im Geviert 16 schwarze E-förmige Haken in wechselnder Stellung dar. Wird das Täfelchen mit dem am Rand angehefteten bläulichweißen Seidenpapier straff bedeckt, so sind für den Normalen die schwarzen Haken an der grünlichen Kontrastfarbe leicht erkennbar, so daß er die ihm gestellte Frage nach der Öffnung des E, ob nach oben, unten, rechts oder links weisend, mühelos richtig beantwortet. Der Farbenblinde und auch der Anomale sieht mangels Eintritts des Simultankontrasts die E-Haken entweder überhaupt nicht oder nur so undeutlich durchschimmern, daß er ihre Öffnungen nicht angeben kann, ohne zu raten. Läßt man das Täfelchen durch ein Rotfilter betrachten, so erscheinen die Haken nicht nur dem Normalen, sondern auch jedem Untüchtigen deutlich schwarz, wodurch die Probe zu einer sehr guten Simulantenfalle wird. Das wohlfeile Täfelchen kann demnach als Ergänzungs- oder Vorprobe wohl empfohlen werden, wenngleich es weder eine Spezialdiagnose ermöglicht noch bei Nichtbestehen einen normalen Farbensinn unter allen Umständen ausschließt.

### Die Untersuchung mit Farblaternen.

Wer viel mit der amtlichen Untersuchung und Begutachtung Farbenuntüchtiger zu tun hat, begegnet sehr häufig dem Einwand des Prüflings, er könne sehr wohl die gewöhnlichen Signal- und Laternenfarben richtig unterscheiden. Die ihm vom Arzt vorgelegten Pigmenttafelproben seien aber viel zu fein und zu kompliziert, entsprächen in keiner Weise den Verhältnissen der Wirklichkeit. Um diesen Einwand zu entkräften, sind schon seit längerer

Zeit eigens für die Farbensinnprüfung konstruierte Farblaternen im Gebrauch. Ihr Wert besteht zunächst darin, daß sie die farbigen Signale der Verkehrseinrichtungen nachahmen, gewissermaßen eine „Prüfung auf der Strecke" darstellen und gleichzeitig anwesenden Laienbeisitzern (wie z. B. bei den Obergutachtenuntersuchungen für die Seeberufsgenossenschaft, an denen bestimmungsgemäß zwei Kapitäne teilzunehmen haben) die Möglichkeit geben, sich ein eigenes Urteil über die Farbenuntüchtigkeit des Prüflings zu bilden. Ähnlich überzeugend wirkt die Stiftprobe, aber sie ist wie die Tafelproben eine Pigmentprobe im auffallenden Licht und liegt daher dem Verständnis des Laien weniger nahe als das durchfallende Laternenlicht, zumal wenn es im Farbton genau den dienstlich eingeführten Farbgläsern entspricht. Alle Untersuchungsmittel im durchfallenden Licht, und unter diesen natürlich an erster Stelle die großen Spektralapparate und das NAGELsche Anomaloskop, haben ferner den Vorteil, daß man an ihnen die Helligkeit und Sättigung verändern und damit den tatsächlichen Verhältnissen in der Praxis (ungünstige Sicht durch Wechsel der Tagesbeleuchtung, Schnee, Nebel, Rauch) weitgehend Rechnung tragen kann. Auch die Änderung der subjektiven Empfindung im Auge des Prüflings durch Blendung, Kontrastwirkung und Ermüdung läßt sich durch bestimmte Einstellungen an der Farblaterne leicht ausprobieren und demonstrieren.

Sehr wichtig sind ferner, worauf zuerst SCHIÖTZ bei der Konstruktion seiner Blinkfarbenlaterne hingewiesen hat, zwei weitere Vorbedingungen: 1. das farbige Licht muß unter einem kleinen Gesichtswinkel gesehen werden können. 2. Die Laterne muß eine Vorrichtung besitzen, daß der Lichteindruck auch nur kurz, als ein momentaner „Blink" gegeben werden kann. Beides wegen der eigenartigen Sehweise der anomalen Trichromaten, die unter gewöhnlichen Umständen, wenn sie bei guter Beleuchtung größere farbige Gegenstände längere Zeit und in aller Ruhe betrachten, meistens keine Fehler begehen. Bei der in England gebräuchlichen EDRIDGE-GREENschen Farblaterne ist nur die eine Forderung, Prüfung unter kleinem Gesichtswinkel, erfüllt, eine Blinklichtvorrichtung fehlt jedoch.

Unter Berücksichtigung der vorstehenden Grundsätze angewandt, ist die Farblaternenprüfung nach den Erfahrungen von VIERLING, denen sich die Verfasser nur anschließen können, ein sehr wertvolles Hilfsmittel. Man erstaunt oft, wieviel schwere Signalfehler hier von Prüflingen gemacht werden, die man auf Grund der Untersuchung mit Pigmentprobentafeln noch als farbentüchtig oder als Grenzfälle beurteilen möchte. An erster Stelle stehen hier die geringgradig Protanomalen, die am Anomaloskop eine RAYLEIGH-Gleichung an der Grenze zwischen Protanomalen- und Normalen-Gleichung einzustellen pflegen.

Gegner der Farblaternenprüfung begründen ihre ablehnende Haltung damit, daß diese Probe ebenso wie die NAGELschen Tafeln eine „Nennprobe" sei, bei der die Verständigung zwischen Arzt und Prüfling nur durch jedesmaliges Benennen der betreffenden Farbe zustande kommt. Dieser Vorwurf trifft aber nur für die älteren Modelle der Farblaternen (EDRIDGE-GREEN, SCHIÖTZ u. a.) zu. Die neueren Farblaternen (NAGEL, SCHEIDEMANN, TRENDELENBURG, OLOFF) (Näheres s. unten) besitzen zwei oder drei Farbfelder, die gleichzeitig nebeneinander belichtet werden können und somit, ähnlich wie das Anomaloskop, die Einstellung von Gleichungen ohne jedesmalige Benennung der Farben ermöglichen.

Im übrigen gilt für die Farblaterne dieselbe Vorschrift wie für alle Pigmentproben: keine Monopolstellung einer Farbensinnprobe; sich niemals auf ein einziges Untersuchungsmittel allein beschränken, sondern neben der Farblaterne noch möglichst mehrere Pigmentprobentafeln und in Zweifelsfällen als oberste Instanz das Anomaloskop zur Entscheidung mit heranziehen! Auch hier gilt voll und ganz der Ausspruch VIERLINGS, des Altmeisters auf dem Gebiete dienstlicher Farbensinnprüfungen: „Es gibt eben keine einzelne Probe, und sei es die beste, die unfehlbar ist. Es treten vielmehr die einzelnen Proben in ihrer Leistungsfähigkeit, besonders wenn sie andere Eigentümlichkeiten der Farbenuntüchtigen geschickt ausnützen, wechselweise füreinander ein. Deshalb leisten zwei Proben mehr als eine, und noch mehr Proben leisten noch mehr. Das ist meine Lehre seit vielen Jahren, wenn sie auch erst in jüngster Zeit allgemein anerkannt wird."

1. *Der* NAGEL-KOELLNER-VIERLING*sche Farbengleichungsapparat*[1]. Als Ersatz für das Anomaloskop sind Apparate angegeben worden, welche in (Gas-) Lampengestalt durchfallendes, pigmentgefärbtes künstliches Licht zur Herstellung von Farbengleichungen verwenden und als sog. „Lampen- bzw. Laternenproben" im Aus-

―――――――

[1] Firma Wurach, Berlin.

land vielfach im Gebrauch sind. Besonders zweckmäßig ist der von VIERLING verbesserte NAGEL-KOELLNER*sche Farbengleichungs-apparat,* der eine in Farbton und Helligkeit abstufbare Farben-mischung mittels komplementärer roter und grüner Gelatinefolien im Sinne der RAYLEIGH-Gleichung einstellen und mit daneben-stehendem farblosem Licht: $\dfrac{\text{grau}}{\text{grau}}$ vergleichen, gleichzeitig auch den Farbenkontrast nachweisen läßt. Außerdem ermöglicht eine auf Zeit- und Momentverschluß einzustellende Irisblende die Er-mittlung der Reaktionsgeschwindigkeit auf Farben, die bei Ano-malen sehr häufig deutlich verlängert ist.

2. *Die Blinklaterne von* SCHIÖTZ[1]. Um die Farbensinnprüfungen nach Möglichkeit den bunten Eisenbahn- und Schiffslichtsignalen praktisch anzupassen, hat der Norweger SCHIÖTZ eine von einer Taschenbatterie belichtete „*Blinklaterne*" konstruiert, die auch den Laien von den Signalverwechslungen der Farbenuntüchtigen zu überzeugen gestattet. Die Prüfung mit dieser Lampe geschieht mittels Beobachtung der im verdunkelten Raum auf einen Spiegel geworfenen farbigen Signale. Die zur Prüfung dienenden roten, grünen, gelben, blauen, grauen und weißen Lichter können zwecks Nachahmung ungünstiger Sichtverhältnisse auf der Strecke in wechselnder Zeitdauer abgestuft dargeboten und auch in ihrer Helligkeit durch Zwischenschaltung einer Mattscheibe variiert werden. Für Laien überzeugend wirken können natürlich nur tat-sächlich gemachte Fehler, während richtige Angaben noch keines-wegs für normalen Farbensinn beweisend sind.

3. SCHEIDEMANNS *Zwei-Lichter-Blinklaterne*[2]. Die von SCHEI-DEMANN ersonnene „*Zwei-Lichter-Modifikation*"[1] der SCHIÖTZschen Laterne läßt in sehr handlicher und bequemer Weise auch ohne Spiegelanwendung im halbverdunkelten Raum die gegenseitige Beeinflussung zweier Farben erkennen, wie sie als verstärkter Kontrast und als falsche Deutung gleicher Farben bei verschiede-ner Helligkeit bekannt ist. Sie stellt insofern eine wesentliche Ver-besserung der SCHIÖTZschen Laterne dar, als sie die Signalfarben Rot, Grün, Weiß einem kleineren hellgelben Signallicht, welches durch Milchglas (Nebel) oder Grau (Rauch) getrübt und verdunkelt ist, gegenüberzustellen ermöglicht. Die SCHEIDEMANNsche Laterne eignet sich daher sehr gut zur Untersuchung auf gesteigerte Kon-

---

[1] Firma Wurach, Berlin.    [2] Firma Greiner, Stettin.

trastempfindung der anomalen Trichromaten. Auch kann durch Verschluß des einen Lichtes das zweite allein dem Prüfling dargeboten werden. Als Lichtquelle dient eine Taschenbatterie.

4. *Der Signalapparat von* TRENDELENBURG *zur Prüfung auf Farbenblindheit*[1]. Der Apparat besteht aus einer auf Stativ befindlichen, länglich schmalen, kastenartigen Einrichtung mit drei übereinanderstehenden Feldern. Abstand der Felder voneinander je 8 cm. Jedes Feld hat einen unveränderlichen Durchmesser von 4 mm, kann unabhängig von dem anderen und ohne Vorwissen des Prüflings mit rotem, grünem, farblosem, gelegentlich auch orange Licht in verschiedener Helligkeit beleuchtet werden bis zu der Grenze, an der unter gleichen Umständen auch der Normale unsicher wird. Jedes Farbfeld wird durch ein eigenes Glühlämpchen einer 4-Volttaschenlampe ohne Widerstandseinschaltung beleuchtet. Die quantitativ angebbare Lichtabschwächung läßt sich dadurch erreichen, daß jedem der Felder ein photometrischer Rundkeil (ZEISS-Ikon) vorgesetzt wird. Die Farbgläser sind die im amtlichen Signaldienst verwendeten Gläser. Die in mittlerer Helladaptation des Prüflings vorzunehmende Untersuchung findet im Dunkelzimmer statt. Die Beobachtungsentfernung beträgt 4 m oder weniger. Ein weiteres an einem Nebenstativ angebrachtes Lämpchen, dem ebenfalls ein Verdunkelungskeil vorgesetzt wird, dient zur Farbschwellenbestimmung. Dazu ist an dem die Farbenfelder tragenden Hauptstativ eine Milchglasscheibe angebracht, die zum Zweck der Schwellenbestimmung vor die Farbenfelder heruntergeklappt und in 25 cm Entfernung von dem das Lämpchen tragenden Nebenstativ quantitativ meßbar mit Hilfe des Verdunklungskeils belichtet werden kann.

5. *Der Farblaternenapparat von* OLOFF[2]. In einem 30 cm hohen, 25 cm breiten Holzkasten sind seitlich nebeneinander im Abstande von 10 cm zwei kleine elektrische 5-Voltlämpchen eingebaut, die, um eine möglichst konstante, vom Lebensalter der Taschenbatterie bzw. des Akkumulators unabhängige Lichtstärke zu sichern,

---

[1] Klin. Mbl. Augenheilk. **93** (1934). Der Apparat wird von der Firma F. Schmidt & Haensch, Berlin, hergestellt.

[2] Eingehende Besprechung und Demonstration auf der 13. Tagung der Augenärzte Nordwestdeutschlands in Hamburg am 14. und 15. II. 1936. Der Apparat wird von dem Elektromeister H. Hansen, Fachgeschäft für Elektrotechnik, Kiel, Eichendorffstr. 31, geliefert.

mittels eines ebenfalls im Holzkasten untergebrachten Transformators direkt an die örtliche Lichtleitung angeschlossen werden. Die jedem Glühlämpchen zugehörige Lichtöffnung wird an der Vorderfläche des Holzkastens durch die Irisblende eines photographischen Apparates abgeschlossen, läßt sich also wie diese in jeder beliebigen Größe nach Millimetern genau meßbar verengern und erweitern. Zwischen Lichtquelle und Irisblende angebrachte Schlitze dienen zur Aufnahme beliebiger Farbgläser, Mattgläser und Milchgläser. Soweit es sich um Rot, Grün, Orange handelt, sind die Originalgläser der Marine und Eisenbahn vorgesehen. Erfahrungsgemäß nimmt das Licht unserer elektrischen Birnen bei Abschwächung (etwa 550 m$\mu$ Wellenlänge) einen mehr gelblichen und schließlich gelblich-rötlichen Ton an. Um diesem Übelstande zu begegnen, wird vor jedes Lämpchen nach dem Vorgange des ENGELKINGschen Adaptometers ein Original-Tageslichtfilterglas eingeschoben.

In den Stromkreis jedes Lämpchens sind je ein Voltmeter und ein Vorschaltungswiderstand eingeschaltet. Hierdurch läßt sich jede Lichtstärke innerhalb des Spannungsbereiches in feinsten Abstufungen einstellen und zahlenmäßig genau am Voltmeter ablesen.

Damit ist versucht worden, zwei Forderungen gerecht zu werden, die nach heutiger wissenschaftlicher Erfahrung an Farbenuntersuchungsapparate im durchfallenden Licht gestellt werden müssen: meßbar dosierbarer Gesichtswinkel und meßbar dosierbare Helligkeit, soweit sich das mit einfachsten Hilfsmitteln an einem lediglich der praktischen Untersuchung dienenden Handapparat ermöglichen läßt. Zur Erfüllung der dritten und letzten Forderung: meßbar dosierbare Sättigung, befindet sich an den beiden Seitenwänden des Holzkastens je eine Weißzusatzvorrichtung eingebaut, die jedem der beiden Farbfelder und unabhängig voneinander Weiß in beliebiger, ebenfalls am Voltmeter genau ablesbarer Steigerung zuführt. Auf diese Weise gestattet der Farblaternenapparat neben der eigentlichen Farbensinnprüfung (Benennung eines einzigen Farbfeldes; Einstellung von Gleichungen beider Farbfelder ohne Farbenbenennung) auch eine genauere Schwellenbestimmung sämtlicher Farben.

Das Vorhandensein einer dosierbaren Weißvorrichtung für jedes der beiden Farbfelder ermöglicht ferner (wie am großen Spektralapparat, am VIERLINGschen Anomaloskop III und am Farbenkreisel) Gleichungen zwischen Farben aller Sättigungsgrade mit Gelb in allen Sättigungsgraden. Erfahrungsgemäß (VIERLING) nehmen die meisten Anomalen diese ungesättigten Gleichungen zu ungesättigtem Gelb genau so an, wie sie das Rotgrüngemisch z. B. am Anomaloskop zu Gelb bestimmter Helligkeit als gleich erklären.

Neben der eigentlichen Farbensinnprüfung bietet die besondere Konstruktion des Farblaternenapparates von OLOFF (dosierbare Weißabstufung, Drehwiderstand, Irisblende, Transformator) noch folgende Untersuchungsmöglichkeiten:

1. Adaptationsprüfung bei Verdacht auf Herabsetzung des Lichtsinnes. In Betracht kommen hier nur solche Fälle, wo es sich um eine kurze, ganz allgemeine Orientierung über die Anfangsreizschwelle und über die Empfindlichkeitszunahme des Prüflings bei fortschreitender Dunkeladaptation handelt. Für alle genaueren Untersuchungen müssen selbstverständlich größere, lediglich für die Lichtsinnprüfung eingerichtete Apparate (in erster Linie und als oberste Instanz der Adaptometer von ENGELKING und HARTUNG, von kleineren Apparaten der Lichtsinnprüfer von COMBERG, der 5-Punkt-Adaptometer von BIRCH-HIRSCHFELD u. a.) herangezogen werden.

2. Direkten Anschluß der elektrischen Handaugenlampe und des elektrischen Augenspiegels (SIMON, COMBERG usw.). Hierdurch erübrigt sich die Anschaffung eines Rheostaten bzw. einer wegen ihrer unbestimmten Lebensdauer immer nur für kurze Zeit brauchbaren Taschenbatterie.

### Der Farbenkreisel.

Er besitzt fast alle Vorteile eines großen Spektralapparates. Man kann mit ihm Farbenmischungen und nach Winkelgraden genaue zahlenmäßige Messungen vornehmen unter Berücksichtigung des Gesichtswinkels, der Helligkeit und Sättigung, allerdings nur mit Pigmentfarben. In seiner ursprünglichen Form mit Hand- oder einfachem Motorbetrieb ist er aber sehr unhandlich, beansprucht im Gegensatz zu anderen Untersuchungsmitteln außerordentlich viel Zeit, weil er zur Änderung der Farben, der Sättigung und Helligkeit jedesmal angehalten, umgestellt und dann von neuem in Bewegung gesetzt werden muß. Das mag wohl der Grund sein, weshalb der Farbenkreisel meist nur noch für wissenschaftliche Zwecke benutzt wird, wo er einen recht wertvollen Ersatz der sehr teuren großen Spektralapparate bildet. Eine wesentliche Verbesserung ist die von der Firma Zimmermann, Leipzig, konstruierte Änderung des Farbenkreisels in Form des sog. *Farbvariators*. Das eigentliche Prinzip des Farbenkreisels bleibt auch hier unverändert erhalten. Das Neue bildet neben dem Motor eine große, mit Spiralnuten versehene Achse. Sie ist so konstruiert, daß sich daran die für die Farbenmischung dienenden Farbsektoren während der Drehung automatisch und ununterbrochen bis zu 360° verstellen lassen und daß man das Ergebnis sofort zahlenmäßig genau in Viertelgraden an einer mit der Achse automatisch in Verbindung stehenden Skala ablesen kann. Abgesehen von dieser allerdings ganz außerordentlichen Ersparnis an Zeit und Arbeit leistet er praktisch, wenn man Zeit und Mühe nicht scheut, nicht mehr als jeder Farbenkreisel in primitivster Form, da das Grundprinzip ja dasselbe ist.

Bei jeder Kreiseluntersuchung ist zu berücksichtigen:

1. Daß das Mischungsergebnis von Komplementärfarben nur am Spektralapparat reinweiß, mit Pigmentfarben am Kreisel aber mehr oder weniger grau aussieht.

2. Allen Pigmentfarben haften erfahrungsgemäß Fehlerquellen an. Es empfiehlt sich daher, am Farbenkreisel jede Mischung fünfmal zu wiederholen, daraus das Mittel zu ziehen und durch den normalen Farbensinn des Arztes oder einer Vergleichsperson zu kontrollieren und erst dann ein Urteil abzugeben.

Als Farben benutzte OLOFF, der seit Jahren mit dem Farbenkreisel arbeitet, zuerst die HERINGschen Farbpapiere. Eine wesentliche Verbesserung sind jetzt für ihn neuerdings, wie bei der Gesichtsfelduntersuchung (s. S. 141), die von ENGELKING und ECKSTEIN angegebenen peripheriegleichen invariablen Perimeterpapiere. Ihr Vorteil besteht darin, daß sie beim Übergang zur Farbe sofort ihren endgültigen Farbenton annehmen. Unter diesen Voraussetzungen angewandt, stellt der Farbenkreisel auch für die laufenden Untersuchungen in der Praxis ein sehr wertvolles Hilfsmittel dar.

## C. Die Schwellenwertprüfung.

Abgesehen von den großen Spektralapparaten und dem Anomaloskop III VIERLINGS (s. S. 116, 137) gestatten unsere zur Zeit gebräuchlichen Farbensinnprüfungsmittel bekanntlich nur eine qualitative Feststellung des Farbenunterscheidungsvermögens; das Anomaloskop I und II von NAGEL allerdings neben einer sehr exakten Differentialdiagnose der einzelnen Formen der Farbenuntüchtigkeit auch eine genaue Untersuchung der Unterschiedsempfindlichkeit für die einzelnen Farbentöne. Die quantitative Messung, die Schwellenwertprüfung, hatte früher fast ausschließlich wissenschaftliches Interesse. Ihre Bedeutung für die Praxis wurde erst in neuerer Zeit von v. HESS betont. Er ging so weit, das Anomaloskop und die üblichen Tafelproben sowohl für wissenschaftliche Untersuchungen als auch für den Gebrauch in der Praxis als ungeeignet zu bezeichnen und als Ersatz dafür lediglich die Farbenschwellenprüfung zu fordern. Das Ergebnis der letzteren sollte auch bei amtlichen Untersuchungen allein ausschlaggebend für die Bewertung der anomalen Trichromaten sein. Diese Auffassung v. HESS' hat sich jedoch als unhaltbar erwiesen. Entscheidend für diese Frage waren die grundlegenden Nachuntersuchungen von ENGELKING. Nach seiner Ansicht, die später auch von anderer Seite (VIERLING, OLOFF u. a.) bestätigt wurde, stellt die Farbenschwellenprüfung in einer Reihe von Fällen zwar ein wichtiges Hilfsmittel dar. An erster Stelle stehen jedoch nach wie vor das Anomaloskop und die üblichen Tafelproben, die in keinem einzigen Falle entbehrt werden können. Die Erfahrungen haben weiter ergeben, daß Dichromaten von vornherein für die Untersuchung ihrer Farbenschwellen ausscheiden. In Betracht kommen nur Fälle von Farbenasthenopie (s. S. 95), „Grenzfälle" (s. S. 112), und auch von den eigentlichen anomalen Trichromaten bzw. auf anomale Trichromasie Verdächtigen nur diejenigen, deren Brauchbarkeit nach dem Ergebnis der Prüfung mit dem Anomaloskop und den Pigmentproben als zweifelhaft erscheint. Das ist immerhin eine kleine Zahl, aber wichtig genug, auch die Farbenschwellenprüfung ergänzend mit heranzuziehen. Anomale Trichromaten mit gesteigertem Kontrast sind unter allen Umständen farbenuntüchtig; eine Prüfung ihrer Farbenschwellen erübrigt sich daher. Farbenuntüchtigkeit liegt auch dann schon vor, wenn ohne gesteigerten Kontrast bei einwandfreien Fehlern am Anomaloskop die Tafelproben nicht bestanden werden. Ist das Ergebnis der Tafelproben unsicher oder besteht sonst irgendwie ein Zweifel, so muß die Farbenschwellenprüfung vorgenommen werden. Ihr Aus-

fall ist dann entscheidend für das Endurteil, ob Farbentüchtigkeit
vorliegt oder nicht.

Wie oben bereits hervorgehoben, kommen die Tafelproben für
die Farbschwellenprüfung nicht in Frage, da sie ja nur eine qualitative Messung des Farbensinnes ermöglichen. Nur die neueste
(19.) Auflage der STILLING-HERTELschen Pseudoisochromatischen
Proben enthält auf den Tafeln 25 bis 30 statt der Zahlen und
Figuren Punkte in Verwechslungsfarben für die Auffindung von
sehr geringen Störungen der Rotgrünempfindung. Die Anordnung
ist hier so gedacht, daß sie bis zu einem gewissen Grade auch einen
quantitativen Charakter haben sollen. Es fehlt jedoch jede Möglichkeit, die Schwellenhöhe zahlenmäßig festzustellen. VIERLING
erreicht dies am Anomaloskop II dadurch, daß er in das Okularrohr
ein Fenster eingeschnitten hat und durch dieses vermittels eines
Kondensators dosierbares weißes Licht auf die einzelnen Spektralfarben fallen läßt, ihre Sättigung hierdurch also solange vermindert, bis der Prüfling überhaupt keine Farbe mehr erkennt. Ein
ausgezeichneter Apparat auch zur Farbenschwellenmessung, aber
wegen seines hohen Preises ebenso wie die großen Spektralapparate
für die Untersuchung in der Praxis und wohl meist auch für den
klinischen Gebrauch viel zu teuer! Einen brauchbaren Ersatz
bildet der Farbenkreisel (s. S. 134). Auch die Prüfung des peripheren Farbengesichtsfeldes kann zur Farbenschwellenprüfung mit
herangezogen werden, doch muß bei der bekannten Schwierigkeit,
das Auftreten eines farbigen Reizes am Perimeter sofort richtig
anzugeben, oft mit Versagern gerechnet werden. Die Ergebnisse
gewinnen an Sicherheit, wenn man die ENGELKING-ECKSTEINschen
peripheriegleichen invariablen Perimeterobjekte benutzt. Unter
den Farblaternen besitzen die Apparate von TRENDELENBURG und
OLOFF (s. S. 132) eine besondere Vorrichtung zur genaueren Untersuchung und zahlenmäßigen Messung der Rotgrünschwellen, der
Farblaternenapparat von OLOFF auch der Blaugelbschwellen.

## Die Gesichtsfeldprüfung.

Neben der eigentlichen Sehprüfung, der Untersuchung der
Funktion des gelben Fleckes bzw. des papillomakulären Bündels
ist in vielen Fällen auch eine Prüfung des gesamten Gesichtsfeldes
unerläßlich. Sie stellt die wichtigste Kontrolle der subjektiven Angaben an der Sehprobentafel und des Augenspiegelbefundes dar

und gibt uns nicht nur an, daß an bestimmten Stellen der Netzhaut die Funktion gestört ist, sondern es werden auch Leitungsunterbrechungen des Sehnerven im Verlaufe seiner ganzen Bahn bis zum Sehzentrum im Hinterhauptslappen aufgedeckt und genauer lokalisiert. Dazu ist neben der Empfindlichkeit für Weiß stets auch eine Prüfung des Farbengesichtsfeldes erforderlich.

Für das nähere Verständnis geht man von der bekannten Tatsache aus, daß infolge der verschiedenen Anordnung der Stäbchen und Zapfen die Farbenempfindlichkeit der Netzhautperipherie mangelhafter ist als diejenige des gelben Fleckes, und zwar um so mehr, je weiter ab sich die betreffende Stelle vom gelben Fleck befindet. Einen weiteren Einfluß auf die Ausdehnung der Gesichtsfeldperipherie übt physiologischerweise die Gestaltung der unmittelbaren Nachbarschaft des Auges (knöcherner Augenhöhlenrand, Nase) aus. Der Umfang des gesamten Gesichtsfeldes bildet infolgedessen nicht einen Kreis, sondern mehr ein liegendes, nach einwärts verschmälertes Oval, während die breitere und größere Gesichtsfeldhälfte nach außen liegt. Aus optisch-physikalischen Gründen werden alle oben befindlichen Teile des Außenbildes von der unteren Netzhauthälfte, die links befindlichen von der rechten Netzhauthälfte und umgekehrt wahrgenommen. Die äußerste Peripherie der Netzhaut ist normalerweise farbenblind, d. h. sie empfindet alle Seheindrücke als unbunt. Von Farben besitzt Blau das größte, Grün das kleinste Gesichtsfeld, dazwischen liegen von außen nach innen die Grenzen für Gelb und Rot.

Nach Winkelgraden am Perimeter gemessen, zeigt die Ausdehnung des normalen Gesichtsfeldes für Weiß folgende Durchschnittswerte: schläfenwärts etwa 90°, nasenwärts etwa 60°, oben etwa 60°, unten etwa 60°.

Die Farbengrenzen hängen vom Farbton und der Größe des zur Prüfung benutzten Objektes ab. Ihre Durchschnittswerte sind:

für Blau schläfenwärts 70°, nasenwärts 50°, oben 50°, unten 50°,
„ Rot „ 50°, „ 40°, „ 40°, „ 40°.
„ Grün „ 40°, „ 30°, „ 30°, „ 30°.

Das normale Gesichtsfeld hat also eine äußerste totalfarbenblinde Zone, eine mittlere rotgrünblinde Zone, und nur die Mitte allein ist vollkommen farbentüchtig. Bei etwa 15° schläfenwärts vom Fixierpunkt liegt, dem Sehnervenkopf entsprechend, eine normalerweise blinde kleine Stelle, der sog. „MARIOTTEsche Fleck“.

Beim Zustandekommen des binokularen Sehaktes findet eine fast vollständige Verschmelzung der Gesichtsfelder des rechten und linken Auges statt, ausgenommen ist nur ein kleiner Teil in der äußersten Peripherie des temporalen Bezirkes, die sog. „temporale Sichel". Störungen im Bereiche der letzteren kommen ganz außerordentlich selten vor und spielen nur in der Neurologie des Auges eine Rolle.

Die für den Praktiker wichtigen Gesichtsfeldveränderungen äußern sich entweder in der Weise, daß die Grenzen des Gesichtsfeldes mehr oder weniger regelmäßig hereingerückt (eingeengt) oder daß innerhalb des normalen Gesichtsfeldes inselförmige Ausfälle („Skotome") vorhanden sind.

Im allgemeinen lassen sich hier vier Haupttypen der Gesichtsfeldstörungen voneinander unterscheiden:

1. Die Außengrenzen sind allseitig gleichmäßig mehr oder weniger verengt = konzentrische Einengung.

2. Die Grenzen sind nur nach einer Richtung hin eingeengt = Sektoren- oder quadrantenförmiger Ausfall.

3. Die innerhalb der normalen Außengrenzen befindlichen Skotome liegen entweder zentral und deuten dann mit größter Wahrscheinlichkeit auf eine Erkrankung des papillomakulären Bündels retrobulbär (Neuritis optica) hin. Oder es handelt sich um einen peripheren, durch eine umschriebene Erkrankung des gelben Fleckes bedingten Ausfall. Absolut ist ein Skotom, wenn innerhalb seiner Ausdehnung die Empfindung für Weiß und Farben vollkommen erloschen ist. Bei einem relativen Skotom werden Weiß oder Farben zwar richtig, aber dunkler und weniger gesättigt empfunden. Charakteristisch für kleine Skotome ist, daß sie dem Patienten subjektiv gar nicht in Erscheinung treten, sondern überhaupt erst durch eine genauere Gesichtsfelduntersuchung nachgewiesen werden können. Das letztere ist z. B. immer beim MARIOTTEschen Fleck der Fall.

4. Es besteht ein Gesichtsfeldausfall auf beiden Augen, und zwar fehlt symmetrisch die eine oder die andere Hälfte des beiderseitigen Gesichtsfeldes vollständig oder fast vollständig, wobei auf jedem Auge die erhaltenen und die fehlenden Gesichtsfeldhälften meist durch eine ziemlich genau senkrecht verlaufende Linie getrennt sind. In solchen Fällen handelt es sich um organische Gehirnstörungen, die ihren Sitz zwischen Chiasma und Sehzentrum

haben und anatomisch durch die teilweise Kreuzung der Sehnervenfasern im Chiasma bedingt sind. Fallen jederseits, d. h. auf
beiden Augen, die rechten oder linken Gesichtsfeldhälften aus, so
spricht man von einer gleichseitigen oder homonymen Hemianopsie. Eine ungleichseitige oder heteronyme Hemianopsie liegt
vor, wenn entweder nur die beiden äußeren oder die beiden inneren
Gesichtsfeldhälften ausfallen[1]. Wegen der Bedeutung und der
näheren Lokalisation aller dieser prognostisch stets außerordentlich
ernst zu bewertenden Gesichtsfeldausfälle sei auf die Lehrbücher
verwiesen.

Eine Gesichtsfeldmessung genau nach Winkelgraden läßt sich
nur mit Hilfe eines Perimeters erzielen. Man kann sich aber auch
schon mit einfacheren Mitteln über die Gesichtsfeldverhältnisse
orientieren, und es ist besser behelfsmäßig auf diese letztere Weise,
als die Gesichtsfeldprüfung ganz zu unterlassen, weil ein Perimeter
nicht zur Verfügung steht. Eine solche behelfsmäßige Untersuchung, der sog. „Parallelversuch“, geschieht am einfachsten in
folgender Weise: Man setzt sich dem Prüfling in $^1/_2$ m Entfernung
gegenüber und fordert ihn auf, bei verdecktem einem Auge in
unser gleichseitiges Auge, d. h. bei Untersuchung des rechten un-
verwandt in das linke Auge des Untersuchers — Pupillenmitte —
zu schauen. Dann rücken wir mit unserem ausgestreckten Finger
oder einem an einem schwarzen Stäbchen befestigten Wattebausch
oder weißen bzw. farbigen Pappequadrat von der äußersten Peripherie aus allen Richtungen gegen die Linie vor, welche unser Auge
mit dem des Prüflings verbindet. Diese Methode hat den Vorteil,
daß der Arzt dabei gleichzeitig sein eigenes Gesichtsfeld prüft, das
unter normalen Verhältnissen natürlich mit demjenigen des Prüflings übereinstimmen muß. Im Notfall läßt sich die Gesichtsfeldprüfung auch an einer dunklen ebenen Fläche, z. B. einer Schul-
tafel, in der Weise vornehmen, daß der Fixierpunkt und die Gesichtsfeldgrenzen mit Kreide gekennzeichnet werden. Streng
wissenschaftlich hat diese Methode aber verschiedene Fehlerquellen:
gleich großen Entfernungen der Netzhaut z. B. entsprechen ungleich große auf einer ebenen Tafel. Die temporale Außengrenze
läßt sich überhaupt nicht richtig auf einer Tafel projizieren. Die

---

[1] Sehr selten kommt eine Hemianopsie in der Form vor, daß nur die
oberen oder unteren Gesichtsfelder ganz oder quadrantenförmig (Hemianop-
sia superior oder inferior) ausfallen.

Forderung an eine einwandfreie Gesichtsfeldprüfung lautet daher: Projektion auf einer Hohlkugel, wie sie das Prinzip der eigentlichen Perimeteruntersuchung darstellt. Die Größe der Perimeterobjekte schwankt zwischen 5 und 20 mm und ist abhängig von dem Wert des zentralen Sehvermögens. Je größer das letztere, um so kleiner das Perimeterobjekt. Andererseits gibt es Fälle von hochgradiger, der Blindheit nahestehender Schwachsichtigkeit (grauer Star, grüner Star und andere Augenhintergrundserkrankungen), wo auch das Perimeter versagt, weil Fixierpunkt und Perimeterobjekte überhaupt nicht mehr sicher erkannt werden. In solchen Fällen helfen nur noch gröbere Prüfungsmittel in der Form, daß man im Dunkelraum mit dem Augenspiegel oder einer elektrischen Lampe Licht in das zu untersuchende Auge wirft („Projektionsprüfung") und den Prüfling angeben läßt, von welcher Richtung her er das Licht empfindet (Näheres s. S. 141 unter „Sehprüfung"). Eine solche Projektionsprüfung ist unentbehrlich beim Vorhandensein einer totalen Linsentrübung, die eine Untersuchung des Augenhintergrundes nicht mehr ermöglicht. Bei unkompliziertem grauen Star muß das hineingeworfene Licht von allen Seiten her richtig projiziert werden. Ist das nicht der Fall oder werden mit der Farblaterne hineingeworfene Farben nicht erkannt, so steht man besser von einer Staroperation ab, weil mit größter Wahrscheinlichkeit eine Augenhintergrundserkrankung vorliegt, die erst sekundär zu einer Linsentrübung, der sog. Cataracta complicata, geführt hat.

Jede Gesichtsfeldprüfung ist wertlos, wenn man nicht folgende Grundsätze genau berücksichtigt:

1. Die Prüfung muß in einem genügend belichteten Raum, am besten bei guter Tagesbeleuchtung, vorgenommen werden. Die Prüfungsmarken müssen rein weiß oder, wenn es sich um Farben handelt, unverbraucht und richtig abgetönt sein. Wer viel mit der Untersuchung des Farbengesichtsfeldes zu tun hat, weiß, wie schwer es am Perimeter ist, mit Sicherheit den Moment festzustellen, in welchem ein farbiger Lichtreiz eben gerade als richtige Farbe erkannt wird. Nach den Erfahrungen OLOFFS gestaltet sich diese Schwierigkeit ebenso wie bei der Untersuchung am Farbenkreisel (s. S. 134) erheblich geringer, wenn man die von ENGELKING und ECKSTEIN angegebenen peripheriegleichen invariablen Perimeterobjektfarben benutzt. Sie nehmen beim Übergang zur Farbe

sogleich ihren endgültigen Farbenton an. Außerdem fallen damit normalerweise die Farbengrenzen für Rot und Grün einerseits, für Blau und Gelb andererseits zusammen. Wo dieses Zusammenfallen nicht eintritt, kann ohne weiteres auf eine Störung der Farbenempfindung geschlossen werden.

2. Das Auge des Prüflings muß ständig daraufhin kontrolliert werden, daß es den Mittelpunkt des Perimeters bzw. beim Parallelversuch das Auge des Arztes gleichmäßig fixiert. Ungeübte oder weniger intelligente Prüflinge neigen erfahrungsgemäß leicht dazu, ihren Blick dem bewegten Prüfungsobjekt zuzuwenden.

3. *Die Prüfungsobjekte dürfen nicht zu schnell dem zentralen Fixierpunkt zugeführt werden.* Dem Prüfling muß Zeit gelassen werden, sich seine Angaben zu überlegen. Man erhält sonst leicht eine konzentrische Einengung, die in Wirklichkeit nicht vorhanden ist. Anfänger und Ungeübte neigen überhaupt leicht dazu, pathologische Gesichtsfeldbefunde festzustellen, die in Wirklichkeit nicht vorhanden sind. Die Erfahrung hat als zweckmäßig ergeben, daß der Arzt mit leicht zitternder Bewegung seiner das Perimeterobjekt führenden Hand perimetriert, weil die Netzhaut so am besten empfänglich für die ihr dargebotenen Reize ist.

4. Die Gesichtsfeldprüfung darf niemals am ermüdeten Auge vorgenommen werden. Bei Ermüdung, ebenso bei nervösen Erkrankungen (Neurasthenie, Hysterie) fällt das Gesichtsfeld leicht zu klein aus.

5. Überall da, wo auf Grund des Gesichtsfeldbefundes Verdacht auf eine Erkrankung des Auges besteht, empfiehlt es sich, die Gesichtsfeldprüfung zu verschiedenen Zeiten mehrfach zu wiederholen und erst dann ein endgültiges Urteil abzugeben bzw. den Facharzt heranzuziehen.

Unter den Augenhintergrundserkrankungen führen namentlich die Netzhautablösung, das Glaukom und die tabische Sehnervenatrophie zu sehr charakteristischen Formen von Gesichtsfeldstörung. Entsprechend dem Sitze der Netzhautablösung findet sich eine Einengung des zuständigen Gesichtsfeldgebietes. Charakteristisch für das Glaukom ist eine mehr oder weniger hochgradige Einengung des nasalen Gesichtsfeldes, während bei der tabischen Sehnervenatrophie sich sehr frühzeitig das Gesichtsfeld konzentrisch einzuengen pflegt, wobei die Farbengrenzen, insbesondere für Grün, der Weißempfindung vorauszueilen pflegen.

Abgesehen von der lange Zeit nur durch das Vorhandensein eines Zentralskotoms erkennbaren Neuritis retrobulbaris kann man ganz allgemein sagen, daß bei normalem Spiegelbefunde des Augenhintergrundes nur dann ein Gesichtsfeldausfall zu erwarten ist, wenn eine Erkrankung des im Gehirn liegenden Sehnervenbahnenstammes bzw. des Sehzentrums im Anzuge oder bereits vorhanden ist. Nicht selten machen sich hier, wie bei der tabischen Sehnervenerkrankung, als Frühsymptom nur Störungen des Farbengesichtsfeldes bemerkbar.

## Die Lichtsinnprüfung.

Im Gegensatz zu allen übrigen Sinnesorganen besitzt das Auge allein die Fähigkeit, sich der Stärke des spezifischen Reizes, der Lichteinwirkung in weitgehendem Maße anzupassen. Schon Goethe hat diese Tatsache erkannt und spricht sie in folgenden Sätzen aus: „Wer aus der Tageshelle in einen dämmerigen Ort übergeht, unterscheidet nichts in der ersten Zeit, nach und nach stellen sich die Augen zur Empfindlichkeit wieder her; starke früher als schwache, jene schon in einer Minute, wenn diese sieben bis acht Minuten gebrauchen"; und „bei Gefangenen, welche lange im Finstern gesessen haben, ist die Empfindlichkeit der Netzhaut so groß, daß sie im Finstern (wahrscheinlich in einem wenig erhellten Dunkel) schon Gegenstände unterscheiden". Diese beiden Sätze bilden auch heutzutage noch den Kernpunkt der Lehre vom Lichtsinn und seiner Störungen.

Das Auge vermag sich bis zu einer gewissen Grenze gegen zu starke Lichtreize zu schützen; andererseits stellt es sich in genauer meßbarer Weise auf eine Herabsetzung der Lichteinwirkung ein. Dazu stehen ihm zwei Hilfsmittel zur Verfügung: die Veränderlichkeit der Pupillenweite und eine Zustandsänderung in der Funktion der Netzhaut, die man auf die Regeneration des Sehpurpurs zurückführt. Von der Pupille wissen wir, daß sie normalerweise sofort auf jede Änderung der Beleuchtung reagiert, während die Netzhaut sich langsamer darauf einstellt. Beim Eintritt aus einem hell erleuchteten Raum in einen sehr dunkel gehaltenen ist auch das normale Auge zuerst so gut wie hilflos, erkennt wenig oder gar nichts. Erst allmählich tritt eine Anpassung an die veränderten Beleuchtungsverhältnisse ein. Die Lichtempfindlichkeit steigt mehr und mehr, wahrscheinlich durch zunehmende Anhäufung des Sehpurpurs in den Außengliedern der Netzhautstäbchen, das Auge wird im Dunkelraum für kleinste Lichtmengen empfindlich. Dieser Vorgang wird als Dunkeladaptation, und der geringste Helligkeitsgrad, der eben noch eine Lichtempfindung auslöst, als Reizschwelle bezeichnet. Die Zunahme der Empfindlichkeit für lichtschwache Objekte ist dann eine außerordentlich große, kann das Tausendfache und mehr des Anfangswertes erreichen (v. HESS, NAGEL, PIEPER, BEHR u. a.).

Die Dunkeladaptation geht nicht an allen Stellen der Netzhaut im gleichen Grade vor sich. Am größten ist die Adaptationsfähigkeit etwa 10 bis 20° außerhalb des gelben Fleckes. Nach dem letzteren zu nimmt sie schnell ab, ist zwar in dem stäbchenfreien Bezirk der Fovea centralis noch vorhanden, aber sehr gering. In ähnlicher Weise äußert sie sich außerhalb der 10- bis 20°-Ringzone zunächst mit maximaler Adaptation, wird nach der Gesichtsfeldperipherie allmählich immer kleiner. Die Verhältnisse liegen hier also umgekehrt wie beim Farbensinn: hervorragendes Farbenunterscheidungsvermögen des gelben Fleckes, zunehmende Verschlechterung außerhalb desselben. Zur näheren Bestimmung dieser Verschiedenheit der Lichtempfindung innerhalb der einzelnen Gesichtsfeldbezirke ist eine besondere Art von „Dunkelperimetrie" mit kleinen Leuchtobjekten von STARGARDT ausgebaut worden. Das Verfahren eignet sich jedoch nur zu wissenschaftlichen Zwecken. Für die laufenden Untersuchungen in der Praxis genügt die Feststellung der Gesamtlichtempfindlichkeit der Netzhaut.

Tritt man aus dem Dunkelraum plötzlich in das helle Tageslicht, so muß das Auge auch hier die Blendung überwinden — ein Vorgang, der entsprechend der oben besprochenen Dunkeladaptation als Helladaptation bezeichnet wird, aber für die klinische Lichtsinnprüfung nicht in Betracht kommt. Praktisches Interesse hat nur die Feststellung der Stärke der Anfangsreizschwelle und die eigentliche Dunkeladaptation, d. h. die Empfindlichkeitszunahme im Dunkelraum, die beide in sehr verschiedener Weise — entweder angeboren und ohne nachweisbare Ursache oder durch Erkrankung der optischen Leitungsbahnen — gestört sein können. Zu einer vollständigen Untersuchung des Lichtsinnes gehört auch noch die Feststellung der „Unterschiedsempfindlichkeit". Klinisch sowie für die Beurteilung der Geeignetheit zum Militärdienst und den verschiedenen Berufen des Verkehrswesens (Fliegerei, Handelsmarine) hat sie jedoch keine nennenswerte Bedeutung. Eine Besprechung im Rahmen dieses Leitfadens erübrigt sich daher. Es kommt demnach für uns lediglich darauf an, den Lichtsinn der Netzhaut zu Beginn eines schnellen Überganges in den Dunkelraum = primäre Adaptation, sowie während und am Schluß eines längeren Aufenthaltes im Dunkelraum = sekundäre Adaptation zu prüfen. Dabei gilt als Regel für das normal empfindliche Auge:

Im völlig verdunkelten Raum nimmt die Lichtempfindlichkeit zuerst nur langsam zu, nach ungefähr 10 Minuten tritt eine schnelle Steigerung ein, die in den nächsten 20 Minuten anhält, dann erfolgt die Zunahme wieder langsamer. Nach im ganzen 50 Minuten ist das Maximum der Lichtempfindlichkeitszunahme erreicht, so daß dieser Zeitpunkt praktisch als Endwert angenommen werden kann.

Vorbedingung für jede Lichtsinnprüfung ist ein völlig lichtabschließender Dunkelraum. Man läßt den zu Untersuchenden zunächst ausgiebig hell adaptieren[1]. Dann bestimmt man sofort im Dunkelraum seine Anfangsschwelle und wiederholt diese Prüfung, falls eine genauere Prüfung des Lichtsinnes in Frage kommt, alle 5 Minuten bis zum Einsetzen der Endempfindlichkeit. Die dabei jedesmal erzielten Zahlenwerte werden zweckmäßig als Kurve in ein Adaptationsschema (mit Abszisse und Ordinate) eingetragen, wie es z. B. ENGELKING für den von ihm und HARTUNG konstruierten Adaptometer angegeben hat. Man erhält so in übersichtlicher Form ein außerordentlich anschauliches Bild.

Für die gewöhnlichen Untersuchungen in der laufenden Praxis, insbesondere da, wo eine organische Netzhaut- oder Sehnervenerkrankung von vornherein ausgeschlossen werden kann, ist dieser umständliche Untersuchungsgang im Dunkelraum zu zeitraubend, insbesondere natürlich bei Massenuntersuchungen. Es genügt hier im allgemeinen, die Anfangsreizschwelle, und nach 30 bis 40 Minuten Aufenthalt im Dunkelraum den Endwert, die Endempfindlichkeit

---

[1] Die Helladaptation geschieht am besten bei guter Tagesbeleuchtung. Kann die Lichtsinnprüfung jedoch nur bei Abendlicht vorgenommen werden, so läßt man zunächst auf eine intensiv künstlich hellbeleuchtete, aber nicht blendend wirkende weiße Fläche (am einfachsten z. B. Sehprobenbeleuchtungslampe mit davorgeschobenem weißem Papierbogen) blicken und schließt dann sofort die Bestimmung der primären und sekundären Adaptation an.

festzustellen. Um aber einigermaßen richtige Werte zu erhalten, ist nach Möglichkeit eine mehrfache Kontrolle des Prüfungsergebnisses anzustreben, weil der Lichtsinnprüfung ähnlich wie der Gesichtsfeldprüfung erfahrungsgemäß eine Reihe von Fehlerquellen (Ermüdung, mangelnde Intelligenz und Aufmerksamkeit des Prüflings) anhaften, die dem untersuchenden Arzt bei nur einmaliger Prüfung leicht entgehen. Daher große Vorsicht bei der Bewertung einmaliger Ergebnisse. Falls irgend möglich, untersuche man mit dem Prüfling gleichzeitig eine normale Vergleichsperson, die sich unter den gleichen Bedingungen (in bezug auf Helladaptation, Entfernung, Art und Größe des Prüfungsmittels, Aufenthalt im Dunkelraum, Prüfungsdauer) befindet.

Unter den Lichtsinnstörungen ohne nachweisbare objektive Veränderungen spielt im Militärdienst die *Nachtblindheit* (Hemeralopie) eine Hauptrolle. Früher mehr von wissenschaftlichem Interesse, hat erst ihr sehr gehäuftes Vorkommen im letzten Weltkriege Veranlassung gegeben, sich mit dem Wesen und der Bedeutung dieser interessanten Lichtsinnstörung näher zu beschäftigen. Auf Grund der gesammelten Erfahrungen kann man mit Sicherheit annehmen, daß es sich hier um ein wohl meist angeborenes Leiden handelte, das seinem Träger vor dem Kriege, solange keine besonderen Anforderungen an seine Dunkelanpassung gestellt wurden, kaum oder überhaupt nicht zum Bewußtsein gekommen ist. Treten an solche Personen im Felde, an Bord oder im Flugdienst höhere Ansprüche an die Lichtempfindlichkeit im Dunkeln heran, wie z. B. bei nächtlichen Kampfhandlungen, Patrouillengängen, Postenstehen, Ehrenbezeugungen usw., dann machen sich die ersten Störungen bemerkbar, und man ist als Laie leicht geneigt, dienstliche Einflüsse hierfür verantwortlich zu machen. BIRCH-HIRSCHFELDT, der sich an der Hand der Kriegserfahrungen besonders eingehend mit dieser Frage beschäftigt hat, gelangt zu dem Ergebnis, daß eine angeborene und ererbte Minderwertigkeit der Dunkelanpassung sehr viel häufiger vorkommt als man glaubt, mindestens in etwa 85%. Ein verschlimmernder Einfluß durch die Einwirkung des Kriegsdienstes muß daher für solche Fälle im allgemeinen abgelehnt werden.

Die Kriegserfahrung hat weiter ergeben, daß unter den Brechungsfehlern schon eine Kurzsichtigkeit mittlerer Grade eine Disposition bedingen kann. Stärkere Grade von Myopie sind fast regelmäßig mit einer erheblichen Lichtsinnstörung vergesellschaftet, eignen sich deshalb und wegen der Notwendigkeit des Gläsertragens nicht für diejenigen Sonderberufe, die höhere Ansprüche an die Leistungsfähigkeit der Augen stellen. Bemerkenswert sind in dieser Beziehung die Beobachtungen von WESSELY, der festgestellt hat, daß den Myopen schon eine dreifache Erhöhung seiner Anfangsreizschwellen bei der Ausübung des militärischen Nachtdienstes stark behindert. Für die Gesamtbeurteilung genügt, wie oben bereits betont, nicht allein die Prüfung der Anfangsreizschwelle, der primären Adaptation. Es muß vielmehr der Verlauf der eigentlichen Dunkeladaptation, die sog. sekundäre Adaptation, zum mindesten die Endempfindlichkeit untersucht und zahlenmäßig festgelegt werden. BIRCH-HIRSCHFELDT bezeichnet als eigentliche Nachtblindheit nur solche Fälle, die eine mehr als ein Drittel der Norm betragende Herabsetzung der Endempfindlichkeit aufweisen. Andererseits legt er aber großen Wert darauf, daß in jedem Einzelfalle durch genaue Untersuchung festgestellt wird, ob eine Störung der primären Adaptation oder der sekundären Adaptation oder beides zugleich vorliegt, da dieses für die Beurteilung der Natur des Grundleidens von Bedeutung sein kann.

Der Unterschied zwischen beiden, d. h. der Reizschwelle kurz nach dem Betreten des Dunkelraumes und derjenigen nach einer Adaptation von etwa 40 Minuten im Dunkelraum, ergibt den Grad das Adaptationsvermögens.

Aus der Zusammenstellung des von BIRCH-HIRSCHFELDT beobachteten Materials geht hervor, daß eine einfache Erhöhung der Anfangsreizschwelle bei einem Drittel die Grundlage der Nachtblindheit im Felde bildete. Weitaus häufiger, etwa bei zwei Dritteln, war aber neben dem Lichtsinn auch die Fähigkeit der fortschreitenden Dunkeladaptation (sekundäre Adaptation) gestört, während nur bei wenigen Fällen eine reine Störung der letzteren vorlag.

Für die Beurteilung des Lichtsinnes von Fliegern ist wichtig, daß er physiologischerweise in der sauerstoffarmen Atmosphäre des Höhenfluges abnimmt. Alles erscheint hier gleichsam von einem grauen Schleier überzogen. Die Adaptation ist schon in 3000 m Höhe deutlich herabgesetzt. Viele sonst vollkommen farbentüchtige Menschen erkennen hier auch Farben schlechter; es entsteht die vonVELHAGEN nachgewiesene hypoxämische Farbenasthenopie, ähnlich der von ENGELKING entdeckten angeborenen Farbenschwäche auf ebener Erde (s. S. 95).

Ursachen einer erworbenen Lichtsinnschwäche im Sinne der Hemeralopie sind ferner 1. Ernährungsstörungen durch Zufuhr ungenügender Nahrungsmengen (Skorbut, Pädatrophie, letztere meist vergesellschaftet mit einer Xerosis conjunctivae), chronische Magen- und Leberleiden und Krebskachexie; 2. örtliche Erkrankungen der Netz-Aderhaut (Netzhautablösung, Glaukom). Den Typus einer angeborenen Hemeralopie bildet die Retinitis pigmentosa, in vielen Fällen auch die Lues hereditaria des Augenhintergrundes.

Umgekehrt gibt es einen Zustand von erworbener, meist durch Nikotin- und Alkoholmißbrauch bedingter Erkrankung des papillomakulären Bündels (Neuritis retrobulbaris), die sog. *Nyktalopie*, wo sich der Lichtsinn bei Dämmerung und im Dunkeln bessert.

Schließlich können Lichtsinnstörungen auch rein mechanisch durch Trübungen der brechenden Medien (Hornhaut-, Linsentrübungen, eng verwachsene Pupillen usw.) bedingt sein. Sie haben nichts mit den eigentlichen Adaptationsstörungen zu tun und sind rein dioptrisch bedingt.

Vorbedingung für eine nach wissenschaftlichen Grundsätzen ausführbare Lichtsinnprüfung sind ähnlich wie bei der Untersuchung der Farbenschwellen (s. S. 135) zwei Forderungen: meßbar dosierbarer Gesichtswinkel und meßbar dosierbare Helligkeitsabstufung. Es ist ohne weiteres verständlich, daß die im Weltkriege behelfsmäßig konstruierten billigen kleinen Handapparate, wie die Leuchtuhr, die BRAUNSCHWEIGschen Leuchtpunkte, die CRAMERschen Leuchtringe, diesen Forderungen nicht genügen. Eine Abstufung der an und für sich schon sehr inkonstanten Helligkeit läßt sich hier ja nur dadurch erreichen, daß man die Entfernung zwischen Prüfling und Arzt mehr und mehr vergrößert. Der von der Lichtquelle gereizte Netzhautbezirk wird schließlich so klein, daß nur noch der gelbe Fleck, d. h. derjenige Teil der Netzhaut, der seiner ganzen Bauart nach am wenigsten empfänglich für Lichtunterschiede ist, allein gereizt wird. Eine weitere Schwierigkeit bereitet auf so große Entfernungen das Auffinden der Lichtquelle. Der Prüfling darf in nicht viel mehr als etwa Armlängenentfernung von der Lichtquelle entfernt sitzen, damit man seine Hand in die Richtung des Aufleuchtens bringen kann. Er verliert sonst, wie man sich leicht durch einen Selbstversuch überzeugen kann, jede Orientierung im Dunkelraum. Brauchbar sind deshalb nur solche Prüfungsapparate, die auf eine konstante kurze Untersuchungsentfernung eingestellt sind und durch Blenden, abgestufte rauchgraue Schieber und durch Vorschalten von Widerständen den Gesichtswinkel und die Helligkeit meßbar verändern lassen. An erster Stelle stehen hier die schon vor dem Weltkriege konstruierten *Adaptometer* von NAGEL und PIEPER, die eine außerordentlich exakte Untersuchung des Lichtsinnes ermöglichen, wegen ihres hohen Preises[1] und der zeitraubenden Bedienung aber nur für klinische und rein wissenschaftliche Zwecke in Frage kommen. Auf einem etwas anderen Prinzip beruhend, doch ebenso genau arbeitend, erheblich billiger[2] und leichter zu bedienen ist das von ENGELKING und HARTUNG im Jahre 1932 gebaute Adaptometer. Es eignet sich vorzüglich als oberste Instanz nicht nur für wissenschaftlich-klinische Untersuchungen, sondern auch für den Gebrauch in der Praxis. Von anderen Apparaten seien hier noch das Leuchtkreiselgerät von COMBERG, das WESSELYsche Adaptometer und das Kugeladaptometer von HERTEL genannt, letzterer Apparat aber wegen seines hohen Preises[3] auch nur für wissenschaftliche und klinische Zwecke in Frage kommend[4]. Ein einfacher, billiger, sehr handlicher Lichtsinnprüfer und besonders geeignet für die Bedürfnisse des Sanitätsoffiziers bei Massenuntersuchungen ist der von BIRCH-HIRSCHFELDT angegebene Fünfpunktadaptometer[5]. Seine Einrichtung ist kurz folgende: fünf von einem Glühlämpchen beleuchtete Punkte in Würfelflächenform lassen sich in ihrer Helligkeit durch eine Irisblende und durch einen Rauchglaskeil (= Verdunklungsscheibe mit photometrisch geeichter Lichtabsorption) genau meßbar abstufen. Das Sichtbarwerden des mittelsten der fünf Punkte dient als Maßstab für die Einstellung, während die seitlichen Punktpaare über- bzw. unterschwellig sind. Zur Fest-

---

[1] Preis etwa 1250 RM.   [2] Preis etwa 320 RM.   [3] Preis etwa 2500 RM.

[4] Ein sehr bekannter, schon lange vor Einführung der Adaptometer von NAGEL und PIEPER benutzter Lichtsinnprüfer, der FÖRSTERsche Photometer — ein Lichtsinnprüfer in einfacher Kastenform mit einer einzigen Blende, die durch ein Papierfenster von einer Talgkerze belichtet wird —, hat sich schon wegen der ungleichen Belichtung mehr und mehr als unzuverlässig erwiesen und ist inzwischen durch die hier erwähnten neueren Lichtsinnprüfer überholt worden.

[5] Optische Werke Carl Zeiss, Jena.

stellung des Ergebnisses ist die Mitbeobachtung durch eine Kontrollperson (untersuchender Arzt) erforderlich.

Auf einem ähnlichen Prinzip beruht die von OLOFF an seiner Farblaterne geschaffene Möglichkeit, für den Bedarf der Praxis neben der Untersuchung des Farbensinnes und der Farbenschwellen auch ein kurzes Urteil über den Lichtsinn des Prüflings zu gewinnen (Näheres s. S. 132 unter „Farblaternen").

Nach den Erfahrungen VELHAGENS eignet sich auch der von MÖLLER und EDMUND konstruierte „Skotoptikometer" wegen seiner Einfachheit und Billigkeit[1] für eine kurze Orientierung und Schnellprüfung. Seine Hauptbestandteile sind eine weiße Tafel mit vier verschieden hell gehaltenen grauen Buchstaben, die durch ein neutralgraues, lichtabsorbierendes Glas (TSCHERNING Nr. 4) auf 25 cm Entfernung und durch eine Hundertkerzenlampe belichtet ganz oder teilweise entziffert werden sollen.

## Die Funktionsprüfung der Augenmuskeln[2].

**Allgemeines.** Stellung und Beweglichkeit der Augäpfel hängen vom Zustand und der Funktion der der Willkür unterworfenen äußeren Augenmuskeln ab. Durch ihr synergisches Zusammenwirken kommt der binokulare Sehakt zustande. Ihre Funktionsprüfung gilt, namentlich wenn es sich um durch Lähmung bedingte Ausfallerscheinungen handelt, oft als besonders schwierig. Das trifft wohl für kompliziertere Fälle zu und muß dann der Erfahrung des Facharztes überlassen bleiben. Aber auch dem Nichtfacharzt wird das Verständnis wesentlich erleichtert, wenn er sich aus der Physiologie und Anatomie an folgende Tatsachen hält: Alle Bewegungen des Auges erfolgen um einen Drehpunkt, den man sich etwa 13,5 mm von der Hornhaut entfernt im Glaskörper gelegen denkt, und hier um 3 durch diesen Drehpunkt gelegte Achsen, eine vertikale (Bewegung nach rechts und links = Adduktion bzw. Abduktion), eine horizontale (Bewegung nach oben und unten = Hebung bzw. Senkung) und eine sagittale (= Rollung, wobei die obere Hälfte des Augapfels nach außen oder innen gedreht wird).

---

[1] R. Wurach, Berlin C 2.

[2] Mit Rücksicht auf die Bedeutung der Muskelstörungen für bestimmte Sonderberufe (Reichswehr, Marine, Flugwaffe, ziviles Flugwesen, Feinmechaniker usw.) läßt sich eine genauere Besprechung nicht vermeiden.

Dazu besitzt jedes Auge 6 Muskeln, 4 gerade (Rectus externus,
internus, superior und inferior) und 2 schräge (Obliquus superior
und inferior). Am einfachsten ist die Wirkungsweise des Rectus
externus und·internus zu verstehen. Sie sind reine Seitwärtswender, bewirken ausschließlich die Abduktion und Adduktion.
Die 4 anderen Muskeln heben, senken oder rollen den Augapfel
und arbeiten stets paarweise zusammen. Ihre verschiedene Wirkungsweise (mehr hebend bzw. senkend oder rollend) erklärt sich
ohne weiteres aus dem anatomischen Verlauf, d. h. der Zugrichtung
des Muskels und aus der jeweiligen Stellung des Augapfels (geradeaus, abduziert oder adduziert), in welcher das betreffende Muskel-
paar in Tätigkeit tritt. Die Funktion der geraden Augenmuskeln
ist leicht verständlich, wenn man berücksichtigt, daß sie im Grunde
der knöchernen Augenhöhle am Foramen opticum ihre hintere
Anheftung haben und sich vorn rings um die Hornhaut herum,
etwa 7—8 mm von ihr entfernt, so an der Lederhaut ansetzen,
daß der Rectus externus und internus in der Richtung des horizontalen Meridians des Augapfels liegen. Die Zugrichtung des
Rectus superior und inferior dagegen ist eine etwas schräge, weil
ihr vorderer Ansatz an der Lederhaut weiter schläfenwärts liegt
als ihr Ursprung am knöchernen Sehloch. Beim Blick geradeaus
wird also durch ihre Kontraktion der Augapfel nicht nur senkrecht
nach oben oder unten gezogen (d. h. gehoben oder gesenkt), sondern
auch gleichzeitig etwas nasal geneigt (adduziert). Der Obliquus
superior nimmt seinen Ursprung ebenfalls am Foramen opticum,
verläuft an der nasalen knöchernen Augenhöhlenwand nach vorn
zum Trochleaknorpel, biegt hier in einem Winkel von 50° schläfen-
und etwas rückwärts zum Augapfel, um an diesem unter dem
Rectus superior hinter dem Äquator zu inserieren. Für die Wirkung des Obliquus superior kommt nur die Strecke zwischen
Trochlea und Insertion in Betracht. Beim Blick geradeaus wird
der Augapfel durch den Obliquus superior gesenkt und abduziert,
in Abduktionsstellung nach einwärts gerollt und in stärkster
Adduktionsstellung lediglich gesenkt. Der Obliquus inferior ist
der einzige Muskel, der eine andere Ursprungsstelle hat; sie liegt
an der Crista lacrymalis des Tränenbeins. Von hier verläuft der
Muskel zwischen Rectus inferior und Orbita zum hinteren äußeren
Quadranten des Augapfels, um hier nicht weit vom hinteren Pol
anzusetzen. Er wirkt beim Blick geradeaus ebenfalls abduzierend,

seine sonstige Wirkung ist derjenigen des Obliquus superior entgegengesetzt.

1. Heber und stets gemeinsam wirkend sind der Rectus inferior und Obliquus inferior; Senker und stets gemeinsam wirkend sind der Rectus inferior und Obliquus superior; Einwärtsroller und stets gemeinsam wirkend sind der Rectus superior und Obliquus superior, Auswärtsroller und stets gemeinsam wirkend sind der Rectus inferior und Obliquus inferior.

2. Die hebende Wirkung des Rectus superior ist am deutlichsten in Abduktionsstellung des Augapfels; die hebende Wirkung des Obliquus inferior ist am deutlichsten in Adduktionsstellung des Augapfels; die senkende Wirkung des Rectus inferior ist am deutlichsten in Abduktionsstellung des Augapfels; die senkende Wirkung des Obliquus superior ist am deutlichsten in Adduktionsstellung des Augapfels.

3. Beim Blick geradeaus wirken für Hebung und Senkung die vertikalmotorischen Komponenten der betreffenden geraden und schrägen Augenmuskeln stets gleichmäßig und gemeinsam. In den Seitenstellungen (Abduktion oder Adduktion) setzt mehr die hebende oder rollende Wirkung ein.

Von den 6 Augenmuskeln werden der Rectus externus vom Nervus abducens, der Obliquus superior vom Nervus trochlearis, alle übrigen vom Nervus oculomotorius versorgt.

Für eine genauere Funktionsprüfung der äußeren Augenmuskeln genügt also das sonst übliche Verfahren, aus der Primärstellung geradeaus, nach oben, unten und seitwärts blicken zu lassen, nicht. Damit kann höchstens eine Funktionsstörung der Seitwärtswender und nur ganz allgemein der Vertikalmotoren festgestellt werden. Zur Differentialdiagnose, welcher Vertikalmotor geschwächt ist oder ausfällt, muß der Augapfel vorher eine maximale Abduktions- und Adduktionsstellung einnehmen; dann prüft man jedesmal durch Heben- und Senkenlassen des Blickes auf das Vorhandensein einer Bewegungsstörung des einzelnen Muskels.

Als wichtigstes Gesetz für das Zustandekommen des binokularen Sehaktes gilt der Satz, daß beide Augen stets gleichmäßig innerviert werden.

Die Bewegungen (Hebung, Senkung, Blick nach rechts oder links) sind also assoziierte. Bei der Konvergenzeinstellung werden beide Augen durch eine besondere, sich nur auf die Recti interni erstreckende Innervation nach innen geführt. In allen diesen Fällen wird die Anregung zur Innervation durch im Gehirn oberhalb des Kerngebietes der einzelnen Augenmuskeln gelegene und mit dem letzteren verbundene höhere Zentren, die sog. Assoziationszentren, geregelt. Dabei besteht unbewußt das Bestreben, den sehtüchtigsten Teil der Netzhaut, den gelben Fleck, zum Sehen zu verwenden, auch wenn ein oder beide Augen durch eine Funktionsstörung der hierfür in Betracht kommenden Muskeln von der Gleichgewichtslage abweichen. Voraussetzung für das Vorhandensein einer absoluten Gleichgewichtslage, des sog. „Muskelgleichgewichts", ist, daß sich beide Augen auf einen vorgehaltenen spitzen Gegenstand (Bleistift, Finger) oder beim Blick in die Ferne genau einstellen. Verdeckt man während dieser Einstellungsbewegung das eine Auge durch die Hand oder eine Pappscheibe, so darf es nach Rücknahme derselben keine Einstellungsbewegung machen. Ein absolutes Muskelgleichgewicht in diesem Sinne ist aber auch normalerweise sehr selten. Meist weicht das eine Auge unter der deckenden Hand besonders bei Anomalien des Brechzustandes, aber auch ohne dieselben, seitwärts, seltener nach oben oder nach unten, ab, um nach Wegnahme der Deckung wieder richtig zu fixieren. Das Bestreben, unter normalen oder pathologischen Verhältnissen durch entsprechende unwillkürliche Einstellungsbewegung Doppeltsehen zu vermeiden, heißt „Fusion". Um ein näheres Urteil über den Umfang der Fusion zu gewinnen, denke man sich die Netzhäute beider Augen wie 2 Hohlkugeln so aufeinandergelegt, daß die horizontalen Meridiane und die Gelbefleckgegend sich gegenseitig decken. Diejenigen Stellen der Netzhaut, welche aufeinanderfallen, werden als „korrespondierende oder Deckstellen" bezeichnet. Alles, was sich beiderseits auf solchen Deckstellen abbildet, wird einfach gesehen. Bei den auf nicht korrespondierende Stellen, die sog. „disparaten Punkte", fallenden Bildern kommen zwei Möglichkeiten in Betracht. Liegen diese Punkte in demselben horizontalen Meridian nicht zu weit voneinander entfernt, so ergibt sich aus der psychischen Verschmelzung der auf sie fallenden disparaten Netzhautbilder das körperliche Sehen im Raum, die Tiefenwahrnehmung. Ein größerer Abstand disparater Punkte schaltet den Zwang zur binokularen Vereinigung aus: es entstehen Doppelbilder. Fällt das Bild im abgelenkten Auge nach innen von dem zum anderen Auge gehörigen Deckpunkte, so entstehen gleichseitige, fällt es nach außen, gekreuzte Doppelbilder. Bei Höhenunterschieden entspricht das tiefere Doppelbild dem zu hoch stehenden Auge, das höhere dem zu tief stehenden Auge.

Die Funktionsstörungen der äußeren Augenmuskeln werden eingeteilt in: Lähmungsschielen, assoziierte (Blick-) Lähmungen, Begleitschielen, latente Gleichgewichtsstörungen und Augenzittern.

**Das Lähmungsschielen (Strabismus paralyticus).** Die Lähmung betrifft einen einzelnen oder mehrere Augenmuskeln zugleich und ist in der bei weitem überwiegenden Mehrzahl der Fälle durch eine organische Gehirnerkrankung oder durch eine Gehirnverletzung (Schädelbasisbruch) bedingt. Erst in zweiter Linie kommen orbitale Affektionen (Blutungen, Tumoren, periostitische Prozesse) und Nebenhöhlenerkrankungen in Frage. Schließlich muß bei isolierten schnell vorübergehenden Lähmungen einzelner Muskeln auch an den ganz seltenen Fall einer peripheren Neuritis, wie sie bei Infektionskrankheiten (Diphtherie) vorkommt, gedacht werden.

Beim Lähmungsschielen ist die Schielstellung dadurch bedingt, daß der Antagonist des gelähmten Muskels das Übergewicht gewinnt und den Augapfel in seinen Wirkungskreis verlagert. Die Bewegungsbeschränkung des gelähmten Muskels kann aber, namentlich bei beginnender Erkrankung, äußerlich außerordentlich gering oder gar nicht in Erscheinung treten, wenn man sich lediglich an die oben beschriebene Prüfung der Beweglichkeit des Augapfels hält. Zur Diagnose einer Augenmuskellähmung sind wir daher stets auch auf andere Symptome, die zugleich auch wichtige Anhaltspunkte für die Unterscheidung vom „Begleitschielen" (s. unten S. 161) liefern, angewiesen. Das Vorhandensein einer Schielstellung genügt allein meist nicht für die Differentialdiagnose.

Unter diesen Symptomen spielen die Hauptrolle der Schielwinkel und das Doppeltsehen.

Der Winkel, um welchen die Gesichtslinie des Schielauges von der richtigen Stellung der Gesichtslinie abweicht, ist der „primäre Schielwinkel". Verdeckt man das gesunde Auge (Hand, Pappscheibe) und läßt das Schielauge fixieren, so geht das gesunde Auge hinter der Deckung in Schielstellung über. Dies ist der sekundäre Schielwinkel. Beim Lähmungsschielen ist der sekun

däre Schielwinkel erheblich größer als der primäre; er wird weiter
zunehmen, je mehr der gelähmte Muskel beansprucht ist. Die
Erklärung hierfür ist sehr einfach: Der gelähmte Muskel bedarf
zum Fixieren eines wesentlich gesteigerten Innervationsreizes, der
sich nach dem Gesetz von der stets gleichmäßigen Innervation
beider Augen auch auf das gesunde Auge überträgt und hier eine
verstärkte Einstellungsbewegung hervorruft.

Beim Begleitschielen (s. S. 161) sind primärer und sekundärer
Schielwinkel stets gleich groß.

Das auffälligste und störendste subjektive Symptom einer
Augenmuskellähmung ist das Auftreten von Doppelbildern, die
beim Begleitschielen in der Regel fehlen. Nur bei länger bestehender Augenmuskellähmung lernen die Patienten oft das eine Bild
mehr oder weniger zu unterdrücken. Ebenso werden Doppelbilder
dann natürlich wenig oder gar nicht in Erscheinung treten, wenn
das eine Auge hochgradig schwachsichtig ist.

Zu einer einfachen Doppelbilderprüfung genügt folgendes Verfahren: Die Untersuchung geschieht am besten im verdunkelten
Zimmer. Der Prüfling erhält, um sein Fusionsstreben auszuschalten und das Bild jedes Auges für sich allein kenntlich zu
machen, vor ein Auge, bei Differenz des beiderseitigen Sehvermögens vor das besser sehende Auge, ein dunkelrotes Glas vorgesetzt. Als Fixationsobjekt dient ein Kerzenlicht, das in einem
Abstande von 3 m zuerst geradeaus in der Mittellinie gehalten und
dann innerhalb des Blickfeldes nach oben, unten, seitwärts und
den schrägen Richtungen hin bewegt wird. Der Prüfling darf aber
den Bewegungen des Lichtes nur mit den Augen folgen, muß dabei
den Kopf streng in der Primärstellung geradeaus halten. Das
entgegengesetzte Untersuchungsverfahren: feststehendes Prüfungsobjekt und Funktionsprüfung der einzelnen Augenmuskeln
durch Änderung der Kopfhaltungen, eignet sich mehr für fachärztliche Untersuchungen. Das Verfahren beruht auf der physiologischen Tatsache, daß beide Augen bei Drehen, Senken, Heben
oder Neigen des Kopfes sofort reflektorisch eine der jeweiligen
Kopfbewegung entgegengesetzte Einstellung einnehmen. Auch
hierbei macht sich in gleicher Weise Doppeltsehen und bei stärkerer
Lähmung ein äußerlich sichtbarer Bewegungsausfall des beteiligten
Augapfels bemerkbar, sobald das Kerzenlicht in den Wirkungsbereich des gelähmten Muskels gebracht wird. Die Fragen an den

Prüfling lauten daher: Sehen Sie 2 Lichter, und wie stehen sie zueinander? Sind sie gleichnamig oder gekreuzt? Steht das eine Bild höher als das andere, und welches? Besteht gleichzeitig auch ein Seitenabstand? Wie groß ist — in Zentimetern geschätzt — der Seiten- und Höhenabstand? Steht ein Bild schräg, und wie ist der Schrägstand, dem anderen Licht mehr zugewandt oder abgewandt? Zum Zwecke einer genaueren Analyse der Doppelbilder und zur Kontrolle für Nachuntersuchungen ist es unbedingt erforderlich, sie in Form von Strichen mit Rot- und Bleistift unter Berücksichtigung ihrer gegenseitigen Lage in ein Schema aufzuzeichnen.

Für die nähere Diagnose, welcher oder welche Augenmuskeln funktionsuntüchtig sind, gelten allgemein folgende Sätze: Das Bild des gelähmten Auges wird immer dahin abgelenkt, wohin die Hornhaut gelenkt würde, wenn der gelähmte Muskel seine normale Funktion erfüllen könnte. Das Bild wird dabei gegebenenfalls so geneigt, wie der betreffende Muskel normalerweise den vertikalen Meridian neigen würde. Von den beiden Bildern gehört dem kranken Auge dasjenige Bild an, welches in annähernd der gleichen Richtung, in der wir das Auge bewegen, dem anderen Bilde vorauseilt; denn das Vorauseilen des Bildes ist gleichbedeutend mit dem Zurückbleiben des Augapfels selbst infolge der Lähmung. Durch Überwiegen des gesunden Antagonisten bedingte pathologische Konvergenzstellung des Augapfels ruft gleichnamige, Divergenzstellung gekreuzte Doppelbilder hervor. Normalerweise bewegen der Rectus internus, Rectus superior und inferior den Augapfel nach innen, der Rectus externus, Obliquus superior und inferior mehr nach außen. Im Lähmungsfalle setzt die Wirkung der Antagonisten ein. Die Doppelbilder sind daher bei Lähmung des Rectus internus, Rectus superior und inferior gekreuzt, bei Lähmung des Rectus externus, Obliquus superior und inferior gleichnamig. Höhendifferente Doppelbilder deuten von vornherein auf eine Funktionsstörung der Heber oder Senker hin. Für eine genauere Differentialdiagnose muß aber berücksichtigt werden, daß sie gleichzeitig eine rollende Wirkung ausüben.

Zur Vermeidung des Doppeltsehens wird 1. meist unwillkürlich das gelähmte Auge geschlossen gehalten und nur ausnahmsweise dann zum Sehen benutzt, wenn es sehtüchtiger als das andere ist, 2. eine *kompensatorische Kopfhaltung* eingenommen, die

den gelähmten Muskel in eine Stellung außerhalb seines Wirkungsbereiches bringt. Lähmung eines Rechtswenders veranlaßt Rechts-
drehung des Kopfes, eines Linkswenders Linksdrehung. Eine
Heberlähmung wird durch Hebung, eine Senkerlähmung durch
Senken des Kopfes auszugleichen versucht. Diese Kopfstellung
ist oft so auffallend, daß man schon daraus allein häufig die
Diagnose auf das Vorhandensein einer Augenmuskellähmung
stellen kann.

Charakteristisch für alle Augenmuskellähmungen sind ferner
noch zwei Symptome: *Schwindelgefühl* und *falsche Orientierung im
Raum*. Das Schwindelgefühl ist die Folge der durch das Doppeltsehen bedingten Scheinbewegung der Außengegenstände, weil die
Doppelbilder je nach der Blickrichtung auseinanderweichen oder
zusammenrücken. Das macht den Kranken schließlich außerordentlich unsicher. Nicht selten beherrscht ein mit dem Schwindel
auftretendes Verschleierungsgefühl so sehr das ganze Krankheitsbild, daß das Doppeltsehen daneben subjektiv kaum oder überhaupt nicht in Erscheinung tritt und sich erst bei genauer darauf
gerichteter Untersuchung im Dunkelraum mit Rotglas nachweisen läßt. Auf der gleichen Ursache beruht wahrscheinlich auch
die falsche Orientierung. Man prüft sie mit Hilfe des von GRAEFE
angegebenen Tastversuches, indem man bei verdecktem gesundem
Auge den Finger in den Wirkungsbereich des gelähmten Muskels
hält und den Kranken auffordert, schnell danach zu greifen. Bei
Vorhandensein einer Lähmung wird stets vorbeigegriffen. Der
Kranke tastet immer zu weit nach der Seite, nach welcher der
gelähmte Muskel das Auge im normalen Zustande bewegen würde.

Unter den 6 Augenmuskeln werden der Rectus externus und
der Obliquus superior am häufigsten einzeln betroffen. Die Ursache
liegt darin, daß jeder Muskel einen eigenen Nerven — Abduzens
bzw. Trochlearis — besitzt, von denen jeder einen verschiedenen
anatomischen Verlauf und Ursprung hat und mit Vorliebe durch
organische Gehirnprozesse oder Schädelbasisverletzungen in Mit-
leidenschaft gezogen wird. Beiden Augenmuskeln ist ferner gemeinsam, daß ihr Krankheitsbild besonders charakteristische, auch
vom Nichtfacharzt leichter erkennbare Lähmungssymptome dar-
bietet. Die Differentialdiagnose gegenüber Störungen der vier
anderen Augenmuskeln wird wesentlich erleichtert, wenn man bei
Verdacht auf eine Augenmuskelerkrankung grundsätzlich mit der

Funktionsprüfung des Rectus externus und Obliquus superior beginnt. Ist das Ergebnis normal, so fahndet man weiter per exclusionem auf eine Störung der anderen vom Oculomotorius versorgten Augenmuskeln. Der wenig Geübte tut daher gut, sich in erster Linie das Bild der Rectus externus- und der Obliquus superior-Lähmung einzuprägen. Dazu kurz folgende Beschreibung:

*Rectus externus- (Abduzens-) -Lähmung.* Beweglichkeitsausfall nach außen. Gleichnamige gleich hochstehende Doppelbilder, deren Abstand nach der Seite des gelähmten Muskels hin zunimmt. Außerhalb seines Wirkungsbereiches Einfachsehen. Um den Muskel aus seinem Wirkungsbereich herauszubringen, kompensatorische Kopfdrehung nach außen, wodurch der Augapfel reflektorisch nach einwärts bewegt wird. Beim Blick geradeaus schielt das gelähmte Auge infolge des Übergewichts des Antagonisten (Rectus internus) mehr oder weniger nach innen (= primärer Schielwinkel). Wird das gelähmte Auge durch Verdecken des gesunden gezwungen, allein zu fixieren, so geht das gesunde Auge in stärkere Schielstellung nach innen (= sekundärer Schielwinkel) über. Außerdem Vorbeitasten nach außen und Schwindelgefühl.

*Obliquus superior- (Trochlearis-) Lähmung.* Der Muskel ist ein Senker. Seine senkende Wirkung macht sich besonders dann bemerkbar, wenn der Augapfel nach einwärts gedreht, adduziert ist, während in Abduktionsstellung die Senkung im wesentlichen vom Rectus inferior bewirkt wird. Beim Blick geradeaus bewegt der Obliquus superior die Hornhaut nach unten außen und rollt die obere Augapfelhälfte nasenwärts. Ist der Obliquus superior gelähmt, so weicht bei geradeaus gerichtetem Kopf die Gesichtslinie des gelähmten Auges nach oben ab (= primärer Schielwinkel). Fixiert es durch Verdecken des gesunden Auges allein, so tritt das letztere in stärkere sekundäre Schielablenkung nach unten. Läßt man beide Augen unbedeckt nach unten blicken, so bleibt das gelähmte Auge gegenüber dem gesunden mehr oder weniger zurück, besonders beim Blick nach ein-(nasen-)wärts. Außerhalb des Wirkungsbereiches des Obliquus superior, also beim Blick nach oben einwärts oder nach außen unten, kein Stellungsunterschied beider Augen. Gleichnamige übereinanderstehende Doppelbilder, von denen das tiefer stehende dem nach oben abgelenkten gelähmten Auge entspricht. Der Abstand der Doppelbilder nimmt bei Hebung des Blickes ab, bei Senkung zu, und ist am stärksten, wenn das kranke Auge nach unten innen (= senkende Komponente des Obliquus superior) sehen soll. Da die einwärts rollende Komponente des Muskels ebenfalls geschwächt ist, steht das zugehörige Doppelbild schräg, mit seinem oberen Ende dem Bilde des gesunden Auges zugeneigt. Zur Vermeidung des Doppeltsehens auffallend schiefe Kopfhaltung durch Senken, Drehen und Neigen nach der dem gesunden Auge entsprechenden Schulter. Daneben, wie bei allen anderen Augenmuskellähmungen, Vorbeitasten und Schwindelgefühl.

Die Trochlearislähmung macht sich deshalb besonders störend bemerkbar, weil sie nur beim Senken des Blickes, das eine Vorbedingung für die wichtigsten alltäglichen Beschäftigungen (Lesen, Schreiben, Nähen, Treppensteigen) ist, Doppelbilder verursacht. Die zur Vermeidung der letzteren eingenommene schiefe Kopfhaltung darf nicht mit dem echten Schiefhals (Torticollis) verwechselt werden, hat aber leider mehrfach irrtümlich zu operativen Eingriffen (Durchschneidung des Sternocleidomastoideus) geführt. Die Differentialdiagnose ist leicht, wenn man alle sonst für eine Augenmuskellähmung charakteristischen Begleiterscheinungen berücksichtigt, die beim echten Torticollis natürlich fehlen.

Alle vom Oculomotorius versorgten Augenmuskeln können entweder einzeln, mehrfach oder total gelähmt sein. Isolierte Lähmung eines einzelnen Muskels ist hier selten. Häufig werden mehrere oder alle zugleich beteiligt.

Am einfachsten ist die Feststellung einer isolierten *Lähmung des Rectus internus.* Als reiner Seitwärtswender adduziert er normalerweise das Auge. Im Lähmungsfalle daher Auswärtsschielen und gekreuzte nebeneinanderstehende Doppelbilder, die beim Blick nasenwärts zunehmen. Beim Tastversuch Lokalisation an der Nase vorbei nach dem Bereich des gesunden Auges. Außerdem sekundärer Schielwinkel größer als der primäre und Schwindelgefühl.

Bei den übrigen vom Oculomotorius versorgten Muskeln ist es oft recht schwierig, die richtige Diagnose zu stellen, besonders wenn gleichzeitig mehrere Muskeln gelähmt sind. Wie beim Obliquus superior empfiehlt es sich auch hier, den Augapfel zunächst in äußerste Seitenstellung (Abduktion bzw. Adduktion) zu bringen, in dieser lediglich die hebende und senkende Funktion des betreffenden Muskels zu prüfen und mit dem Doppelbilder-befund zu vergleichen. Sind Abduzens und Trochlearis frei, so begnüge man sich in Zweifelsfällen mit der Diagnose „unvoll-ständige äußere Oculomotorius-Lähmung".

Da der Oculomotorius auch den Heber des Oberlides (Levator palpebrae superioris), den Verengerer des Sehlochs (Sphincter pupillae) und den Akkommodationsmuskel (Ciliarmuskel) versorgt, so äußert sich eine *totale Oculomotorius-Lähmung* in der Weise, daß das Auge in Auswärtsschielstellung mit dem oberen Ende des vertikalen Meridians nach innen gerollt (= Wirkung des nicht gelähmten Rectus externus und Obliquus superior) steht. Dabei überwiegt die durch den Rectus externus bedingte Auswärtsschiel-stellung. Gleichzeitig ist die Pupille weit und die Akkommodation gelähmt.

Mit dem Oculomotorius können ein- und beiderseitig auch der Abduzens und Trochlearis mit gelähmt sein; es entsteht dann das Bild der *Ophthalmoplegia totalis*. Schließlich unterscheidet man noch eine *Ophthalmoplegia externa*, bei der nur sämtliche äußeren Augenmuskeln, und eine *Ophthalmoplegia interna*, bei der nur die Binnenmuskeln des Auges (Sphincter pupillae und Ciliarmuskel) gelähmt sind.

In den außerordentlich seltenen Fällen von isoliertem *Krampf einzelner Augenmuskeln* (Hysterie) treten Doppelbilder wie bei einer Lähmung des Antagonisten des vom Krampf befallenen Muskels auf.

**Assoziierte (Blick-) Lähmungen.** Bei der bisherigen Bespre-chung handelte es sich ausschließlich um Lähmungszustände eines oder mehrerer Muskeln des Einzelauges. Daneben gibt es aber auch Lähmungen, die einen assoziierten Charakter tragen und durch Erkrankungsherde oberhalb des Kerngebietes der einzelnen Augenmuskeln (Großhirnrinde, Brücke, hinteres Längsbündel, Vierhügel) bedingt sind. Als Ausdruck der assoziierten Schädigung sind in solchen Fällen beide Augen gleichmäßig in ihrer Beweglich-keit gestört. Es fehlt entweder die gleichsinnige Bewegung nach rechts bzw. links oder nach oben bzw. unten. In anderen Fällen be-steht die Unmöglichkeit, mit beiden Augen zu konvergieren. Häufig sind dabei die Augen durch das Übergewicht der Antagonisten oder durch Reizzustände nach der anderen Seite gezogen, die *Déviation conjugée*. Charakteristisch für Blicklähmungen ist ferner, daß oft noch reflektorisch, z. B. auf den vorgehaltenen Finger oder bei Drehungen des Kopfes, eine Blickbewegung möglich ist, die willkürlich nicht mehr geleistet werden kann. Da die Bewegungsstörung beide Augen vollkommen gleichmäßig betrifft, so fehlen fast stets Doppeltsehen und die sonstigen für die Lähmung des Einzelauges charakteristischen Begleiterscheinungen. Wegen aller näheren Einzelheiten dieser für die topische Gehirndiagnose so wichtigen Bewegungsstörungen des Doppelauges vergleiche die Lehrbücher.

**Das Begleitschielen (Strabismus concomitans).** Wie beim Lähmungsschielen weicht die Gesichtslinie eines Auges von derjenigen des anderen Auges ab. Diese Abweichung bleibt aber zum Unterschiede vom Lähmungsschielen in allen Blickrichtungen stets die gleiche. Es handelt sich lediglich um eine physiologische Stellungsanomalie; der für das Lähmungsschielen charakteristische Bewegungsdefekt und das hierdurch bedingte Doppelsehen, Schwindelgefühl und Vorbeitasten fehlen. Der primäre Schielwinkel ist ebenso groß wie der sekundäre. Gemeinsam mit dem Lähmungsschielen findet man auch hier nicht selten eine fehlerhafte Kopfhaltung, die aber lange nicht so ausgesprochen und charakteristisch wie beim Lähmungsschielen zu sein pflegt und sich differentialdiagnostisch in bezug auf die Art des Begleitschielens nicht verwerten läßt. Das konkomitierende Schielen kann dauernd oder periodisch sein, und zwar entweder nur auf einem Auge (monolateral), oder abwechselnd auf dem einen und dem anderen Auge (alternierend). In bezug auf die Richtung unterscheidet man *Einwärtsschielen* (Strabismus convergens), *Auswärtsschielen* (Strabismus divergens) und *Höhenschielen* (nach oben = Strabismus sursum, oder nach unten = deorsum vergens).

*Scheinbares Schielen* kann dadurch vorgetäuscht werden, daß die Gesichtslinie, d. h. die Verbindungslinie vom Objekt zum Bilde im gelben Fleck, nicht durch die Mitte der Hornhaut geht, also mit der Augenachse zusammenfällt, sondern erheblich seitlich — meist medialwärts — abweicht und mit dieser einen Winkel, den sog. Winkel $\gamma$, bildet. Das Schielen ist aber in solchen Fällen nur scheinbar, weil die Einstellungsbewegung beim Bedecken des anderen Auges ausbleibt.

Die *Stärke der Schielabweichung* kann entweder durch lineare Messung oder durch *Bestimmung des Schielwinkels* festgestellt werden. Zur linearen Messung läßt man mit beiden Augen fixieren, denkt sich dabei den senkrechten Meridian der Hornhaut auf den unteren Lidrand beiderseits verlängert, markiert hier den so gefundenen Punkt und mißt jederseits den Abstand zwischen diesem und dem äußeren Lidwinkel bzw. dem unteren Tränenpünktchen. Der Unterschied dieser Entfernung auf beiden Augen ergibt das lineare Maß für die Schielstellung. Eine lineare Abweichung von 6 mm entspricht ungefähr einem Schielwinkel von 45°. Eine andere einfache Methode ist die Spiegelprobe von HIRSCHBERG. Der Prüfling sitzt, wie zur Augenspiegeluntersuchung, im Dunkelraum, die Lampe befindet sich hinter ihm. Aus einer Entfernung von etwa 60 cm wird das Licht der Lampe mit dem Augenspiegel in die Augen des Prüflings, der das Spiegelloch fixieren soll, geworfen. Man achte nun auf die Lage des Reflexbildes der Lichtquelle auf der Hornhaut des Prüflings. Befindet sich das Bild am Hornhautrande des Schielauges, so beträgt der Schielwinkel etwa 45°, am Rande eines Sehlochs von Durchschnittsgröße etwa 15°.

Für eine genauere Messung des Schielwinkels mit Hilfsmitteln, die keinen größeren Kostenaufwand erfordern, eignen sich folgende drei Methoden:

1. *Das Perimeter.* Kopf des Prüflings so auf die Kinnstütze stellen lassen, daß das gesunde Auge den Mittelpunkt des Perimeters fixiert. Dann eine kleine Lichtquelle (Kerze, elektrische Taschenstabbatterie) am Perimeter entlang führen, bis das Reflexbild der Lichtquelle in der Hornhautmitte des Schielauges erscheint. Der untersuchende Arzt beobachtet dabei hinter dem Nullpunkt (Fixierpunkt) die Augen des Prüflings, die natürlich beide unverdeckt sein müssen. Die jeweilige Lage der Lichtquelle am Perimeterbogen gibt unmittelbar die Größe des Schielwinkels an.

2. *Die Tangentenskala von* MADDOX *mit dem Maddoxstäbchen.* Die Tangentenskala besteht aus einem Holzkreuz, in dessen Mitte eine kleine elektrische Lampe eingebaut ist. Diese dient als Fixationspunkt und wird mit Null bezeichnet. Auf den von ihr ausgehenden Armen des Holzkreuzes sind jederseits große Zahlen von 1 bis 10 angebracht, sie geben den Gesichtswinkel in Winkelgraden für das in 5 m Entfernung befindliche Auge an. Unter den großen Zahlen stehen kleinere Zahlen, die für eine Entfernung von 1 m gelten. Das Maddoxstäbchen besteht aus einem Satz von

5 bis 7 aneinanderliegenden roten Glasstäbchen, die in ihrer Gesamtheit so groß sind, daß sie in eine gewöhnliche Probierglasfassung des Brillenkastens hineinpassen. Ein durch diese Anordnung betrachtetes Licht, wie z. B. die Lampe der Tangentenskala, erscheint als ein scharfer schmaler roter Lichtstreifen. Er ist so verschieden von dem mit dem anderen Auge betrachteten natürlichen Licht der Tangentenskala, daß jedes Fusionsbestreben unmöglich wird. Ist keine Augenmuskellähmung vorhanden, so wird der dem stäbchenbewaffneten Auge zugehörige Lichtstreifen durch die von dem freien Auge gesehene Lampe der Maddoxskala gehen. Besteht eine Ablenkung im horizontalen oder vertikalen Meridian, so gibt die Entfernung des Lichtstreifens von der Lampe Richtung und Grad der Ablenkung, letzteren unmittelbar in Zahlen ablesbar, an. Das Verfahren eignet sich vorzüglich auch zur Messung und Kontrolle der Funktionsstörung der Augenmuskellähmung. Ebenso kann man hiermit sehr gut auch die latenten Gleichgewichtsstörungen (s. unten S. 163) gradmäßig genau feststellen.

3. In Betracht kommen hier nur geringergradige Fälle von Schielstellung. Man lasse mit beiden Augen einen Gegenstand fixieren, verdecke das nicht schielende Auge und setze dem Schielauge so lange Prismen zunehmender Stärke vor, bis das gesunde Auge nach Wegnahme der Deckung keine Einstellungsbewegung mehr macht. Je nach der Art des Schielens muß die Lage der brechenden Kante nasenwärts, schläfenwärts oder vertikal gehalten sein, d. h. ganz allgemein gesagt: die brechende Kante des Prismas muß genau der Richtung entsprechen, nach welcher das Schielauge abgewichen ist. Wie oben (s. Prismen, S. 10, 11) bereits besprochen, bezeichnen wir die Prismen nach der Größe ihres brechenden Winkels (2°, 4°, 8° usw.). Erfahrungsgemäß beträgt der Schielwinkel die Hälfte der Stärke des zur Beseitigung der Einstellungsbewegung erforderlichen Prismas. Wird zu deren Beseitigung z. B. ein Prisma von 8° gebraucht, so beträgt der Schielwinkel 4°.

**Die latenten Gleichgewichtsstörungen (Heterophorien).** Es handelt sich ebenfalls um eine physiologische, bereits von GRAEFE erkannte und von ihm als „dynamisches Schielen" bezeichnete Stellungsanomalie, die durch eine leichtere Störung des Muskelgleichgewichts bedingt und wohl als eine Art Vorstufe des konkomitierenden Schielens aufzufassen ist. Zum Unterschiede von diesem ist aber die Blickrichtung beim Sehen in die Ferne normal. Verdeckt man dagegen ein Auge, so weicht das andere Auge von der Blickrichtung ab. Beim Fixieren eines in Leseentfernung befindlichen Gegenstandes verhalten sich die Augen je nach der Stärke der zugrunde liegenden Muskelgleichgewichtsstörungen verschieden. Bei geringeren Graden fällt das Vorhandensein einer Heterophorie nur auf, wenn man, wie bei der Prüfung in die Ferne, das eine Auge verdeckt. Stärkere Grade verraten sich bereits beim binokularen Fixieren des Nahobjektes dadurch, daß das eine Auge von der Blickrichtung abweicht und schielt. Die Erfahrung hat weiter ergeben, daß die latente Schielabweichung sich in einer größeren Reihe von Fällen ausschließlich oder fast ausschließlich auf das Nahesehen beschränkt, während beim Blick in die Ferne eine nennenswerte latente Abweichung nicht nachgewiesen werden kann.

Je nach der Art der Abweichung unterscheidet man:

1. *Esophorie* = latentes Einwärtsschielen (Insuffizienz der Musculi recti externi).

2. *Exophorie* = latentes Auswärtsschielen (Insuffizienz der Musculi recti interni).

3. Das seltene latente Höhenschielen, und zwar Ablenkung eines Auges nach oben = *Hyperphorie*, Ablenkung nach unten = *Hypophorie*.

Die Mehrzahl der Menschen (etwa 75%) ist mit leichten Graden von latenter Gleichgewichtsstörung der Seitenwender (Esophorie oder Exophorie) behaftet, doch meistens so gering, daß sie weder Beschwerden haben noch äußerlich auffallen, wenn man nur ihre Blickrichtung ohne Verdecken des einen Auges und ohne objektive Kontrolle prüft. Eine Höhenabweichung von 1° pflegt dagegen schon deutliche subjektive Störung, insbesondere Kopfschmerzen, zu verursachen, die sich durch Benutzung einer geeigneten Prismenbrille mit einem Schlage beseitigen lassen. Am häufigsten ist die Exophorie.

Wie das konkomitierende Schielen, so sind auch die latenten Gleichgewichtsstörungen oft von Anomalien des Brechzustandes begleitet. Der Kurzsichtige braucht zum Nahesehen gar nicht oder weniger zu akkommodieren; sein Akkommodationsvermögen und damit gleichzeitig sein Konvergenzvermögen ist an sich weniger entwickelt, er neigt daher zu Exophorie. Beim Übersichtigen, der ohne Konvexbrillenglas bereits zum Sehen in die Ferne unwillkürlich akkommodiert, ist der Akkommodationsimpuls und damit das Konvergenzbestreben von vornherein gesteigert. Die Folge davon ist eine Neigung zur Esophorie, doch kommen bei beiden Brechungsfehlern manchmal auch entgegengesetzte Störungen des Muskelgleichgewichts vor. Beschwerden verursachen hier hauptsächlich stärkere Grade von Exophorie bei der Naharbeit, die sog. „*Asthenopia muscularis*". Die Konvergenz auf feinere Nahgegenstände ist erschwert, sie verschwimmen, erscheinen bei längerem Hinsehen manchmal direkt doppelt. Dabei treten mehr oder weniger heftige Kopfschmerzen auf, kurz ein Zustand, der, ebenso wie beim Höhenschielen, einer dankbaren Behandlung durch Prismenbrillen zugänglich ist. Wegen der Schwere der Prismengläser kommen dieselben aber nur bis zu einer Stärke von 5° jederseits in Frage, wodurch eine Muskelablenkung bis zum Schielwinkel von 5° ausgeglichen wird. Alle höheren Grade von latenter Gleichgewichtsstörung erfordern ebenso wie das konkomitierende Schielen eine operative Behandlung.

Bei der Untersuchung auf das Vorhandensein einer latenten Gleichgewichtsstörung ist folgendes zu berücksichtigen: Für gewöhnlich verhindert das Fusionsbestreben, der Wunsch, binokular einfach zu sehen, daß die Augen von ihrer normalen Blickrichtung abweichen. Wird jedoch künstlich das in dem einen Auge entstandene Bild dem Aussehen oder der Lage nach so verändert, daß eine Verschmelzung mit dem anderen, unveränderten Bild unmöglich ist, dann hört der Einfluß des Fusionsvermögens auf, die Heterophorie wird manifest. Dieses künstlich hervorgerufene Doppeltsehen gibt uns ein einfaches Mittel in die Hand, um die Richtung und den Grad der latenten Schielabweichung festzustellen. Unter den hierfür eingerichteten Apparaten stehen an erster Stelle:

1. Das MADDOX-*Phorometer von* STOCK (Firma Karl Zeiss, Jena), gleichzeitig für die Nähe und Ferne verwendbar.

2. Die bereits oben zur Messung des Schielwinkels beschriebene *Tangentenskala von* MADDOX *mit dem Maddoxstäbchen.* Sie ist erheblich billiger, doch nur zur Prüfung des Muskelgleichgewichts beim Blick in die Ferne verwendbar.

3. Das *Oculus-Farbenphorometer*[1], wie die Tangentenskala von MADDOX nur zur Fernprüfung geeignet.

4. Das *Phorometer von* BARTELS. Nur für die Nahprüfung, kann gleichzeitig aber auch als einfache Lichtquelle zur seitlichen Beleuchtung und zur Augenspiegeluntersuchung benutzt werden.

Wo es sich nur darum handelt, ganz allgemein festzustellen, ob und welche Form von Heterophorie vorliegt, genügt der Prismenversuch von GRAEFE: Man läßt ein 5 bis 6 m entferntes Zeichen (z. B. weißes Kreuz oder Pfeil auf schwarzer Tafel) fixieren und hält ein Prisma von 6° bis 10° mit der brechenden Kante nach oben vor das eine Auge. Hierdurch werden die Strahlen nach oben abgelenkt, und es treten übereinanderstehende Doppelbilder auf. Ist weder Esophorie noch Exophorie vorhanden, so stehen die Doppelbilder genau senkrecht übereinander. Erscheint das eine Bild nach der Seite des mit dem Prisma bewaffneten Auges verschoben (gleichseitige Doppelbilder), so liegt Esophorie vor, ist das Bild nach der entgegengesetzten Seite verschoben, so liegt Exophorie vor. In derselben Weise lassen sich auch Gleichgewichtsstörungen auf nahe (25 bis 30 cm) Entfernung nachweisen. Sehr geeignet hierfür ist auch die von ADAM in seinem „Taschenbuch der Augenheilkunde" dargestellte Skala, die die Form einer stark verkleinerten Maddoxskala in Form eines etwa 20 cm langen Striches mit Gradeinteilung hat und vermittels eines Prismas gleichzeitig auch den Grad der Exophorie oder Esophorie für die Nähe zu messen gestattet.

**Die Prüfung des körperlichen (stereoskopischen) Sehens.** Der Eindruck des Körperlichen, die *Tiefenwahrnehmung*, entsteht bekanntlich dadurch, daß beide Augen von einem körperlichen Gegenstand nicht ganz gleiche, sondern etwas verschiedene Bilder erhalten (s. oben S. 153), und es läßt sich, wenn man die letzteren als Flächenbilder den betreffenden Augen in geeigneter Anordnung im Stereoskop vorführt, künstlich die Täuschung des körperlichen Sehens hervorrufen. Beim natürlichen Sehen mit beiden Augen unterrichtet uns das Muskelgefühl über den Grad der Konvergenz

---

[1] Erst neuerdings veröffentlicht. Durch einfaches Vorsetzen komplementär gefärbter Rot- und Grünprobiergläser kann das Bestehen einer Gleichgewichtsstörung für die Ferne sowohl in der horizontalen wie in der vertikalen Achse festgestellt und nach Prismengraden direkt abgelesen werden.

der Augenachsen und über die Entfernung des Gegenstandes. Aus dieser Entfernung und aus der Größe des erhaltenen Netzhautbildes entsteht zugleich ein Urteil über die Tiefenlage desselben. Daraus geht ohne weiteres hervor, daß die Feinheit der Tiefenwahrnehmung von zwei Bedingungen abhängig ist: der Beschaffenheit des binokularen Sehens und der Zusammenarbeit der beiderseitigen Augenmuskeln. Eingehende wissenschaftliche Untersuchungen hierüber verdanken wir besonders HERING[1] und HEINE[2]. Die Ergebnisse lauten: Ein tadelloses körperliches Sehen kommt nur dann zustande, wenn beide Augen möglichst gleichmäßig und regelrecht gebaut sind. Je größer die Sehschärfe für die Ferne ist, um so besser gelingt es, feinere Tiefenunterschiede wahrzunehmen. Das Tiefenwahrnehmungsvermögen bei voller Sehschärfe ist um die Hälfte geringer als dasjenige übernormal (6/5, 6/4) sehender Augen. Einen ungünstigen Einfluß üben in dieser Beziehung bereits Unterschiede von 0,5 D in der Brechkraft beider Augen aus, obgleich dieselben, wenn man sich nur auf die Prüfung des Sehvermögens beschränkt, ohne objektiv zu kontrollieren (durch Blinzeln oder unwillkürliches Akkommodieren), vollkommen normal erscheinen. Den Beweis hierfür kann jeder an sich selbst ausprobieren, indem er sein eines Auge durch Vorsetzen eines schwachen sphärischen oder Zylinderglases künstlich schwachsichtig macht.

Eine weitere Vorbedingung für das Zustandekommen feineren körperlichen Sehens, wie es z. B. in der Kriegsmarine die Bedienung des Basismeßgerätes erfordert, ist, daß die beiderseitigen äußeren Augenmuskeln dauernd in richtiger Weise zusammen arbeiten. Lähmungs- oder manifestes Schielen scheidet dabei selbstverständlich von vornherein aus. Nach den Erfahrungen der Verfasser, die Gelegenheit hatten, sich an Bord von Kriegsschiffen jahrelang praktisch besonders mit dieser Frage zu beschäftigen, können bereits sehr geringe Grade von latenter Gleichgewichtsstörung ungünstig auf das Meßergebnis einwirken. Charakteristisch dabei ist, daß zuerst sehr gut gemessen wird. Die Leistung läßt aber mit zunehmender Inanspruchnahme des latent gestörten Augenmuskelapparates mehr und mehr nach, weil die Anstrengung für die Dauer zu groß ist.

---

[1] HERING: Die Gesetze der binokularen Tiefenwahrnehmung.
[2] HEINE: Sehschärfe und Tiefenwahrnehmung.

Ähnliche, wenn auch nicht ganz so hohe Anforderungen gelten für das körperliche Sehen der Flieger. Das Gelingen des Landungsmanövers hängt in erster Linie davon ab, daß der Flieger seine Höhe richtig einschätzt, und zwar im letzten Augenblick auf Meter und weniger Entfernung genau. Den Schwerpunkt bildet hier das Tiefenschätzungsvermögen. Auch beim Höhenflug leidet das Augenmuskelgleichgewicht infolge von Übermüdung manchmal so sehr, daß latente Gleichgewichtsstörungen sich direkt zu gröberen Augenmuskelstörungen mit Doppeltsehen steigern können (VEL-HAGEN). Es ist daher ohne weiteres verständlich, daß schon unter normalen Verhältnissen manifestes Schielen die Geeignetheit für den Flugdienst ausschließt. Latentes Höhenschielen bedingt stets Untauglichkeit, ebenso latentes Seitenschielen von $3°$ aufwärts für die Ferne, wenn damit mangelhaftes stereoskopisches Sehen verbunden ist. (Wegen aller näheren Anforderungen s. Anhang I c.)

Im Eisenbahndienst verlangt es die Betriebssicherheit, daß die verantwortlichen Beamten ein einwandfreies, wenn auch nicht besonders feines körperliches Sehen besitzen — eine Forderung, die zwar noch nicht gesetzlich festgelegt, aber in der Vereinigung der Reichsbahnaugenärzte eingehend begründet worden ist[1].

Eine scheinbare Ausnahme von der Regel bilden jüngere, durch Verlust des anderen Auges einäugig gewordene Leute. Bei Intelligenz und gutem Willen lernen sie durch eine unwillkürliche Verfeinerung des Muskel- und Innervationsgefühls allmählich, einen Teil der binokularen Tiefenwahrnehmung so weit zu ersetzen, daß sie öfters ihren alten Beruf (Maurer, Feinmechaniker u. a.) weiter ausüben können. Ihr körperliches Sehen ist aber immerhin ein recht beschränktes. Die Fähigkeit des beidäugig Normalen, feinere Tiefenunterschiede momentan wahrzunehmen, bleibt dem Einäugigen dauernd verloren.

Für alle Berufe, die ein besseres körperliches Sehen verlangen, ist es daher unbedingt notwendig, vorher den Zustand des Tiefenwahrnehmungsvermögens des betreffenden Anwärters genau festzustellen.

Von gröberen Störungen kann man sich schon dadurch überzeugen, daß der Prüfling aufgefordert wird, einen vorgehaltenen kleinen Gegenstand schnell mit der Spitze eines Bleistiftes zu

---

[1] Vereinigung der Reichsbahnaugenärzte mit amtlichem Anomaloskop. Sitzung am 18. u. 19. III. 1933, Vortrag von ENGELBRECHT.

treffen oder die üblichen Bilder der Tafeln für Schielende im Stereoskop (DAHLFELDT, v. PFLUG, SATTLER u. a.) zu verschmelzen. Feiner ist die Prüfung mittels des HERINGschen *Fallversuches*: Der Prüfling blickt mit beiden Augen durch ein geschwärztes Rohr auf einen in demselben ausgespannten Faden. Seitlich neben dem Faden läßt man Kügelchen von Erbsengröße abwechselnd weiter vorn oder hinten niederfallen. Bei richtigem körperlichem Sehen wird stets fehlerlos angegeben, ob das Kügelchen vor oder hinter dem Faden niedergefallen ist.

Für alle genaueren Untersuchungen, die eine zahlenmäßige Feststellung des höchsten Grades der Tiefenwahrnehmung gestatten, dienen:

1. Der HERINGsche *Stäbchenapparat* in Gestalt des von PFALZ angegebenen *Stereoskoptometers*. Das Prinzip ist dasjenige des HERINGschen Fallversuches. Statt des Fadens und der Kügelchen befinden sich, wie beim Originalapparat von HERING, senkrecht auf einer Grundplatte 3 gegeneinander verschiebliche Stäbchen, deren unteres Ende verdeckt ist. Der Prüfling muß in einer Entfernung von 3 bis 4 m jedesmal die Verschiebung der Stäbchen gegeneinander und aus der horizontalen Ebene heraus auf Millimeter genau erkennen. Die Einstellung und damit der Grad der Tiefenwahrnehmung lassen sich unmittelbar an einer Millimeterskala ablesen.

2. Das *Stereoskop mit verschieblicher Pupillardistanz und der* PULFRICHschen *Prüfungstafel* (Karl Zeiss, Jena). Die transparente Tafel enthält 10 in verschieden feiner Tiefenausdehnung liegende Bilder, deren genau ausgerechnete Entfernung von den Augen des Untersuchers jedesmal richtig erkannt werden muß.

**Das Augenzittern (Nystagmus).** Das Merkmal dieser Störung sind unwillkürliche, wellenförmige (undulierende) oder ruckartige Augenbewegungen, meist in horizontaler Richtung (*Nystagmus horizontalis*) oder um die sagittale Achse (*Nystagmus rotatorius*). Sehr selten ist der *vertikale Nystagmus*. Meist sind beide Augen und gleichsinnig befallen. Physiologisch kommt öfters ein feines nystagmusartiges Augenzittern in den äußersten Endstellungen vor, das aber bedeutungslos ist und nichts mit dem eigentlichen Nystagmus zu tun hat.

Der Nystagmus ist am häufigsten angeboren oder in frühester Jugend erworben. Ursache sind entweder mangelhaft entwickeltes

Fixationsvermögen (Albinismus, totale Farbenblindheit, Katarakt, Retinitis pigmentosa) oder dichte Hornhautnarben nach Blennorrhöe usw. Mitunter besteht ein angeborener Nystagmus bei regelrechtem Augenspiegelbefund, ohne daß das Sehvermögen nennenswert herabgesetzt zu sein braucht. Der im späteren Leben infolge von Erblindung oder starker Herabsetzung des Sehvermögens auftretende Nystagmus unterscheidet sich meist durch mehr unregelmäßige Bewegungen von dem angeborenen Nystagmus. Zu allen diesen als *„optischer Nystagmus"* bezeichneten Formen rechnet man noch den *„Bergarbeiter-Nystagmus"*, der nach längerem Arbeiten im Schacht bei schlechter Beleuchtung und stark gehobener Blickrichtung, vielleicht auch durch nervöse und Ernährungseinflüsse bedingt, auftritt und durch Scheinbewegungen der Außendinge sehr lästiges Schwindelgefühl hervorruft. Im Gegensatz zu den anderen Formen des optischen Nystagmus ist hier Heilung durch Aussetzen der Grubenarbeiten durchaus möglich.

*Pathologisch* kommt ein *erworbener Nystagmus* bei *organischen Gehirnerkrankungen,* insbesondere bei der *multiplen Sklerose,* vor. Die hier namentlich in den seitlichen Endstellungen und bei längerem Fixieren geradeaus auftretenden, meist sehr ausgesprochenen, pendelartigen Zuckungen sind vielleicht dem Intensionstremor der Hände gleichzusetzen. Als Symptom anderer zentraler Reizvorgänge wird Nystagmus bei FRIEDREICHscher Ataxie, Hirntumoren, Hirnabszessen, Meningitis beobachtet.

Ein *künstlicher Nystagmus,* der sog. *vestibuläre Nystagmus,* kann durch Reizung des Nervus vestibularis im Labyrinth ausgelöst werden, z. B. bei Drehbewegungen des Kopfes und Körpers, Einspritzen von kaltem oder warmem Wasser in den äußeren Gehörgang (BARANYscher Versuch). Pathologisch kommt ein gleicher Nystagmus, der immer echter Rucknystagmus ist, bei Erkrankungen des inneren Ohres vor.

**Die Funktionsprüfung der Pupillen.** Störungen der Pupillenfunktion spielen bekanntlich bei der Diagnose, Differentialdiagnose und Lokalisation organischer und funktioneller Gehirnerkrankungen eine besonders bedeutungsvolle Rolle. Für jede Augenuntersuchung ist deshalb die Prüfung der Pupillenfunktion unerläßlich. Dabei muß zunächst durch seitliche Beleuchtung im Dunkelraum (s. S. 24, 25) festgestellt werden, ob örtliche Verände-

rungen der Regenbogenhaut, entzündlicher oder nicht entzündlicher Natur (hintere oder vordere Verwachsungen, Einrisse,
Iritis, Glaukom) vorhanden sind, die rein mechanisch die Gestalt
und Reaktion des Sehlochs beeinflussen und dann natürlich in
keiner ursächlichen Beziehung zu einer Gehirnaffektion stehen.
Verwechselungen mit krankhaften Pupillenstörungen können
ferner durch absichtliches oder unabsichtliches Einträufeln von
pupillenerweiternden oder -verengernden Mitteln (Kokain, Atropin,
Skopolamin, Pilokarpin usw.) hervorgerufen werden. Weniger
bekannt, aber sehr beachtenswert ist, daß diese Mittel, in größerer
Menge oder längere Zeit innerlich genommen, ähnlich wie das
Morphium auch eine Fernwirkung auf die Pupillen ausüben
können.

Bei der Funktionsprüfung der Pupillen steht an erster Stelle
die *Lichtreaktion*, d. h. die Verengerung auf Lichteinfall. Jede
Pupille ist für sich allein unter Bedeckung des anderen Auges zu
untersuchen, weil ein beide Augen gleichzeitig treffender Lichtreiz die lichtstarre Pupille des einen Auges konsensuell (s. S. 172)
auf dem Umwege über das gesunde Auge doch noch zur Verengerung bringen kann.

Zur Untersuchung der Lichtreaktion muß der Prüfling aufgefordert werden, am Gesicht des Arztes vorbei möglichst weit
in die Ferne zu sehen, um das gleichzeitige Einsetzen der Konvergenzreaktion (s. S. 172) zu verhindern. Der Arzt stellt sich
dazu etwas seitlich vor den Prüfling, damit die Gesichtslinien
des Prüflings parallel in die Ferne gerichtet sind. Als Lichtquelle
benutzt man zweckmäßig eine gut leuchtende elektrische Taschenlampe. Im Augenspiegelraum genügen die seitliche Beleuchtung
(s. S. 24) oder das Hineinleuchten mit dem Konkavaugenspiegel;
bei Zweifelsfällen muß ein stärkerer Reflektor, wie er für die
Untersuchung der Nase und des Halses notwendig ist, benutzt
werden. Wer viel mit Kontrolluntersuchungen zu tun hat, wird
immer wieder die Erfahrung machen, daß eine nicht genaue Beachtung der vorstehenden Ausführungen außerordentlich häufig
Fehldiagnosen (Tabes, Lues usw.) verursacht, die sich unter
Umständen sehr verhängnisvoll für den Prüfling auswirken
können.

Fällt stärkeres Licht in ein Auge, so verengert sich reflektorisch
— normale Verhältnisse vorausgesetzt — sowohl die Pupille des

belichteten Auges = *direkte Lichtreaktion* als auch des anderen Auges = *konsensuelle Reaktion*. Das Zustandekommen der Lichtreaktion auf beiden Augen zugleich erklärt sich auf folgende Weise: Der Lichtreiz, der die eine Netzhaut trifft, wird durch den Sehnerven und nach teilweiser Kreuzung im Chiasma durch beide Tracti optici zu den primären Sehzentren in der Gegend der vorderen Vierhügel und Thalami optici geleitet (= zentripetaler Schenkel des Lichtreflexbogens), um dann auf noch nicht näher bekannten Bahnen[1] zu den beiderseitigen Oculomotoriuskernen hinzuziehen. Hier beginnt der zentrifugale Schenkel des Lichtreflexbogens; der Lichtreiz springt auf den Sphincter pupillae beider Augen über und verengert, normale Leitungsfähigkeit vorausgesetzt, beide Sehlöcher gleichzeitig[2].

Beim Blick auf einen nahen, etwa 20 bis 30 cm entfernten Gegenstand (Finger, Bleistift) tritt normalerweise infolge Mitbewegung des Sphincter pupillae ebenfalls eine Verengerung der Sehlöcher auf, die sog. *Konvergenzreaktion*. Sie ist bei regelrechter Lichtreaktion stets vorhanden.

Bei allen Pupillenreaktionen ist auf die *Schnelligkeit und Stärke* (Intensität) *der Verengerung* zu achten. Ist beides herabgesetzt, so spricht man von einer *„trägen und wenig ausgiebigen Reaktion"*, die in jedem Falle als pathologisch zu bewerten ist.

Fehlen der Lichtreaktion bei erhaltener Konvergenzreaktion heißt *„reflektorische Pupillenstarre"* (ARGYLL-ROBERTSON*sches Phänomen*). Sie stellt eine dauernde Veränderung dar, gilt als pathognomonisch für Tabes und Dementia paralytica, kommt aber auch nach abgelaufener Encephalitis epidemica vor.

Reagieren die Pupillen einseitig oder doppelseitig weder auf Licht noch auf Konvergenz, so handelt es sich um eine *„absolute Starre"*, die besonders häufig bei Lues cerebri beobachtet wird. Auch im epileptischen Anfall sind die Pupillen vermutlich absolut

---

[1] Als sicher gilt nur, daß das zentrale Höhlengrau am Boden des dritten Ventrikels enge Beziehungen zur Pupillenbahn hat.

[2] Zur Prüfung der konsensuellen Lichtreaktion hat sich den Verfassern folgendes Verfahren besonders bewährt: Untersuchung im Dunkelraum an der gewöhnlichen Augenspiegellampe, deren Licht mit dem Augenspiegel in das zu untersuchende Auge, wie bei der Durchleuchtung, hineingeworfen wird. Vermittels eines stärkeren Reflektors belichtet der Arzt von derselben Lichtquelle aus gleichzeitig mit seiner anderen Hand das zweite Auge und beobachtet das Verhalten beider Pupillen.

starr, nur kann hier wegen der Bewußtseinsstörung die Konvergenzreaktion nicht geprüft werden. Verbunden mit Akkommodationslähmung spielt die absolute Starre eine große Rolle bei der Fleisch- und Fischvergiftung (Botulismus).

Verengert sich die Pupille des einseitig erblindeten Auges nur dann, wenn die Pupille des anderen gesunden Auges belichtet wird = konsensuelle Reaktion, so liegt eine Leitungsstörung des Sehnerven im blinden Auge (Neuritis retrobulbaris, Atrophia nervi optici) vor; der Lichtreiz kann durch den Sehnerven nicht mehr zum Oculomotoriuskerngebiet gelangen. Dagegen löst ein hier vom gesunden Auge eintreffender Reiz eine Pupillenverengerung sowohl am gesunden wie am kranken Auge aus.

Das Vorhandensein direkter Lichtreaktion auf einem angeblich erblindeten Auge spricht mit größter Wahrscheinlichkeit für Simulation. Eine Ausnahme bilden nur Unterbrechungen der zentralen Sehbahn (Sehstrahlung, Sehzentrum) oberhalb des Lichtreflexbogens der Pupille.

Neben der Prüfung der Licht- und Konvergenzreaktion lauten die nächsten Fragen: *Wie ist die Weite und Form der Pupillen? Sind die Pupillen gleich weit und rund?*

Die Weite hängt ab von der Innervation des Nervus oculomotorius und des den Erweiterer der Pupille, Musculus dilatator pupillae, versorgenden Nervus sympathicus.

Bei der Untersuchung der Pupillenweite unterscheidet man eine enge Pupille unter 2 mm Durchmesser bis zu Stecknadelkopfgröße = *Miosis*, eine Mittelweite, etwa 3 bis 5 mm groß, und eine übermittelweite bis zu kaum sichtbarem Irissaum = *Mydriasis*. Miosis besteht regelrecht im Schlaf, bei Greisen, nach Pilokarpin (Eserin), Opium und Morphium, pathologisch oft bei Tabes, Dementia paralytica und bei Sympathikuslähmung. Mydriasis findet sich bei starker seelischer Erregung (Angst, Schmerz, gespannter Aufmerksamkeit), im epileptischen und hysterischen Anfalle, bei katatonischen Spannungszuständen, nicht selten bei reflektorischer und totaler Pupillenstarre, einseitig oder doppelseitig, außerdem nach Atropin-, Skopolamin-, Kokaingebrauch.

Die durch Sympathikuslähmung bedingte Verengerung der Pupillen tritt meist einseitig auf und ist in der Regel von anderen Ausfallerscheinungen dieses Nerven begleitet, die dann ein sehr charakteristisches Bild, den sog. HORNERschen *Symptomenkomplex,* geben: engere Lidspalte und Pupille, leichtes Zurücksinken des Augapfels (Enophthalmus). Bei frischen Lähmungen ist öfters die Gesichtshaut der gelähmten Seite stärker gerötet, bei älteren blasser als auf der anderen Seite. Außerdem können sich in letzterem Falle auch Störungen der ebenfalls vom Sympathikus versorgten Schweißabsonderung im Gesicht bemerkbar machen. Es schwitzt dann nur die gesunde Gesichtshälfte, während die gelähmte blaß und trocken aussieht. Das Bild der viel selteneren *Sympathikusreizung* ist naturgemäß gerade ein entgegengesetztes: weitere Lidspalte und Pupille, leichtes Hervortreten des Augapfels usw. Sympathikusstörungen können zentral bedingt sein, deuten aber meist auf eine Schädigung des Halssympathikus hin: Herderkrankungen in der Gegend der unteren Hals- oder oberen Brustwirbelsäule, Druck auf den Sympathikus infolge von Halsdrüsentumoren, Struma, Karotisaneurysmen, Speiseröhrenkarzinom, Lungenspitzenerkrankungen usw. Für die Diagnose einer Sympathikuslähmung ist charakteristisch der *Kokainversuch*: Der gelähmte Dilatator pupillae wird durch Kokain, das normalerweise eine mehr oder weniger starke Pupillenerweiterung hervorruft, nicht mehr erweitert.

Von wesentlicher Bedeutung ist bei jeder Pupillenprüfung das Vorhandensein von *Unterschieden in der Weite beider Pupillen*. Geringe Differenzen kommen zwar manchmal ohne krankhafte Ursache und höchst wahrscheinlich angeboren vor. Ausschlaggebend ist hierfür, daß beide Pupillen sich auf Lichteinfall und Nahesehen regelrecht und gleichmäßig verengern. Unterschiede von mehr als 1 bis 2 mm in der Weite sind stets verdächtig auf eine organische Gehirnerkrankung, auch wenn zur Zeit noch keine Lichtstarre besteht.

Die *Form der Pupille* ist gewöhnlich rund. Leichte Entrundung findet sich hier und da bei Gesunden, häufiger noch bei Geisteskrankheiten, besonders bei der Katatonie, wo im Stupor die Pupillen vorübergehend queroval erscheinen können. Dauernd und stark entrundete Pupillen sind stets eine Früh- oder Begleiterscheinung schwerer organischer Gehirnerkrankungen. Entscheidend für die Differentialdiagnose zwischen luetischer und metaluetischer Erkrankung ist dabei das Verhalten der Pupillenreaktionen: reflektorische Starre in erster Linie bei Tabes, seltener bei der progressiven Paralyse; absolute Starre öfters bei der letztgenannten Erkrankung und bei der weit überwiegenden Mehrzahl der verschiedenen Formen von erworbener und ererbter Syphilis.

Als *Lidschlußreaktion* bezeichnet man eine wechselnde Verengerung der Pupille, die bei verstärktem Lidschluß eintritt und meist von einer Aufwärtsbewegung nach außen und oben wie im Schlaf (BELLsches Phänomen) begleitet ist. Ein diagnostischer Wert kommt dieser Reaktion nicht zu, obgleich sie manchmal auch noch bei lichtstarrer Pupille beobachtet wird.

*Die hemianopische Pupillenreaktion.* Sie besteht darin, daß bei Hemianopsie (s. S. 140) nur eine isolierte Belichtung der sehenden Netzhauthälften allein eine Pupillenverengerung auslöst, vorausgesetzt, daß der Erkrankungsherd der Sehbahnen innerhalb des Pupillenreflexbogens (Tractus optici, Sehnervenkreuzung) liegt. Befindet sich der Erkrankungsherd dagegen zentral von der Abzweigungsstelle der Pupillenfasern, also in der inneren Kapsel, der Sehstrahlung oder im Sehzentrum, dann ist die Lichtreaktion auch in den erblindeten Netzhauthälften vorhanden; die hemianopische Pupillenreaktion fehlt. Der Wert dieser für die topische Gehirndiagnose ganz besonders wichtigen Pupillenreaktion wird aber dadurch beeinträchtigt, daß zu ihrem Nachweis besondere Apparate (v. HESS, BEHR, JESS) notwendig sind, deren sachgemäße Bedienung größere Erfahrung erfordert. Die sonst übliche Belichtung der Pupillen versagt hier, weil das in das Augeninnere dringende Licht zu stark zerstreut wird und sich nicht isoliert nur auf eine der beiden Netzhauthälften allein beschränken läßt. Nach den Feststellungen von BEHR ist die hemianopische Pupillenstarre regelmäßig von einer sehr charakteristischen Differenz in der Weite beider Pupillen begleitet. Die weitere Pupille findet sich stets auf der der Hemianopsie gleichen Seite, also bei rechtsseitiger Hemianopsie auf dem rechten, bei linksseitiger Hemianopsie auf dem linken Auge. BEHR verdanken wir außerdem den Nachweis, daß hier die direkte Lichtreaktion der weiteren Pupille im Vergleich zum anderen Auge meist herabgesetzt ist.

Der *Hippus* ist gekennzeichnet durch schnelle, sehr ausgiebige Änderungen der Pupillenweite unabhängig von der Konvergenz, Belichtung und von anderen äußeren Reizen. Er kommt bei Erkrankungen des Zentralnervensystems, besonders bei der multiplen

Sklerose, oft aber auch bei Gesunden vor, ist daher differential-diagnostisch nicht zu verwerten.

**Die Funktionsprüfung der Lidbewegungen.** Zum Schließen und Öffnen der Lider dienen drei Muskeln: zwei quergestreifte, der Musculus orbicularis vom Nervus facialis und der Musculus levator palpebrae superioris vom Nervus oculomotorius versorgt. Zur Unterstützung dienen hierzu vom Nervus sympathicus innervierte glatte Muskelzüge, der MÜLLERsche Muskel.

Bei den Bewegungen der Augenlider hat man zu unterscheiden den Lidschlag, die Verengerung und den Verschluß der Lidspalte. Der gewöhnliche Lidschlag erfolgt meist reflektorisch, seltener willkürlich. Reflektorisch wird er durch sensible Reize (Trockenheitsgefühl, Fremdkörper) vom Nervus trigeminus oder durch optische Reize vom Sehnerven und der Netzhaut ausgelöst. Abgesehen von örtlichen, rein mechanisch wirkenden entzündlichen Erkrankungen (Trachom, Conjunctivitis und Keratitis eczematosa u. a.) werden Störungen der Lidbewegung verursacht durch Lähmung oder Krämpfe der hierfür in Betracht kommenden Muskeln. Die Hauptrolle spielen der Orbicularis und der Levator palpebrae superioris. Die Bedeutung der vom Nervus sympathicus versorgten Fasern (Musculus ciliaris) ist bereits oben (s. S. 173) gelegentlich der Besprechung des HORNERschen Symptomenkomplexes erwähnt.

Bei *Lähmung des* vom Nervus facialis innervierten *Musculus orbicularis* kann das Auge willkürlich nicht geschlossen werden. Häufig dabei Tränenträufeln, Ekzem und Ektropium des Unterlides und Gefahr der Eintrocknung der Hornhaut. Krämpfe des Orbicularis (Blepharospasmus), Tic convulsif, in abgeschwächter Form als fibrilläre Lidmuskelzuckungen bezeichnet — treten in der Regel auf psychogener Grundlage (Hysterie) auf, und zwar oft unter Beteiligung der ganzen, vom Nervus facialis versorgten mimischen Gesichtsmuskulatur.

Die *Lähmung des Musculus levator palpebrae superioris* — *Ptosis* — ist durch Herabhängen und Mangel der Hebung des oberen Lides gekennzeichnet. Der Grad der Lähmung kann ein sehr verschiedener sein. Die Lähmung ist Teilerscheinung einer angeborenen oder erworbenen Oculomotoriuslähmung, tritt aber auch als einziges Zeichen einer solchen — psychogen (Hysterie) oder organisch bedingt — auf.

## Simulation und Dissimulation.

Stellt schon der vollgültige Nachweis einer wirklich vorhandenen Seh-, Farbensinn- oder Lichtsinnstörung nicht geringe Anforderungen an die Kenntnisse und Erfahrungen des Untersuchers, so gilt das in noch viel stärkerem Maße, wenn es sich um eine *Vortäuschung, Simulation*, oder um das Verbergen einer tatsächlich bestehenden Störung, *Dissimulation*, handelt. Bei allen diesen Untersuchungen hat sich als oberster Grundsatz bewährt: Der untersuchende Arzt soll niemals mißtrauisch erscheinen. Er muß sich den Anschein geben, als ob er allen Angaben des Prüflings vollen Glauben schenkt, und erst wenn das Ergebnis tatsächlicher Simulation oder Dissimulation einwandfrei vorliegt, darf er mit der Wahrheit herausrücken und den Prüfling zur Rede stellen. Intelligente Simulanten und Dissimulanten besitzen oft eine erstaunliche Vorkenntnis über die Art und den Gang der einzelnen Prüfungsmethoden. Man gewinnt unwillkürlich den Eindruck, daß Einrichtungen (Sehschulen usw.) existieren, die sich erwerbsmäßig mit der Vorbereitung derartiger Leute betätigen.

**Simulation bzw. Übertreibung von Sehstörungen** spielt eine Hauptrolle im Kampfe um die Unfallrente, kommt aber auch in anderen Berufszweigen (Militärdienst, Eisenbahnbetriebsdienst) vor, um sich einer unerwünschten dienstlichen Verwendung zu entziehen. Verdächtig erscheinen von vornherein solche Leute, deren subjektive Angaben nicht dem objektiven Untersuchungsbefunde entsprechen. Dabei muß aber immer daran gedacht werden, daß in seltenen Fällen eine angeborene Schwachsichtigkeit auch bei vollkommen normalem objektivem Befunde angetroffen wird (Geburtstrauma) oder daß bei höherer Übersichtigkeit das eine Auge, besonders wenn es schielt oder früher geschielt hat, stärker schwachsichtig sein kann. Nicht selten besteht aber auch eine einseitige Schielschwachsichtigkeit, ohne daß das Auge mit einem Brechungsfehler behaftet ist. Auch beim Astigmatismus höherer Grade, namentlich mit schräger Achsenstellung, ist eine Vollkorrektion mit Zylindergläsern oft nur in sehr geringem Grade möglich. Differentialdiagnostisch kommen schließlich noch psychogene Erkrankungen (Hysterie) in Frage, die zu ein- oder doppelseitiger Sehstörung neigen, ohne daß hier eine bewußte Absicht, zu simulieren oder zu übertreiben, angenommen werden darf.

Völlige Blindheit beider Augen wird selten, häufiger einseitige Erblindung und am häufigsten Schwachsichtigkeit simuliert. Menschen, die doppelseitige Erblindung vortäuschen, fallen meist schon dadurch auf, daß sie sich, wenn man ihnen beide Augen verbindet, ganz anders halten und bewegen als ein wirklich beiderseits Erblindeter.

Wichtige Anhaltspunkte gibt zunächst die Untersuchung der Pupillenreaktion auf Lichteinfall. Ist das Auge erblindet, so bleibt sein Sehloch bei Belichtung unverändert weit, falls nicht als Ursache der Erblindung eine Erkrankung des Sehzentrums oder der Sehnervenausbreitung oberhalb des Reflexbogens für die Pupillenbewegung vorliegt. Wenn die Lichtleitung im erblindeten Auge unterbrochen ist, muß auch die konsensuelle Pupillenverengerung im gesunden Auge ausfallen. Pupillenstarre auf dem angeblich blinden Auge kann aber auch durch organische Gehirnerkrankung innerhalb des Reflexbogens der Pupillenbewegung (Tabes, Lues cerebri usw.) oder durch Erkrankungen des Augapfels selbst (Glaukom, Verwachsungen des Sehlochrandes mit der vorderen Linsenfläche infolge früherer Regenbogenhautentzündung) und schließlich künstlich durch Atropineinträufelung (Näheres s. u. S. 173 „Die Funktionsprüfung der Pupillen") bedingt sein. Es empfiehlt sich daher jedesmal grundsätzlich noch andere Untersuchungsmethoden[1] heranzuziehen. Unter diesen eignet sich zur Feststellung einseitiger Erblindung in erster Linie die Prüfung der binokularen Fixation:

1. Das angeblich blinde Auge verdecken und das gesunde Auge den vorgehaltenen Finger fixieren lassen. Macht nach Wegnahme der Deckung das angeblich blinde Auge eine Einstellungsbewegung auf den Finger, so kann es sicherlich nicht blind sein.

2. Prismenversuche:

a) Den Prüfling mit beiden Augen ein nahe vor ihm befindliches Licht (Kerze, elektrische Birne) fixieren lassen. Dann vor das angeblich blinde Auge ein starkes Prisma von 12—16° Basis

---

[1] Bei der Knappheit des zur Verfügung stehenden Raumes können hier nur einige Untersuchungsmethoden, soweit sie sich den Verfassern besonders bewährt haben, besprochen werden. Zur näheren Orientierung vergleiche die einschlägigen Lehr- und Handbücher, insbesondere auch die Arbeiten von VIERLING („Farbensinnprüfung bei der Deutschen Reichsbahn"; „Aus dem Gebiet der Seh- und Farbensinnprüfung").

nach innen oder außen vorhalten. Ein einigermaßen gewiegter Simulant wird hartnäckig nur ein einziges Licht angeben. Die entstehenden Doppelbilder regen aber unwillkürlich die Fusion (s. oben „Augenmuskeln" S. 153) an. Ein sehtüchtiges Auge macht infolgedessen in demselben Moment unbewußt eine entsprechende Einstellungsbewegung nach der brechenden Kante des vor ihm befindlichen Prismas hin und verrät hierdurch, daß es sieht und fixiert.

b) Das Stereoskop von ROTH. Zur Beurteilung dient die Verschmelzung zweier in bezug auf Form und Aussehen verschiedener Halbbilder zu einem Bilde. Durch Vorschieben einer weißen Papierscheibe vor das eine Halbbild läßt sich außerdem das eine Auge, ohne daß es dieses merkt, vom Sehakt ausschließen.

3. Der HERINGsche Fallversuch für den Nachweis der Tiefenwahrnehmung, die, soweit es sich um das Erkennen feinerer Tiefenunterschiede handelt, nur bei beidäugigem gutem Sehen möglich ist.

4. Die v. HASELBERGschen Proben. Sie beruhen auf dem bereits von SNELLEN benutzten Prinzip, farbige Probezeichen durch Vorsetzen komplementär gefärbter Gläser für das eine Auge unsichtbar zu machen. Bei den von HASELBERG konstruierten Proben sind die einzelnen Buchstaben und Zahlen aus schwarzen und roten Teilen so zusammengesetzt, daß der schwarze und rote Anteil jedesmal für sich ein getrenntes Probezeichen oder einen Teil des letzteren ergibt, während aus beiden zusammen wieder ein neues Probezeichen entsteht, z. B. aus einem P ein B oder R. Je nachdem man einen solchen Buchstaben durch ein rotes oder grünes Glas betrachtet, erscheint er in verschiedener Teilform, z. B. rotes Glas vor das gesunde, grünes vor das angeblich sehuntüchtige: liest es trotzdem die vollständigen Buchstaben, so liegt Simulation vor. Das Verfahren bietet gleichzeitig den Vorteil, nicht nur die Vortäuschung einseitiger Erblindung, sondern alle Grade einseitig vorgetäuschter Schwachsichtigkeit zahlenmäßig genauer zu entlarven.

Bei Verdacht auf *Simulation ein- oder doppelseitiger Schwachsichtigkeit* eignen sich neben dem bereits oben besprochenen ROTHschen Stereoskop und den v. HASELBERGschen Proben folgende Methoden:

1. Entfernungswechsel bei der Prüfung an der gewöhnlichen Sehprobentafel. Viele insbesondere weniger intelligente Simu-

lanten wissen nicht, daß die Größe des Netzhautbildes der Entfernung des Objektes vom Auge proportional ist. Um ihre Angaben glaubhaft zu machen, bilden sie sich daher ein, auch bei Entfernungswechsel immer nur ein und dieselbe Zeile lesen zu dürfen. Noch deutlicher tritt dieses zutage, wenn man dieselbe Sehprobentafel mit Spiegelschrift in einen großen und gut beleuchteten Planspiegel wirft und vom Prüfling entziffern läßt. Nach dem Spiegelgesetz liegt das Bild ebenso weit hinter dem Planspiegel als das Objekt vor ihm. Die Sehentfernung verdoppelt sich also. Liest der Prüfling im Spiegelbild ebenso weit wie auf der gewöhnlichen Sehprobentafel ohne Spiegel, so simuliert er; sein Sehvermögen ist doppelt so groß, als er angibt.

2. Dem Prüfling eine Kombination entgegengesetzt wirkender verschieden starker Konvex-, Konkav- oder Zylindergläser vor das angeblich schwachsichtige Auge vorsetzen, um ihn in seiner Aufmerksamkeit abzulenken. Dazu beiläufig bemerken, er erhielte jetzt besonders „dicke" und „scharfe" Gläser vorgesetzt. Dann möglichst unauffällig durch entsprechende Kombination Fensterglas (plan) herstellen. Wer damit erheblich besser sieht als ohne Glas, ist ebenfalls Simulant.

3. Um ihre angebliche Sehschärfe besonders glaubhaft zu machen, täuschen viele Simulanten auch bei der Prüfung des Gesichtsfeldes und des Farbenunterscheidungsvermögens eine mangelhafte Funktion vor. Am Perimeter wird oft ein konzentrisch oder bis zu Röhrenform eingeengtes Gesichtsfeld angegeben. In solchen Fällen gelangt man schnell zum Ziel, wenn man diese Untersuchungen in verschiedenen Entfernungen wiederholt und das Ergebnis jedesmal zahlenmäßig oder durch Kreidestriche festlegt. Normalerweise nimmt die Ausdehnung des Gesichtsfeldes proportional der Entfernung mehr und mehr zu. Der Simulant dagegen glaubt in seiner Laienauffassung, daß das Gesichtsfeld gleich groß bleiben oder auf weitere Entfernung sogar abnehmen muß.

**Simulation von Farbensinnstörungen.** Sie kommt seltener vor. Eine sichere und auch für etwaige gerichtliche Feststellungen stichhaltige Entscheidung kann aber nur von Gutachtern getroffen werden, die über das Farbensehen der Untüchtigen besonders unterrichtet sind und den Sinn und die Methodik auch der weniger geläufigen Prüfungsmittel beherrschen. Besondere Vorsicht ist natürlich solchen Prüflingen gegenüber geboten, die sich über die gebräuchlichen Untersuchungsmethoden unterrichtet und womöglich den einen und den anderen Voruntersucher bereits mit Erfolg getäuscht haben. Hier sowohl wie bei Verdacht auf Dissimulation sind möglichst zahlreiche Proben anzuwenden, darunter auch solche, die noch weniger bekannt sind, wie z. B. die von dem schwedischen Augenarzt BOSTRÖM herausgegebenen Farbentafeln. Sehr empfehlenswert ist die Wiederholung einzelner Proben in derselben Sitzung, um etwaige Widersprüche protokollarisch festhalten zu können. Dazu eignet sich in erster Linie die Stiftprobe von VIERLING. Die Farbentafeln von STILLING-HERTEL, PODESTÀ, ISHIHARA und BOSTRÖM besitzen besondere Simulantenproben, die alle sehr zuverlässig sind und von jedem Farbenuntüchtigen glatt erkannt werden müssen.

**Simulation von Lichtsinnstörungen,** fast stets in Form von Hemeralopie (s. o. S. 146) läßt sich bei intelligenten Leuten nur schwierig durch einmalige Prüfung nachweisen und bedarf meist wiederholter Kontrolluntersuchungen mit größeren Apparaten, z. B. dem von ENGELKING-HARTUNG konstruierten Adaptometer. Wichtige Fingerzeige ergibt oft schon das Verhalten des Prüflings beim Betreten des Dunkelraumes, zumal wenn er sich nicht direkt beobachtet glaubt. Weiß er in demselben befindliche Hindernisse (Stühle, Apparate) richtig zu vermeiden, ohne anzustoßen, so macht er sich schon hierdurch stark verdächtig auf Übertreibung.

**Dissimulation.** Für den Nachweis derselben genügt eine sorgfältige und möglichst erschöpfende Anwendung der verschiedenen subjektiven und objektiven Untersuchungsmethoden unter schärfster Kontrolle des seelischen Verhaltens des Prüflings. Kurzsichtige oder Astigmatiker versuchen öfters durch Blinzeln und neuerdings durch Benutzung von Haftgläsern normalen Brechzustand vorzutäuschen.

Bei Verdacht auf die verhältnismäßig häufig vorkommende Dissimulation von Farbensinnstörungen halte man sich besonders streng an die den einzelnen Tafelproben beiliegenden Gebrauchsanweisungen und ziehe in Zweifelsfällen frühzeitig als oberste Instanz das Anomaloskop mit heran. Wegen aller näheren Einzelheiten s. o. „Untersuchung mit spektralen Lichtern und Pigmentproben" (S. 109 u. 117).

Gegen die Untersuchung eines „untergeschobenen Stroh-
mannes" schützt man sich dadurch, daß man — bei jeder
dienstlichen Untersuchung grundsätzlich — einen amtlich aus-
gestellten Personalausweis verlangt.

# Anhang I.
## Die für die verschiedenen Berufe vorgeschriebenen Anforderungen an die Augenbeschaffenheit.

### Wehrmacht.

#### A. Reichswehr.

1. *Fehler, die die Tauglichkeit nicht beeinträchtigen.* Schielen geringen Grades, geringes Augenzittern, Störungen des Farbensinns.
Normale Sehleistung (ohne Glas) auf einem Auge bei nicht erheblich (bis zu $^1/_2$) herabgesetzter Sehleistung des anderen Auges.
Oder: nicht erhebliche Herabsetzung (bis $^6/_{10}$) der Sehleistung beider Augen, wenn durch Gläser beiderseits volle Sehschärfe erzielt
wird.

Mindestens auf einem Auge volle oder fast volle ($^5/_6$, $^6/_7$) Sehschärfe nach Ausgleich etwaiger Brechungsfehler. Zum Ausgleich
sind im Höchstfalle zulässig: Konkavgläser 6,0 bis 6,5 D., Konvexgläser 2,5 bis 3,0 D., Zylindergläser 2,5 bis 3,0 D., einfach oder
in Kombination. Die Sehschärfe auf dem schlechteren Auge kann
gering sein, jedoch ist einäugige Blindheit oder praktische Blindheit als „bedingt tauglich" zu bewerten.

2. *Fehler, die bedingte Tauglichkeit zulassen.* Schielen, wenn beim
Gradeaussehen des einen Auges das andere mit dem Hornhautrand
den inneren oder den äußeren Lidwinkel berührt. Hornhautflecke,
die die zu 1. geforderte Sehschärfe beeinträchtigen. Nachtblindheit geringen Grades. Blindheit oder praktische Blindheit (nur
$^1/_{50}$) oder Verlust eines Auges bei reizfreier Augenhöhle, wenn die
Sehschärfe auf dem anderen Auge normal ist. Zum Ausgleich
sind die zu 1. genannten Gläser zulässig.

Angeborene oder operative Defekte (Kolobome der Regenbogenhaut, Aderhaut usw.), die das Sehvermögen nicht erheblich
beeinträchtigen, doch auf einem Auge mindestens $^1/_2$ Sehschärfe;
zum Ausgleich sind nur Gläser wie zu 1. erforderlich.

Mindestens auf einem Auge volle bis $^2/_3$ Sehschärfe, zum Ausgleich werden aber Gläser bis zu — 14 D., + 10 D., Zylinder 5,0 D benötigt.

## B. Kriegsmarine.

**Sehvermögen.** 1. Volle Sehleistung ($^6/_6$) auf beiden Augen für die Obersignalmeister-, Vermessungssignal- und Entfernungsmesserausbildung.

2. $^6/_8$ beiderseits oder $^6/_6$ auf dem besseren und $^6/_{12}$ auf dem schlechteren Auge von Bewerbern für die Seeoffizierlaufbahn und die Laufbahnen: Oberbootsmann, Soldaten für Torpedo- und Schnellboote, Soldaten im Sperrdienst, Oberstückmeister, Schiffsobersteuerleute, Vermessungsobersteuerleute, Torpedo- und Minenobersteuerleute.

3. $^6/_8$ auf dem besseren und $^6/_{12}$ auf dem schlechteren Auge, oder bei reiner Kurzsichtigkeit $^6/_{12}$ auf dem besseren und $^6/_{18}$ auf dem schlechteren für Bewerber für alle übrigen Laufbahnen. Ausnahme siehe nächster Absatz.

4. Brillenträger dürfen nicht eingestellt werden. Ausnahmen sind bei Mangel an Bewerbern statthaft für die Marinesanitätslaufbahn und für die Laufbahnen der Fernschreiber, Fernschreibmechaniker, Obermusikmeister, Oberfunkmeister. Sehschärfe $^6/_6$ auf dem besseren und $^6/_8$ auf dem schlechteren Auge, Kurzsichtigkeit nicht über 6,5 D., Weitsichtigkeit nicht über 3 D. und einfache Stabsichtigkeit nicht unter 1,5 D.

**Farbenunterscheidungsvermögen.** 1. Farbenschwache können zugelassen werden für die Laufbahnen der Fernschreiber, Oberzimmermeister, Obermaterialienverwalter, Schreiber, Obermusikmeister, Oberfunkmeister, der Marineartillerie und Kraftfahrer.

2. Leichtfarbenschwache (leicht grünanomale Trichromaten) können zugelassen werden für die Ingenieuroffizierlaufbahn, Waffenoffizier- und Verwaltungsoffizierlaufbahn sowie für die Laufbahnen der Oberartilleriemechaniker, Obertorpedomechaniker, Obermaschinisten und Oberwaffenwarte.

3. Bei allen übrigen Laufbahnen im Flottendienst schließt Farbenschwäche die Tauglichkeit aus.

## C. Flugwaffe.

Die Bewerber sollen möglichst volle Sehleistung (d. h. Sehvermögen ohne Glas auf jedem Auge) haben. Bei Kurzsichtigkeit,

Übersichtigkeit und Stabsichtigkeit muß mindestens auf einem Auge mit Glas volle Sehschärfe erzielt werden. Die Sehleistung (ohne Glas) muß auf jedem Auge mindestens $^5/_7$ = rund 0,7 betragen.

Die Akkommodationsfähigkeit muß so weit erhalten sein, daß der Untersuchte ohne Glas die Karte lesen kann. Größere Gesichtsfeldeinschränkungen, insbesondere sektorenförmige Einschränkungen, machen untauglich. Mangel des sicheren Raumsehens macht untauglich.

Farbenuntüchtigkeit macht untauglich.

Nachtblindheit macht untauglich. Schnelle Adaptation ist zu verlangen.

Doppeltsehen macht untauglich.

Latentes Höhenschielen macht auf jeden Fall untauglich. Latentes Seitenschielen macht untauglich bei Ablenkung für die Ferne von 3°, wenn damit mangelhaftes stereoskopisches Sehen verbunden ist. Latentes Seitenschielen von 5° und darüber macht untauglich.

Erkrankungen des Augeninneren machen untauglich. Hornhaut-, Lidrand-, Bindehaut- und Tränenorganerkrankungen machen untauglich, wenn dadurch unter dem Einfluß des beim Fliegen auftretenden Luftzuges oder der Blendung oder anderer Einwirkung eine Beeinträchtigung des Sehvermögens zu befürchten ist.

Die strenge Durchführung der Bestimmung über die Sehleistung ist deshalb nötig, weil der Führer, auch nach Verlust oder Unbrauchbarwerden seiner bessernden Brille, imstande sein muß, ein Flugzeug mit hoher Landegeschwindigkeit auch auf unbekanntem Gelände sicher zu landen.

Bei Untersuchung der Akkommodationsfähigkeit wird die Art der Prüfung dem Untersucher überlassen. Sie ist im Zeugnis anzugeben.

Farbenuntüchtig ist jeder, der nicht nach fachärztlichen Grundsätzen vollkommen farbentüchtig ist. Farbentüchtigkeit ist anzunehmen, wenn die STILLINGschen Tafeln lückenlos und sicher gelesen werden. Im Zweifelsfalle ist Nachprüfung mit dem Anomaloskop zu veranlassen. 5 Teilstriche Fehler am Anomaloskop machen untauglich. Prüfung mit farbigen Signalen (Leuchtpatronen usw.) ist nicht ausreichend, da der Flugzeugführer imstande sein muß, auch schnell wieder verschwindende farbige

Signale gegen jeden beliebigen farbigen und wechselnden Hintergrund sicher und richtig erkennen. Bei starker Ermüdung der
Augen, z. B. durch längere Nachtfahrt im Kraftwagen, kann eine
vorübergehende bedeutungslose Farbenunsicherheit auftreten. Die
Art der Untersuchung auf Nachtblindheit und latentes Schielen
sind im Zeugnis anzugeben.

### Handelsmarine.

*Seemännisches Personal.* Das Sehvermögen muß auf jedem
Auge mindestens $^1/_2$ betragen. Das Farbenunterscheidungsvermögen, nach der HOLMGRENschen Methode und mit Tafelproben
geprüft, muß regelrecht sein. Brillentragen ist nicht gestattet. Die
Anforderungen an die Schiffsoffizieranwärter auf der deutschen
Seemannsschule Finkenwärder und beim Deutschen Schulschiff-
verein Bremen sind bezüglich des Sehvermögens erheblich höher.
Es wird hier auf beiden Augen volle oder fast volle Sehschärfe verlangt.

Für das Maschinenpersonal bestehen zur Zeit keine bestimmten
Vorschriften.

### Reichsbahn.

Die Reichsbahnbediensteten werden nach der verschiedenen
Höhe der Anforderungen an das Sehvermögen in die drei Gruppen
A, B, und C eingeteilt, deren erste, die Außenbeamten, auf jedem
Auge mindestens $^2/_3$, oder auf dem einen volle, auf dem anderen
halbe Sehschärfe ohne Glas aufweisen muß. Gruppe B: auf
dem einzelnen Auge mindestens $^2/_3$ und $^1/_2$ ohne oder mit Glas.
Gruppe C: auf dem einzelnen Auge mindestens $^1/_2$ oder $^1/_3$ ohne
oder mit Glas.

Bei den Gruppen A und B wird Farbentüchtigkeit verlangt,
die nach NAGEL-VIERLING, STILLING-SEYDEL, nach der Flor-
kontrastprobe und am Anomaloskop zu prüfen ist. Die Untersuchungen auf Sehschärfe sind hier regelmäßig alle 5 Jahre zu
wiederholen, außerdem unmittelbar nach schwereren Erkrankungen des Auges. Näheres s. Vorschriften für die Feststellung der
Tauglichkeit des Reichsbahnpersonals ,,Tauvo''.

### Reichspost.

Sehschärfe ohne oder mit Glas des besseren Auges mindestens
$^3/_5$, des schlechteren $^1/_{10}$. Kurzsichtigkeit über 6,5 D. sowie höhere

Übersichtigkeit bzw. Stabsichtigkeit schließen die Tauglichkeit
aus. Nur bei sehr guter Sehschärfe und Fehlen krankhafter Veränderungen kann auch ausnahmsweise bei Kurzsichtigkeit bis
9 D. Einstellung erfolgen. Bewerber für den Telegraphenbaudienst
und Führer von Kraftfahrzeugen müssen farbentüchtig sein.

### Staatspolizei.

Die Sehleistung ohne Glas muß auf dem besseren Auge min-
bestens $2/_3$, auf dem schlechteren $1/_3$ betragen. Einstellung Farbenuntüchtiger für Rot und Grün ist ausgeschlossen. Näheres s. die
einschlägigen Sonderbestimmungen.

### Staatlicher Forstdienst.

Die Sehleistung (ohne Glas) des fehlerfreien rechten Auges muß
$5/_5$, die des linken mindestens $3/_4$ betragen bei 70 cm Fernpunktabstand. Farbentüchtigkeit, guter Lichtsinn, beidäugiges Sehen
und normales Gesichtsfeld sind erforderlich. Forstbeflissene dürfen
keine Gläser tragen.

### Privateisenbahnen.

Hinsichtlich des Sehvermögens und des Farbensinnes gilt die
„Tauvo" der Reichsbahn.

### Kleinbahn- und Straßenbahnverkehr.

Bei der Neueinstellung von *Fahrern* wird, soweit nicht die
„Tauvo" als maßgebend anerkannt ist, volle Sehschärfe ohne oder
mit Glas bzw. nicht unter $2/_3$ ohne Glas; bei *Schaffnern* $2/_3$ Sehschärfe mit Glas, nicht unter $1/_2$ ohne Glas verlangt. Farbentüchtigkeit und fehlerfreies Gesichtsfeld sind erforderlich. Auf Grund
regelmäßiger Nachprüfungen, nach dem 40. Lebensjahr alle fünf
Jahre, außerdem nach schwereren Augenerkrankungen, erfolgt
Entfernung aus dem Dienst, wenn bei Fahrern die Sehschärfe mit
Glas unter $2/_3$, ohne Glas unter $1/_2$, bei Schaffnern mit Glas unter
$1/_2$, ohne Glas unter $2/_3$ bzw. $1/_3$ gesunken ist. Ausnahmen bei
Schaffnern müssen augenärztlich begründet sein. Bei einigen Ver-
kehrsgesellschaften der Großstädte (Hochbahnen in Berlin, Hamburg u. a.) sind die Anforderungen noch etwas höher; die Nachuntersuchungen erfolgen hier mit zunehmendem Alter in entsprechend kürzeren Zwischenräumen bis herab zu einem Jahr.

## Kraftfahrzeugverkehr.

Zum Führen von Kraftfahrzeugen jeder Art eignen sich nur Personen, deren Sehschärfe ohne oder mit Glas auf dem einen Auge mehr als $^1/_2$, auf dem anderen mindestens $^1/_6$ beträgt, sofern regelrechte Gesichtsfeldgrenzen bestehen und keine das Sehvermögen gefährdenden Augenerkrankungen vorhanden sind.

Einäugiges Sehen macht nicht untauglich, wenn der Zustand seit mindestens 2 Jahren besteht, auf dem anderen Auge mindestens $^2/_3$ Sehschärfe ohne Glas vorhanden ist und laut augenärztlichem Gutachten keine Anzeichen einer Augenkrankheit vorliegen. Bei geringerem Sehvermögen als $^1/_6$ ohne oder mit Glas auf dem noch vorhandenen Auge muß alle 3 Jahre eine erneute amtsärztliche Untersuchung stattfinden. Nachtblindheit, Gesichtsfeldeinschränkungen, Doppeltsehen und beginnende Linsentrübungen machen untauglich zur Führung von Kraftfahrzeugen.

## Ziviler Luftverkehr.

In den zivilen Luftdienst dürfen nach den neuesten gesetzlichen Bestimmungen nur solche Anwärter eingestellt werden, die vorher bei der Luftwaffe aktiv gedient haben. Anforderungen s. daher oben S. 183, 184.

## Andere Berufe.

Für Schulamtsbewerber, Geistliche, Sport- und Turnlehrer genügt das amtsärztliche Zeugnis über ausreichendes Sehvermögen. Bei katholischen Geistlichen wird für das linke Auge (Oculus canonicus) die Möglichkeit fließenden Lesens des in großen Buchstaben gedruckten Kanons verlangt. Bei Sport- und Turnlehrern muß im Falle der schon länger bestehenden Einäugigkeit volle Sehleistung ohne oder mit Glas des anderen Auges vorhanden sein.

Für Angestellte des höheren und mittleren Staatsbaudienstes, im Kataster- und Vermessungswesen wird ein amtsärztliches Zeugnis über ausreichendes Seh- und Farbenunterscheidungsvermögen verlangt. Diplomingenieure des Wasser- und Straßenbaufaches müssen eine Sehschärfe von mindestens $^2/_3$ und $^1/_8$ ohne oder mit Glas aufweisen und farbentüchtig sein.

Für Angestellte bei den Wach- und Schließgesellschaften wird normales Sehvermögen verlangt in Rücksicht auf den Nachtwachdienst unter den verschiedensten Witterungsverhältnissen. Gleiches gilt für die Berufsfeuerwehren, die außerdem beidäugiges Sehen, Farbentüchtigkeit, guten Lichtsinn und uneingeschränktes Gesichtsfeld aufweisen müssen. Gläser dürfen nicht getragen werden.

# Anhang II.

## Gang der Anomaloskopuntersuchung.

Der Gang der Untersuchung am Anomaloskop gestaltet sich am zweckmäßigsten nach folgender Methodik, wie sie bei der Reichsbahn vorgeschrieben ist. Zunächst wird der Prüfling mit der von ihm zu lösenden Aufgabe bekannt gemacht, nämlich zu beurteilen, ob ihm die beiden dargebotenen Feldhälften in ihrem Farbton und ihrer Helligkeit gleich oder verschieden erscheinen. Es wird gleichzeitig darauf aufmerksam gemacht, daß nur die beleuchteten Flächen selbst, nicht aber die farbig aufleuchtenden Ränder und der Trennungsstrich zwischen den beiden zu beurteilenden Feldhälften in Betracht kommen. — Die Einstellung der beiden Schrauben wird am zweckmäßigsten vom Untersucher besorgt, um Zeit zu sparen und Ermüdung und Unruhe des Prüflings zu vermeiden. Jede Gleichung gilt als solche nur für den Fall, daß für ihre Beurteilung nicht mehr als 3 bis 4 Sekunden benötigt wurden. Länger dauernde Beurteilung ist unter Umständen als „Ermüdungsgleichung" zu notieren.

Im Beginn stellt der Untersucher seine eigene RAYLEIGH-Gleichung ein und läßt sie vom Prüfling auf Farbton- und Helligkeitsgleichheit beurteilen, und zwar unter gleichzeitiger Benennung der von ihm empfundenen Farbe des oberen und des unteren Feldes bzw. beider Felder, wenn sie ihm als gleichfarbig, z. B. rötlich, gelblich, weißlich, grau usw. erscheinen.

Zur Prüfung auf Rotgrünblindheit wird zunächst reines Spektralrot durch Stellung der linken Schraube auf 73° dargeboten und versucht, durch Drehung an der rechten Schraube eine Gleichung zwischen beiden Hälften hinsichtlich Farbton und Helligkeit herzustellen. Kommt eine Gleichung zustande, so besteht Farbenuntüchtigkeit, und zwar je nach der zur Gleichung verlangten Stellung der rechten Schraube entweder Protanopie oder Deuteranopie für den Fall, daß auch bei der nächstfolgenden Einstellung eine Gleichung erhalten wird. Hierzu wird Spektralgrün durch Stellung der linken Schraube auf 0 dargeboten, und es entscheidet die zur Gleichung verlangte Stellung der rechten Schraube endgültig, ob Protanopie oder Deuteranopie vorliegt. Wird nur bei *einer* dieser beiden Einstellungen eine Gleichung erhalten, so liegt hochgradige (extreme) anomale Trichromasie vor. Ob gleichzeitig erhöhter Farbenkontrast vorliegt, wird durch die Frage nach dem Aussehen der unteren Feldhälfte entschieden.

Werden die Gleichungen der Rotgrünblinden abgelehnt, so sind die typischen Gleichungen der anomalen Trichromaten zur Beurteilung darzubieten. Dazu dient zunächst die Einstellung der Protanomalengleichung durch Stellung der linken Schraube auf 69 bis 70. Um Gleichungen auf diesem Gebiete nicht zu übersehen, bedarf es aus den frühererwähnten Gründen genauester Regulierung beider Schrauben, besonders der rechten durch Verstellen um halbe Teilstriche.

Wird eine Gleichung zwischen Rot und Dunkelgelb abgelehnt, so dient zur Feststellung einer etwaigen Deuteranomalie die Drehung der linken Schraube auf etwa 40° und der Versuch, durch Einstellung eines auch dem Normalen gleich hell erscheinenden Gelb der rechten Schraube eine Gleichung mit Grün zu erhalten.

Schlägt auch dieser Versuch fehl, so wird die rechte Schraube auf die Normaleinstellung des Untersuchers gebracht und durch Drehen an der linken Schraube eine Gleichung herzustellen versucht. Kommt es hierbei nicht zur sofortigen Anerkennung der RAYLEIGH-Gleichung und läßt sich auch kein völliger Helligkeitsausgleich erzielen, so geht man an der linken Schraube einige wenige Teilstriche nach oben oder nach unten und sucht durch entsprechende Änderungen an der rechten eine Gleichung zu erzielen. Auf diese Weise gelingt es nicht selten, eine um mehrere Grade vergrößerte *Einstellungsbreite* nach oben bzw. unten oder auch nach beiden Seiten der linken Schraube festzustellen, innerhalb deren noch durch geringe Änderungen der rechten Gelbschraube die Herstellung von Gleichungen gelingt. Je nach dem Ausmaß dieser verbreiterten Einstellung, dem Ausfall der Tafelproben und den jeweiligen Berufsansprüchen wird man diese seltenen sog. Grenzfälle entweder noch als farbentüchtig oder schon als farbenuntüchtig zu begutachten haben.

Jedenfalls ist es ein durchaus notwendiges Gebot für eine exakte verantwortliche Anomaloskopuntersuchung, nicht nur eine

einzelne, typische Anomalengleichung, sondern den ganzen Bereich
der linken Schraubenstellungen festzustellen und graphisch aufzuzeichnen, innerhalb dessen durch geringfügige Änderungen der
rechten Schraube noch Gleichungen erzielt werden können.

Dieser Grundsatz ist besonders wichtig für die Bewertung der
Normalengleichung, die eine solche nur dann ist, wenn eine Drehung
der Linksschraube um nur wenige (2 bis 3) Teilstriche in das rote
oder grüne Gebiet die Herstellung einer Farbtongleichung mit
Gelb trotz genauester Übereinstimmung der Helligkeiten in beiden
Feldern unmöglich macht.

# Namenverzeichnis.

# Sachverzeichnis.